Vamiteli
Juni 1997

Vaskuläre Tumorchirurgie

Herausgegeben von
W. Hepp

Vaskuläre Tumorchirurgie

Herausgegeben von
W. Hepp

unter Mitarbeit von
D. Albrecht, J. Alemany, G. Aydemir, E. J. Boerma, M. Burian,
Z. Chaoui, A. Dorobisz, A. Eckardt, A. Eisenschenk,
H. Erasmi, R. Felix, W. Gäbel, J. Garcarek, Ch. Germer,
H. Görtz, M. Grasl, R. Häring, H. Hamann, J. Hasse, P. Heider,
G. Heyn, P. Hohenberger, J. Jakschik, U. Kania, H. Keck,
A. Kelber, J. Kessel, H. J. Kock, U. Krause, R. Langer, D. Lorenz,
B. Luther, P. C. Maurer, M. Mayer, S. Mönig, H. Montag,
J. M. Müller, M. Naundorf, K. Neufeldt, D. Patrzalek,
J. Petermann, M. Pietsch, A. Rucinski, H. Schierle, P. M. Schlag,
A. Scholz, P. Schubeus, S. v. Sommoggy, M. Staudacher,
L. Swoboda, M. Walter, M. K. Walz, U. Weber, H. Wertzel,
M. Wojtanowski, G. Wozniak

Mit 53 Zeichnungen und 123 Fotos, z.T. vierfarbig

Urban & Schwarzenberg · München–Wien–Baltimore

Anschrift des Herausgebers:

Prof. Dr. med. W. Hepp
Orthopädische Universitätsklinik und Poliklinik
im Oskar-Helene-Heim
Bereich Gefäßchirurgie
Clayallee 229

14195 Berlin

Lektorat: Dr. med. Burkhard Scheele
Redaktion: Inge Pfeifer
Herstellung: Renate Hausdorf
Zeichnungen: Jonathan Dimes
Einbandgestaltung: Dieter Vollendorf

Die Deutsche Bibliothek – CIP-Einheitsaufnahme

> **Vaskuläre Tumorchirurgie** / hrsg. von W. Hepp. Unter Mitarb.
> von D. Albrecht ... [Zeichn.: Jonathan Dimes]. – München ;
> Wien ; Baltimore : Urban und Schwarzenberg, 1994
>   ISBN 3-541-16481-6
> NE: Hepp, Wolfgang [Hrsg.]; Albrecht, Doris

Gebrauchsnamen, Handelsnamen, Warenbezeichnungen und dergleichen, die in diesem Buch ohne besondere Kennzeichnung aufgeführt sind, berechtigen nicht zu der Annahme, daß solche Namen ohne weiteres von jedem benützt werden dürfen. Vielmehr kann es sich auch dann um gesetzlich geschützte Warenzeichen handeln.

Alle Rechte, auch die des Nachdruckes, der Wiedergabe in jeder Form und der Übersetzung in andere Sprachen behalten sich Urheber und Verleger vor. Es ist ohne schriftliche Genehmigung des Verlages nicht erlaubt, das Buch oder Teile daraus auf fotomechanischem Weg (Fotokopie, Mikrokopie) zu vervielfältigen oder unter Verwendung elektronischer bzw. mechanischer Systeme zu speichern, systematisch auszuwerten oder zu verbreiten (mit Ausnahme der in den §§ 53, 54 URG ausdrücklich genannten Sonderfälle).

Satz: Renate Hausdorf, München,
          Fa. Kösel, Kempten
Druck: Druckerei Georg Appl, Wemding
Bindung: Großbuchbinderei Monheim GmbH
Printed in Germany
© Urban & Schwarzenberg 1995

ISBN 3-541-16481-6

Vorwort

Eine umfassende Abhandlung der Gefäßtumoren liegt bis heute nicht vor. Sie wurden allenfalls in Lehrbüchern der Angiologie und Gefäßchirurgie am Rande behandelt. Zwar kommen sie nur äußerst selten vor, aber sie erfordern dann volles gefäßchirurgisches Repertoire.

Noch bis vor wenigen Jahren galten in der Onkologie Tumoren, die wichtige Organ- bzw. Extremitätenarterien und -venen miteinbezogen hatten, als inoperabel oder zumindest nicht mehr kurativ therapierbar. Durch zunehmende Entwicklung operativer Techniken hat sich aber in manchen Bereichen ein Wechsel vollzogen. Durch den zusätzlichen Einsatz gefäßchirurgischer Techniken ist heute – in zwar bescheidenem Ausmaß – in manchen Körperregionen eine operative Behandlung möglich, die entweder zumindest eine Verbesserung der Lebensqualität für die noch verbleibende Überlebenszeit oder auch durch Radikalitätsgewinn eine höhere kurative Quote ermöglicht.

Ziel dieses Buches ist es, einen umfassenden Beitrag zur Chirurgie vaskulärer Tumoren, wie extravasaler, die Gefäße involvierender Tumoren zu geben und damit Therapieprinzipien, die ohne gefäßchirurgischen Einsatz nicht möglich wären, vorzustellen. Bewußt wurde hier der Vollständigkeit halber auch das sonst eher stiefmütterlich abgehandelte Gebiet der Portsysteme miteinbezogen.

Dieses Werk war nur möglich durch interdisziplinäre Zusammenarbeit verschiedener Bereiche aus vaskulärer und „onkologischer Chirurgie". Allen Autoren möchte ich an dieser Stelle ausdrücklich für ihre Mitarbeit danken. Hervorheben möchte ich auch, daß es durch diese Mitarbeit gelungen ist, das Buch in relativ kurzer Zeit zu erstellen.

Ein Wort des Dankes gebührt auch dem für dieses Buch verantwortlichen Lektor des Verlages Urban & Schwarzenberg, Herrn Dr. Burkhard Scheele, und seinem Team für das Interesse an dieser Thematik und die großzügige Unterstützung. Die Zeichnungen wurden von Herrn Jonathan Dimes, ebenfalls Verlag Urban & Schwarzenberg, angefertigt. Für die gute Zusammenarbeit möchte ich auch ihm danken.

Wenn es gelingt, mit diesem Buch die jetzt zweifellos noch bestehende Lücke in der Behandlung vaskulärer und extravaskulärer Tumoren zu schließen, so wäre das Ziel von Herausgeber, Autoren und Verlag erreicht.

Berlin, im September 1994   W. Hepp

Inhaltsverzeichnis

I. Allgemeines ... 1

1. Indikation und Procedere gefäßchirurgischer Eingriffe bei Tumorpatienten
   B. Luther ... 3
2. Rekonstruktion der aorto-iliakalen Etage und Resektion maligner Tumoren – ein- oder zweizeitiges Vorgehen?
   M. Walter, H. Erasmi und J. M. Müller ... 17
3. Einsatz des Gefäßchirurgen in der Tumorchirurgie – notwendig oder überflüssig?
   P. Heider, S. v. Sommoggy, M. Naundorf und P. C. Maurer ... 25
4. Radikalitätsgewinn durch gefäßchirurgische Technik und Taktik bei Tumoren des Stammes und der Extremitäten
   P. Hohenberger und P.M. Schlag ... 31
5. Intraarterielle Embolisationstherapie stark vaskularisierter Tumoren
   A. Scholz, P. Schubeus, H. Keck, R. Langer, W. Hepp und R. Felix ... 41

II. Primäre Gefäßtumoren ... 49

6. Gefäßtumoren
   H. Hamann ... 51
7. Tumoren des Glomus caroticum – Diagnostik und Therapie
   R. Häring, Ch. Germer und D. Albrecht ... 61
8. Das Leiomyosarkom der Vene
   H. Erasmi, M. Walter und S. Mönig ... 73
9. Sarkom-Entwicklung nach Gefäßprothesenimplantation
   K. Neufeldt ... 79

III. Erweiterte abdominale Tumorchirurgie mit Gefäßresektion und -ersatz ... 85

10. Pfortaderbeteiligung beim Pankreaskopfkarzinom
    D. Lorenz, J. Petermann und W. Gäbel ... 87
11. Der Ersatz der Vena portae oder Vena mesenterica superior durch die Vena lienalis
    E. J. Boerma ... 97
12. Nierenzellkarzinom mit Befall der Vena cava inferior
    Z. Chaoui und G. Heyn ... 103
13. Tumorbedingte Rekonstruktionen des cavo-iliacalen Segmentes
    J. Alemany, H. Görtz, H. Montag und G. Wozniak ... 111

IV. Erweiterte Tumorchirurgie mit Gefäßresektion und -ersatz an Hals und Thorax ... 121

14 Carotisersatz bei Tumorresektion im HNO-Bereich
   M. Staudacher, M. Burian und M. Grasl 123
15 Resektion und Rekonstruktion an großen Gefäßen bei thorakalen Tumorresektionen
   H. Wertzel, J. Hasse, L. Swoboda und J. Kessel 129

V. Erweiterte Tumorchirurgie an den Extremitäten ... 139

16 Taktisches Konzept in der orthopädischen Tumorchirurgie
   A. Eisenschenk, M. Mayer und U. Weber 141
17 Ersatz der distalen Arteria femoralis superficialis durch die Vena femoralis superficialis nach En-bloc-Resektion eines komprimierenden Non-Hodgkin-Lymphoms
   G. Wozniak, H. Montag, H. Görtz und J. Alemany ... 151
18 Pulsierende Tumoren des Gesäßes
   M. Wojtanowski, A. Dorobisz, D. Patrzalek, J. Garcarek und A. Rucinski 157

VI. Portsysteme ... 161

19 Zentralvenöse Portsysteme
   U. Krause, M. K. Walz, H. J. Kock und M. Pietsch 163
20 Der venöse Port in der Kinderonkologie
   J. Jakschik, G. Aydemir und U. Kania 173
21 Wertigkeit der Angiographie vor Gastroduodenalis-Port-Implantation
   A. Scholz, P. Schubeus, H. Keck, R. Langer und R. Felix 179
22 Palliative regionale Chemotherapie fortgeschrittener Kopf-Hals-Tumoren: Klinische Erfahrungen mit einem implantierbaren Portsystem
   A. Eckardt, A. Kelber und H. Schierle 185

Sachverzeichnis 193

Autorenverzeichnis

Für jeden Beitrag ist die Adresse des Erstautors angegeben.

Dr. J. Alemany
Gefäßchirurg. Klinik
Knappschafts-Krankenhaus
Osterfelder Str. 157
46424 Bottrop

Dr. E. J. Boerma, M.D., Ph.D.
Kennemer Gasthuis
Velserstraat 19
NL-2023 EA Haarlem/Niederlande

Dr. Z. Chaoui
Gefäßchirurgische Klinik im Klinikum Buch
Hobrechtsfelder Chaussee 96
13125 Berlin

Dr. Dr. A. Eckardt
Klinik u. Poliklinik f. Mund-, Kiefer- u. Gesichtschirurgie d. MHH
Konstanty-Gutschow-Str. 8
30625 Hannover

Dr. A. Eisenschenk
Orthopäd. Univ.-Klinik u. Poliklinik
im Oskar-Helene-Heim
Clayallee 229
14195 Berlin

Frau Prof. Dr. H. Erasmi
Klinik u. Poliklinik f. Chirurgie d. Univ.
Kreislauflabor
Joseph-Stelzmann-Str. 9
50924 Köln

Prof. em. Dr. Dr. h. c. R. Häring
Im Dol 66
14195 Berlin

Prof. Dr. H. Hamann
Kreiskrankenhaus Leonberg
Gefäßchirurg. Klinik
Rutesheimer Str. 50
71229 Leonberg

Dr. P. Heider
Chirurg. Klinik u. Poliklinik d. Techn. Univ.
Klinikum r. d. Isar
Abt. f. Gefäßchirurgie
Ismaninger Str. 22
81675 München

Priv.-Doz. Dr. P. Hohenberger
Univ.-Klinikum Rudolf Virchow
Robert-Rössle-Klinik f. Onkologie
am Max-Delbrück-Zentrum
f. Molekulare Medizin
Lindenberger Weg 80
13125 Berlin

Dr. J. Jakschik
Chirurg. Univ.-Klinik u. Poliklinik
Sigmund-Freud-Str. 25
53127 Bonn

Priv.-Doz. Dr. U. Krause
Universitätsklinikum
Abt. f. Allg. Chirurgie
Hufelandstr. 55
45147 Essen

Prof. Dr. D. Lorenz
Klinik u. Poliklinik f. Chirurgie d. Univ.
Friedrich-Loeffler-Str. 23
17487 Greifswald

Priv.-Doz. Dr. Dr. B. Luther
Städt. Krankenhaus
Klinik f. Gefäßchirurgie
Hirschlandstr. 97
73730 Esslingen

Dr. K. Neufeldt
Städt. Krankenhaus München-Neuperlach
Gefäßchirurg. Abt.
Oskar-Maria-Graf-Ring 51
81737 München

Dr. A. Scholz
Radiolog.-Nuklearmed. Gemeinschaftspraxis
Dr. B. Hoffmann – Dr. A. Scholz
Oranienburger Str. 83
13437 Berlin

Prof. Dr. M. Staudacher
II. Chirurg. Univ.-Klinik
Währinger Gürtel 18–20
A-1090 Wien

Priv.-Doz. Dr. M. Walter
Klinik u. Poliklinik f. Chirurgie d. Univ.
Kreislauflabor
Joseph-Stelzmann-Str. 9
50924 Köln

Dr. H. Wertzel
Chirurg. Univ.-Klinik
Abt. Lungenchirurgie
Hugstetter Str. 55
79106 Freiburg

Dr. M. Wojtanowski
School of Medicine
Clinic of Vascular Surgery
ul. Poniatowskiego 2
PL - 50326 Wroclaw (Polen)

Dr. G. Wozniak
Zentrum für Chirurgie
Klinik f. Herz- u. Gefäßchirurgie d. Univ.
Klinikstr. 29
35392 Gießen

I
Allgemeines

1 Indikation und Procedere gefäßchirurgischer Eingriffe bei Tumorpatienten
B. Luther

1	Einleitung	3
2	Benigne Gefäßtumoren	5
3	Maligne Tumoren mit vaskulärer Beteiligung	5
	3.1 Tumorblutung und -embolie	5
	3.2 Allgemeine Diskussion der Operationsindikation	5
	3.3 Besonderheiten für das operative Vorgehen	8
4	Gefäßerkrankungen bei Tumorpatienten	12
	4.1 Besonderheiten für das operative Vorgehen	12
5	Zusammenfassung	14
6	Schlußfolgerungen	15
	Literatur	15

2 Rekonstruktion der aorto-iliakalen Etage und Resektion maligner Tumoren – ein- oder zweizeitiges Vorgehen?
M. Walter, H. Erasmi und J.M. Müller

1	Einleitung	17
2	Tumoren des Verdauungstrakts	17
	2.1 Speiseröhre	17
	2.2 Magen und Duodenum	19
	2.3 Dünndarm	19
	2.4 Dickdarm	20
3	Niere und ableitende Harnwege	22
4	Andere Tumoren	22
5	Schlußfolgerungen	23
	Literatur	23

3 Einsatz des Gefäßchirurgen in der Tumorchirurgie – notwendig oder überflüssig?
P. Heider, S. v. Sommoggy, M. Naundorf und P.C. Maurer

1	Tumorchirurgie und Gefäßchirurgie	25
2	Tumorassoziierte gefäßchirurgische Maßnahmen	25

2.1	Kopf-Hals-Region	26
2.2	Vena cava superior	26
2.3	Axilla	27
2.4	Untere Extremitäten	27
2.5	Iatrogene Gefäßverletzungen bei Tumoroperationen	27
2.6	Postoperative Komplikationen	27
2.7	Akute arterielle Blutung	28
3	Perfusionsstörungen nach Radiotherapie	28
4	Schlußfolgerung	29
	Literatur	29

4 Radikalitätsgewinn durch gefäßchirurgische Technik und Taktik bei Tumoren des Stammes und der Extremitäten

P. Hohenberger und P.M. Schlag

1	Einleitung	31
2	Rolle der gefäßchirurgischen Ausbildung	31
3	Indikation zur Angiographie	33
4	Häufigkeit gefäßchirurgischer Maßnahmen in der Tumorchirurgie	33
5	Prinzipien gefäßchirurgischer Technik und Taktik	34
5.1	Gefäßdarstellung	34
5.2	Gefäßersatz	34
5.3	Bypass als Arterienersatz	35
5.4	Wundverschluß	36
5.5	Protheseninfekt	37
5.6	Venenersatz an der Extremität	37
5.7	Antikoagulation nach Prothesenimplantation	37
6	Gefäßchirurgische Probleme bei der Extremitätenperfusion oder bei lokoregionärer Chemotherapie	38
7	Schlußfolgerung	38
	Literatur	38

5 Intraarterielle Embolisationstherapie stark vaskularisierter Tumoren

A. Scholz, P. Schubeus, H. Keck, R. Langer, W. Hepp und R. Felix

1	Einleitung	41
2	Stark vaskularisierte Raumforderungen	41
3	Embolisationstechnik	41
4	Embolisationsmaterialien	42
5	Intraarterielle Embolisationstherapie	43
5.1	Nierenembolisation	43
5.2	Ossäre Metastasen von Nierenzellkarzinomen	45
5.3	Gynäkologische Tumoren	45
5.4	Hämangiome, Hämangiosarkome	46
	Literatur	46

1 Indikation und Procedere gefäßchirurgischer Eingriffe bei Tumorpatienten

B. Luther

1 Einleitung

Durch moderne Chirurgie einschließlich ihrer interventionellen Techniken, die verbesserten, teilweise regionalanästhesiologischen Narkoseverfahren und die intensivmedizinischen Möglichkeiten kommt der Gefäßchirurgie bei Tumorpatienten ein neuer Stellenwert zu, der eine Überprüfung der bisher eher restriktiven operativen Indikationsstellungen erforderlich macht. Mehr als früher spielen dabei ethische Fragen, deren zentrales Problem in der Gratwanderung zwischen humanem Leben und würdigem Sterben liegt, eine Rolle.

Die Einteilung von Tumoren mit vaskulärer Beteiligung wird aus gefäßchirurgischer Sicht wie folgt vorgenommen:
1. Benigne und semimaligne Geschwülste.
2. Maligne Tumoren mit direkter Gefäßbeteiligung.
3. Tumorpatienten mit konkommittierenden arteriellen und venösen Verschlußkrankheiten.

Die Inzidenz aller Gruppen im gefäßchirurgischen Krankengut beträgt gegenwärtig ca. 2–4%. Addiert man die Patienten, bei denen eine Tumoroperation unter Einbeziehung gefäßrekonstruktiver Maßnahmen zwar möglich, aber aufgrund falsch verstandener Kooperation zwischen den verschiedenen operativen Disziplinen unterlassen wird, so dürfte die Häufigkeit mindestens auf das 2–3fache steigen.

In unserem, über 3 Jahre gesammelten Krankengut befinden sich 8 Patienten mit benignen und 8 Patienten mit malignen gefäßinvolvierenden Tumoren (Tab. 1-1). Weitere 31 Malignomträger wiesen zusätzliche Gefäßerkrankungen auf (Tab. 1-2). Bei 17 Patienten fanden sich Metastasen verschiedener Karzinome. Die Gesamtinzidenz beträgt bei 1831 Operationen am arteriellen und tiefen venösen System 2,4%.

Tab. 1-1 Patienten mit gefäßeinbeziehenden benignen und malignen Tumoren (n=16).

benigne	n	maligne	n
Tumor des Glomus caroticum	2	Non-Hodgkin-Lymphom	2
Baker-Zyste	3	Karzinom des Glomus caroticum	1
Leiomyom	1	Schilddrüsenkarzinom	1
zystische Adventitiadegeneration	2	Hypernephrom	2
		Ovarialkarzinom	1
		malignes Schwannom	1

1 Indikation und Procedere gefäßchirurgischer Eingriffe bei Tumorpatienten

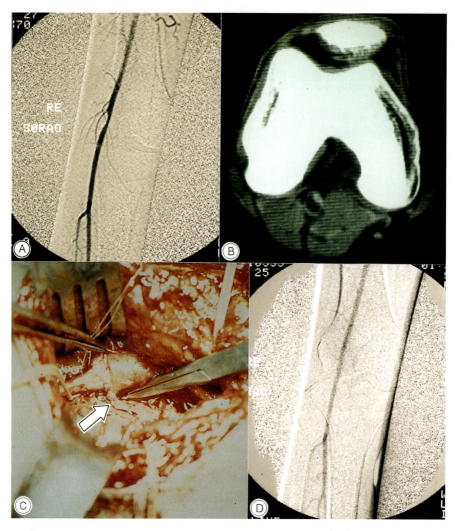

Abb. 1-1 Baker-Zyste.
A I.a. DSA rechtes Bein, 30 Grad rechts anterior oblique (RAO): hochgradige Stenose im II. Abschnitt der A. poplitea; Stadium IIb nach Fontaine (38jähriger Mann).
B CT des rechten Kniegelenks mit Kontrastmittel: Der Gefäßtumor hat zwei Drittel der Zirkumferenz der A. poplitea erfaßt.
C Intraoperativ findet sich eine Baker-Zyste mit einem Stiel aus dem Kniegelenk (Pfeil). Histologische Diagnosebestätigung.
D I.v. DSA rechtes Bein, 30 Grad RAO: Zustand nach Aushülsung des Gefäßes und Resektion der Zyste. Die Arterie wird wieder unbehindert durchströmt. Keine Claudicatio-Symptomatik mehr.

Tab. 1-2 Malignomerkrankte mit zusätzlichen bedrohlichen vaskulären Verschlußprozessen (n = 31).
Erläuterung: ACIS – Stenose A. car. int., AMSV – akuter Verschluß A. mes. sup., AAA – abdom. Aortenaneurysma, BAV – Beckenarterienverschluß, FPV + ProfV – fem.-popl. und Profundaverschluß, FCV – fem.-cruraler Verschluß, TVT – tiefe Venenthrombose.

Tumorerkrankung	n	zusätzliche Gefäßerkrankung
Non-Hodgkin-Lymphom	7	3 ACIS, 1 BAV, 1 FCV, 2 TVT
Bronchialkarzinom	4	3 ACIS, 1 BAV
Mammakarzinom	2	1 ACIS, 1 AMSV
Hepatozell. Karzinom	3	2 AAA, 1 BAV
Hypernephrom	4	1 ACIS, 1 AAA, 1 FCV, 1 TVT
Kolonkarzinom	6	3 ACIS, 2 AAA, 1 TVT
Prostatakarzinom	4	2 BAV, 1 FCV, 1 FPV + ProfV
Ovarialkarzinom	1	1 TVT

2 Benigne Gefäßtumoren

Eine Indikation zur Operation besteht bei benignen Gefäßtumoren vor allem durch die Kompression umgebender Strukturen und das Risiko ihrer Malignisierung. Eine Sonderstellung nehmen die arteriellen Aneurysmen ein.

Zu den wesentlichen gutartigen Gefäßtumoren zählen der Karotisglomustumor und die zystische Adventitiadegeneration [5, 6, 11, 14]. Die Neoplasie der chemorezeptorischen Paraganglien des Glomus caroticum wird in den Kapiteln 6 und 7 ausführlich beschrieben.

Bei der mukoid-zystischen Adventitiadegeneration führt das lokal expansive Wachstum sog. Baker-Zysten zur progredienten Ischämie der abhängigen Körperregion. Wir beobachteten einmal eine Kompression der A. iliaca externa und zweimal den loco typico an der A. poplitea II. Wenn möglich, werden die Zysten unter Mitnahme der Adventitia vom Gefäß abpräpariert. Dabei sollte versucht werden, den Zystenstiel zu identifizieren und gesondert zu ligieren, um einem Rezidiv vorzubeugen (Abb. 1-1). Wenn dies nicht gelingt, so muß die Gefäßstrecke ausgeschaltet und durch ein Interponat bzw. Bypass-Implantat ersetzt werden.

Andere, seltenere vaskuläre Benignome sind Hämangiome, tuberkulöse Lymphome und Leiomyome.

3 Maligne Tumoren mit vaskulärer Beteiligung

Eine relativ große und prognostisch ungünstige Gruppe bilden die malignen Tumoren mit Gefäßbeteiligung. Dabei können die Malignome entweder direkt aus dem vaskulären Gewebeaufbau entspringen [12, 17, 20] oder von extern invasiv die Gefäßscheide durchbrechen [2, 4, 8]. Wesentliche Komplikationen des invasiven Wachstums sind der Gefäßverschluß, die Arrosionsblutung und die Tumorembolie. Die chronisch progrediente Okklusion eines relevanten arteriellen oder venösen Gefäßes durch einen Tumorzapfen induziert bei Gefäßgesunden eine suffiziente Kollateralisation. Daher fehlen häufig klinische Symptome. Nur in Einzelfällen entstehen manifeste Durchblutungsstörungen [3, 15].

Bei bestehender Inoperabilität des Patienten aus anderen Gründen (generalisierte Metastasierung, manifeste Organinsuffizienzen) sollte, wenn nötig, eine extraanatomische Rekonstruktion vorgenommen werden.

3.1 Tumorblutung und -embolie

Tumorblutung und -embolie stellen chirurgische Notfallsituationen dar, die in der Regel nur palliativ beherrscht werden können. Arrosionsblutungen maligner oder radiogener Genese können im Einzelfall erfolgreich umstochen werden. Es ist jedoch günstiger, die zu- und abführenden Gefäßabschnitte im Gesunden aufzusuchen und sicher zu verschließen. Auch hier ist die Implantation eines Umgehungstransplantats die Revaskularisation der Wahl.

Ein Sonderfall liegt vor, wenn ein maligner Embolus eine chirurgische Intervention erforderlich macht (Abb. 1-2 und 1-3). Wir empfehlen deshalb zumindest in allen unklaren Fällen die histologische Untersuchung des Gerinnselmaterials [9, 13, 19].

Bei bekannten Tumorleiden führen wir nur die indirekte Embolektomie von der Femoralisgabel aus durch und verzichten auf ein infragenuales Vorgehen, um das Risiko des Eingriffs gering zu halten. Der intraoperative angiographische Nachweis einer offenen Cruralarterie spricht gegen eine manifeste Ischämie der unteren Extremität.

3.2 Allgemeine Diskussion der Operationsindikation

Aufgrund erweiterter Operationsmöglichkeiten werden heute die Indikationen zur primär radikalen Resektion und simultanen Rekonstruktion von Arterien und großen Venen großzügiger gestellt [1, 16, 18]. Dennoch bleibt ein Karzinom, das invasiv die Gefäßwände durchbrochen und zerstört hat, eine therapeutische Crux. Die Chance der radikalen Resektion und des Überlebens ist damit gering (5-Jahres-Heilung max. 20%) und auf glückliche Einzelfälle beschränkt [7, 21].

Dennoch sind wir der Ansicht, daß sich gerade bei biologisch noch rüstigen Menschen ein Einsatz aller Möglichkeiten lohnt, seien die langfristigen Aussichten auch noch so schlecht. Wir sollten uns als Ärzte nicht anmaßen, über den Wert und Unwert des Lebens für den ein-

1 Indikation und Procedere gefäßchirurgischer Eingriffe bei Tumorpatienten

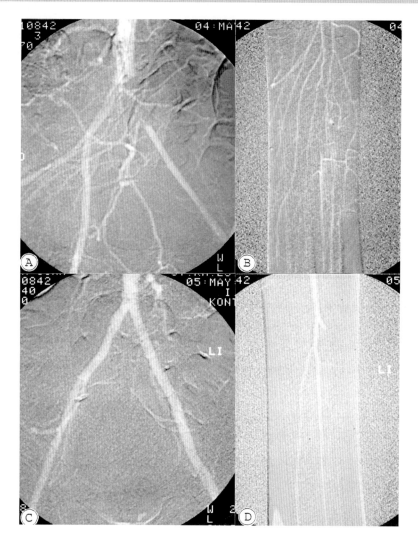

Abb. 1-2 Maligne Embolie.
A I.a. DSA, aorto-iliakal, 40 Grad RAO: akute Verlegung der A. iliaca communis sin.
B I.a. DSA linker Unterschenkel, 30 Grad LAO: partielle Obliteration der Cruralarterien.
C I.v. DSA aorto-iliakal, a.-p.: Zustand nach indirekter Embolektomie mit freier Strombahn.
D I.v. DSA linker Unterschenkel, a.-p.: Bis auf die A. tibialis anterior konnten alle Cruralarterien desobstruiert werden.

zelnen zu richten; dies ist nicht unser humaner Auftrag. Andererseits sehen wir auch eine Gefahr in übermäßigem technischem Perfektionismus in hoffnungslosen Fällen. Hier kann Zurückhaltung und humanitäre Hinwendung die beste Behandlung für den Todkranken sein (s.a. Kap. 3).

3 Maligne Tumoren mit vaskulärer Beteiligung

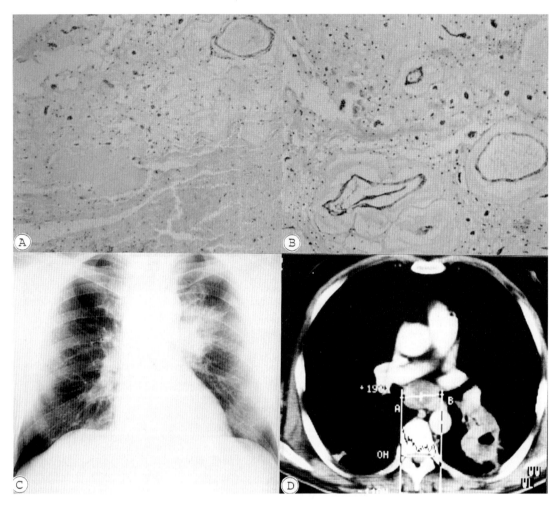

Abb. 1-3 Maligne Embolie (gleicher Patient wie Abb. 1-2).
A HE-Färbung, 125fach: Anteile eines Adenokarzinoms, umschlossen von der Intima der Beckenarterie.
B HE-Färbung, 97fach: Beckenarterienthrombus mit maligner Zelldurchsetzung.
C Röntgenthorax, a.-p.: Verdacht auf zentrales Bronchialkarzinom links thorakal.
D Mediastinales CT: zentral zerfallendes Bronchialkarzinom links thorakal mit mediastinaler Metastasierung.

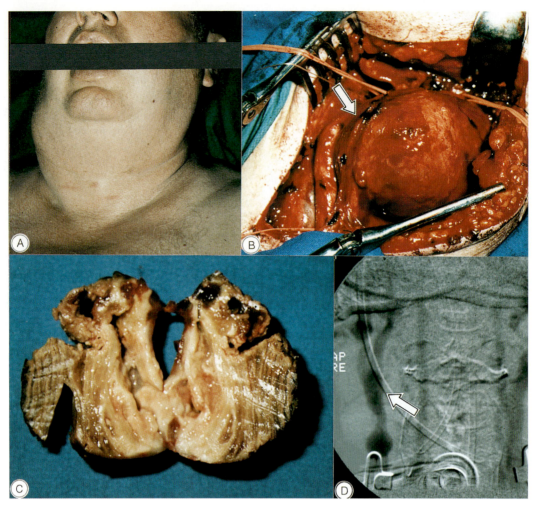

Abb. 1-4 Karotisglomuskarzinom.
A   Einseitige Schwellung der lateralen Halsweichteile rechts.
B   Intraoperativ: großer solider Tumor mit Verlagerung der A. carotis communis und Ausspannung der V. jugularis (Pfeil).
C   Operationspräparat aufgeschnitten: Der Tumor hat den Karotisgabelbereich infiltriert. Histologisch handelt es sich um ein Glomuskarzinom.
D   I.a. DSA, brachiozephal, a.-p.: karotidokarotidales Veneninterponat mit Reinsertion der A. carotis externa (Pfeil).

3.3 Besonderheiten für das operative Vorgehen

Bei **aseptischen Eingriffen** kann direkt rekonstruiert werden. Kleinere Gefäße, z.B. Karotiden oder Viszeralarterien, sollten durch autologe V. saphena magna ersetzt werden (Abb. 1-4). Bei größeren Arterien und Venen an disponierten Regionen, die eventuell nachbestrahlt werden (z.B. Femoralisgabel) bringt der alloplastische Ersatz mit wandverstärkten Kunststoffprothesen bessere Ergebnisse. Über die primär extraanatomische Rekonstruktion zugunsten einer radikalen Radiatio bleibt nachzudenken [10, 15].

Was das **tiefe Venensystem** anbetrifft, so sollte man u.E. auch bei Tumorpatienten eine drohende Lungenembolie aktiv behandeln. Dies betrifft die V.-cava-Thrombose beim Hypernephrom ebenso wie die Beckenvenenthrombose bei Tumoren des kleinen Beckens (s.a. Kap. 12). Dabei muß von Fall zu Fall zwischen Gefäßrekonstruktion, Gefäßausschälung unter Tumorverkleinerung und endoskopischen Blockierungstechniken (Cava-Schirm) unterschieden werden (Abb. 1-5).

3 Maligne Tumoren mit vaskulärer Beteiligung

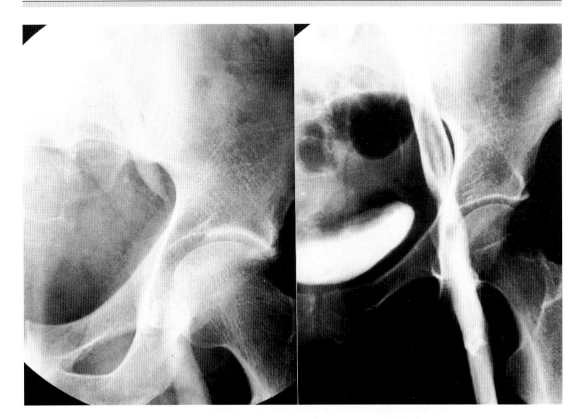

Abb. 1-5   Non-Hodgkin-Lymphom.
Links: Bein-Becken-Venenphlebographie links (a.-p.); hochgradige Kompression der V. femoralis communis durch Infiltrate eines niedrigmalignen zentroplastisch-zentrozytischen Lymphoms.

Rechts: Gleiche Darstellung nach Exstirpation der tumorösen Lymphknotenmassen. Der venöse Rückstrom ist wieder unbehindert.

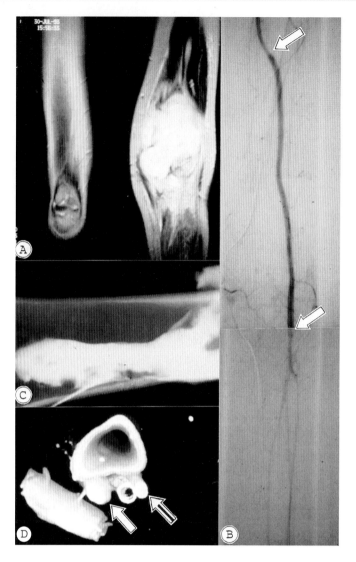

Abb. 1-6 Malignes Schwannom.
A NMR linkes Bein, koronare Schichtung: Der Tumor ist bereits in den Kniegelenksbereich eingebrochen.
B Beinarteriographie, a.-p.: Zustand nach Tumorresektion und alloplastischer Rekonstruktion der femoralen Gefäße. Die Pfeile markieren den wandverstärkten PTFE-Bypass in femoro-poplitealer Position.
C Fistelfüllung; distaler Oberschenkel links: Es zeigt sich ein verzweigtes Kammersystem um beide Kunststoffprothesen.
D Spiral-CT, dreidimensionale Rekonstruktion: Das Fistelkonglomerat mündet in ein Tumorrezidiv (Pfeil) und umgibt von hier aus den noch offenen femoro-poplitealen Bypass und das thrombosierte venöse Interponat (Doppelpfeil).

Bei Patienten, bei denen der Eingriff **septisch oder nur bedingt aseptisch** durchzuführen ist, oder wenn es sich um maligne Ulzera handelt, sind extraanatomische Umleitungsoperationen günstig. Am gebräuchlichsten sind axillo-femorale oder aorto-(asc.-)femorale Bypass-Techniken zur Ausschaltung des infizierten Retroperitoneums. Die septische Leistenregion kann durch den Obturator-Bypass oder durch ein laterales iliaco-femorales Transplantat umgangen werden. Bei malignen Infektionen und Resektionen von großen Weichteil- und Knochensarkomen an der unteren Extremität eignet sich der laterale iliaco-(femoro-)crurale Bypass (Abb. 1-6 und 1-7).

3 Maligne Tumoren mit vaskulärer Beteiligung

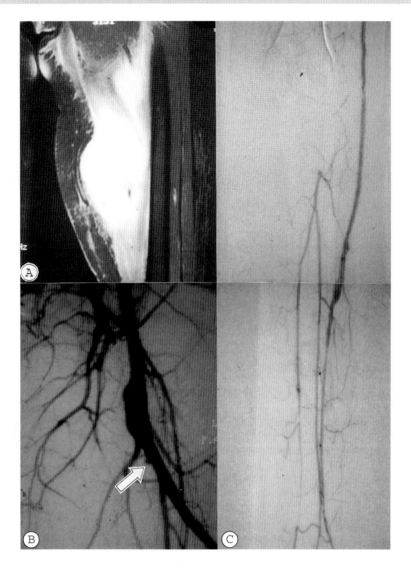

Abb. 1-7 Rezidiv eines malignen Schwannoms
A NMR linkes Bein, koronare Schichtung: Das Tumorrezidiv reicht nunmehr bis zur Oberschenkelmitte. Ein einzelner Tumorzapfen hat die Inguinalregion infiltriert.
B Beinarteriographie, a.-p.: Zustand nach Tumoroperation mit Resektion aller vaskulären und partiell nervalen Strukturen. Auch der Hauptstamm der A. profunda femoris mußte ligiert werden (Pfeil). Zur Erhaltung der Extremität Anlage eines femoro-anterioren Venenbypass. Proximale Anastomose.
C Gleiche Darstellung: Verlauf des lateral geführten autologen Transplantats. Bei den Verschlußprozessen der Cruralarterien handelt es sich um temporäre Spasmen.

1 Indikation und Procedere gefäßchirurgischer Eingriffe bei Tumorpatienten

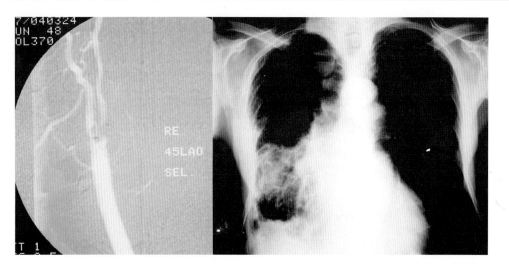

Abb. 1-8   Karotisstenose und Bronchialkarzinom.
Links: selektive i.a. DSA, brachiozephal rechts, 45 Grad LAO; symptomatische filiforme Stenose der A. carotis interna.

Rechts: Röntgenthorax, a.-p.;. inoperables fortgeschrittenes Bronchialkarzinom rechts thorakal.

4 Gefäßerkrankungen bei Tumorpatienten

Die dritte Gruppe, d.h. Patienten mit Tumorleiden und zusätzlicher arterieller oder venöser Verschlußkrankheit, stellt bei uns das Hauptklientel dar. Bei diesen Patienten ist sehr sorgfältig und individuell die Indikation zur Gefäßrekonstruktion abzuwägen. Fragen zur Progredienz der Tumorkrankheit und zur Lebenserwartung stellen sich ebenso wie der Grad der Durchblutungsstörung und die daraus resultierende Lebensbeeinträchtigung.

So operieren wir eine filiforme asymptomatische Carotisstenose, wenn z.B. ein Bronchialkarzinom noch einer radikalen Operation zugeführt werden kann. Auch bei inoperablen Tumoren würden wir uns dazu entschließen, allerdings jetzt nur im Stadium II, wenn rezidivierende TIAs auf einen bevorstehenden Apoplex mit drastischer Verminderung der Lebensqualität hinweisen (Abb. 1-8).

4.1 Besonderheiten für das operative Vorgehen

Konkomittieren **abdominale Aortenaneurysmen** mit intestinalen Malignomen, so plädieren wir für ein zweizeitiges Vorgehen mit primärer Gefäßrekonstruktion. Zumindest sollte aber der aortale Eingriff abgeschlossen und die Gefäßprothese gut bedeckt sein, bevor man den allgemeinchirurgischen Part durchführt.

Schwierig wird die Indikationsstellung bei **perforierten oder penetrierenden Aneurysmen**. Liegt eine tumorbedingte inoperable Situation vor, d.h., hat das maligne Leiden bereits zu einer erheblichen Einschränkung des Körper- und Allgemeinzustandes geführt, so halten wir ein konservatives, exspektatives Vorgehen für gerechtfertigt und human (Abb. 1-9). Handelt es sich aber um scheinbar operable Tumoren, die im Rahmen der vaskulären Notfalldiagnostik entdeckt wurden und deren Dignität fraglich bleibt, so wird die Aneurysmaoperation durchgeführt (Abb. 1-10).

4 Gefäßerkrankungen bei Tumorpatienten

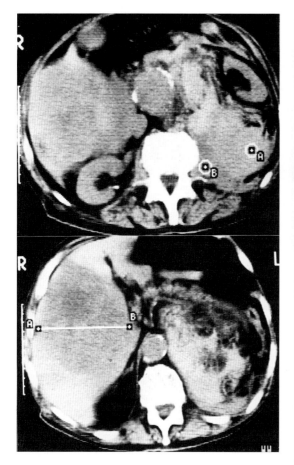

Abb. 1-9 Perforiertes abdominales Aortenaneurysma und Leberkarzinom.
Oben: abdominales CT mit Kontrast: Das Aortenaneurysma hat massiv links retroperitoneal eingeblutet. Die Leber ist karzinomatös durchsetzt.
Unten: gleiche Darstellung: Das hepatozelluläre Malignom ist bereits inoperabel und hat zur erheblichen Reduktion der Vitalität des Patienten geführt. Keine Operation.

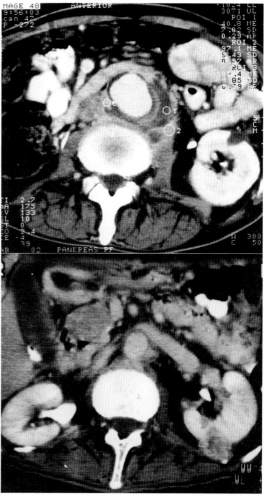

Abb. 1-10 Perforiertes abdominales Aortenaneurysma und Verdacht auf Pankreaskopftumor sowie Hypernephrom links.
Oben (abdominales CT mit Kontrast): Perforiertes Aortenaneurysma mit retroperitonealer Massenblutung.
Unten (gleiche Darstellung): vergrößerter und verdichteter Pankreaskopf (Histologie: chronische Pankreatitis) und Nierentumor links. Erfolgreiche Aneurysmaoperation.

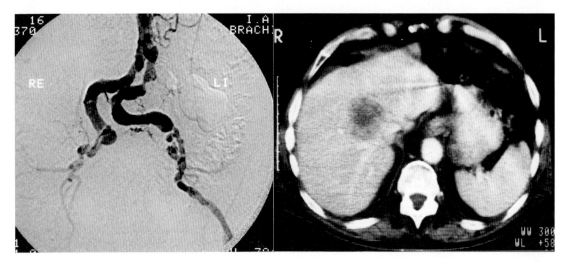

Abb. 1-11 Biiliakaler Verschlußprozeß und Lebermetastasierung.
Links (i.a. DSA aorto-iliakal, a.-p.): Beckenarterienverschluß rechts (Stadium IV nach Fontaine), Beckenarterienstenose links.

Rechts (abdominales CT mit Kontrast): Lebermetastasierung nach reseziertem Kolonkarzinom. Um die Extremität zu erhalten, wurde die Gefäßstrombahn iliaco-profundal rechts rekonstruiert (8-mm-Prothese).

An der **unteren Extremität** sind **Gefäßrekonstruktionen** bei Tumorpatienten indiziert, wenn es sich um Ischämiestadien III oder IV nach Fontaine handelt. Ebenso, wie möglichst kein Tumorpatient durch einen Apoplex an das Krankenbett gefesselt sein sollte, sind unsere Bemühungen darauf gerichtet, auch ein Siechtum im Rollstuhl zu verhindern. Eine alleinige Gehstreckenverlängerung ist als operative Zielsetzung nicht gerechtfertigt.

Im Iliakalbereich geben wir dem extraperitonealen Crossover-Bypass den Vorzug. Liegen bilaterale aorto-iliacale Verschlußprozesse vor, so rekonstruieren wir unter Verzicht auf ein langfristiges Optimum nur die vordergründig symptomatische Seite (Abb. 1-11).

Crurale Operationen indizieren wir nach Möglichkeit nicht, da für die postoperativ notwendige Antikoagulanzintherapie Gegenanzeigen bestehen. Im Ausnahmefall sollte ein autologer Venenbypass angelegt werden.

5 Zusammenfassung

Das gefäßchirurgische Procedere bei Tumorpatienten ist nicht auf die Verlängerung eines qualvollen Sterbens, sondern auf die Erhaltung der noch verbliebenen Lebensqualität gerichtet. Niemand sollte als Pflegefall seine letzten Monate beenden, wenn ein kleiner gefäßchirurgischer Eingriff dies verhindern kann.

Die Operationsverfahren müssen, wie auch das gewählte Narkoseverfahren, einfach, schnell und sicher und in ihrer Art der begrenzten Lebensdauer der Patienten angepaßt sein (Tab. 1-3). Sämtliche technische Risiken sind peinlichst zu vermeiden, um den Blutverlust so gering wie möglich zu halten. Deshalb sind derartige Operationen im Sinne der widerstandsgeschwächten Tumorpatienten von erfahrenen Gefäßchirurgen durchzuführen.

Tab. 1-3 Operative Eingriffe am Gefäßsystem bei tumorkranken Patienten.

Eingriff	n	Narkose	Zeit (min)	Blutverlust (ml)
ACI-Eversion TEA	11	ITN	40	< 100
Aortenrohrprothese	4	ITN	90	530
Aorto-bifemoraler Bypass (extraperitoneal)	1	ITN	130	610
Iliaco-profunda-Bypass (extraperitoneal)	1	PDA	85	210
Crossover-Bypass	4	PDA	96	177
Profundaplastik	2	PDA	40	< 100
femoro-crural	1	PDA	160	165
mesenteriale Embolektomie	1	ITN	120	310
femorale Embolektomie	1	PDA	33	< 100
venöse Thrombektomie	5	ITN	62	320

6 Schlußfolgerungen

1. Benigne vaskuläre Tumoren sollten wegen ihrer lokalen Komplikationen und ihres Malignitätsrisikos operiert werden.
2. Maligne Tumoren mit Gefäßbeteiligung können entsprechend der Gesamtprognose radikal reseziert werden. Dabei sind extraanatomische Rekonstruktionen den direkten vorzuziehen.
3. Arterielle und venöse Verschlußkrankheiten bei tumorkranken Patienten stellen dann eine Operationsindikation dar, wenn vaskulär bedingte Risiken für die Lebensqualität bzw. hochgradige Ischämiestadien bestehen.
4. Die operativen Eingriffe sollten einfach, schnell und sicher sein. Dies bedeutet:
   • A. carotis – Eversionsthrombendarteriektomie;
   • abdominelles Aortenaneurysma – Rohrprothese;
   • Beckenarterienverschluß – Crossover-Bypass;
   • femoro-crurale Verschlüsse – Profundaplastik;
   • femorale Embolie – indirekte Embolektomie.
5. Die Eingriffe erfordern wegen ihrer Komplexität eine geschickte und sichere Durchführung und sollten von erfahrenen Chirurgen an gefäßchirurgischen Zentren vorgenommen werden.

Literatur

1. Aszodi, A., R.A. Leeming, R.H. Lash, M.M. Olsen, J.L. Ponsky: Giant nonfunctioning islet cell tumor requiring pancreatico-duodenectomy and complete liver revascularization. J. surg. Oncol. 53 (1993) 273–276.
2. Bower, T.C., D.M. Nagorney, B.J. Toomey, P. Gloviczki, P.C. Pairolero, J.W. Hallett, K.J. Cherry: Vena cava replacement for malignant disease: Is there a role? Ann. vasc. Surg. 7 (1993) 51–62.
3. Bsteh, F.X.: Die Thrombose der A. mesenterica superior als Komplikation des Karzinoms im dritten Duodenalabschnitt. Zbl. Chir. 84 (1959) 404–408.
4. Burt, J.D., W.G. Bowsher, G. Joyce, J.S. Peters, A. Wood, A. White, A. Costello: The management of renal cell carcinoma with inferior vena-cava-involvement. Aust. N. Z. J. Surg. 63 (1993) 25–29.
5. Flörcken, H.: Ein Beitrag zu den Tumoren der Karotisdrüse. Münch. Med. Wschr. 74 (1927) 931–932.
6. Geiger, A., D. Hammel, D.T. Tjan, H.H. Scheld: Tumoren des Glomus caroticum – diagnostische und therapeutische Aspekte. Vasa (Bern) Suppl. 23 (1990) 221–228.
7. Hamann, H., E.-U. Voss: Rekonstruktive Eingriffe in der Geschwulstchirurgie. In: Heberer, G., R.J.A.M. van Dongen (Hrsg.): Gefäßchirurgie; S. 700–707. Springer, Berlin–Heidelberg 1987.
8. Hermanek, J.P., H.H. Gentsch, J. Scheele: Maligne Tumoren der großen Gefäße. Chirurg 56 (1985) 120–122.
9. Higgins, R., M.C. Posner, H.H. Moosa, C. Staley, K.I. Pataki, H. Mendelow: Mesenteric infarction secondary to tumor emboli from primary aortic sarcoma. Cancer 68 (1991) 1622–1627.
10. Imparato, A.M., D.F. Roses, K.C. Francis, M.M. Lewis: Major vascular reconstruction for limb salvage in patients with soft tissue and skeletal sarcomas of the extremities. Surg. Gynecol. Obstet. 147 (1978) 891–895.

11. Inoue, Y., T. Iwai, K. Ohashi, N. Takiguchi, K. Sakurazawa, Y. Muraoka, S. Satoh, T. Kasuga, M. Endo: A case of popliteal cystic degeneration with pathological considerations. Ann. vasc. Surg. 6 (1992) 525–529.
12. Kaiser, L.R., C. Urmacher: Primary sarcoma of the superior pulmonary vein. Cancer 66 (1990) 789–795.
13. Leu, H.J., H. Sulser: Maligner endothelialer Tumor der Arteria femoralis mit distaler Embolisation. Virchows Arch., A. (path. Anat.) 371 (1976) 153–156.
14. Linder, F., M. Wagner, J. Allenberg, M. Koffler: Tumoren des Glomus caroticum. Chirurg 55 (1984) 19–24.
15. Maves, M.D., M.D. Bruns, M.J. Keenan: Carotid artery resection for head and neck cancer. Ann. Otol. Rhinol. Laryngol. 101 (1992) 778–781.
16. Morin, J.F., J.L. Provan, M.A. Jewett, F.M. Ameli: Vascular injury and repair associated with retroperitoneal lymphadenectomy for nonseminomatous germinal cell tumours of the testis. Canad. J. Surg. 35 (1992) 253–256.
17. Müller, G., H. Arnoldt, D. Kummer-Klöss: Das maligne fibröse Histiozytom der Arteria femoralis – eine verkannte Ursache des Gefäßverschlusses. In: Hepp, W. (Hrsg.): Der Oberschenkel-Arterienverschluß; S. 245–249. Steinkopff, Darmstadt 1993.
18. Otto, G., F. Glaser, Ch. Herfarth: Leiomyosarkom der infrahepatischen Vena cava – Gefäßersatz durch Expanded-PTFE-Prothese unter Hypothermie der Leber. Chirurg 62 (1991) 345–347.
19. Spencer, D.D., J.L. de la Garza, W.A. Walker: Multiple tumor emboli after pneumonectomy. Ann. thorac. Surg. 55 (1993) 169–171.
20. Sturm, J., M. Raute, M. Trede: Das Leiomyosarkom der V. cava. Fallbeschreibung und Literaturübersicht. Langenbecks Arch. Chir. 376 (1991) 182–188.
21. Vollmar, J.: Rekonstruktive Chirurgie der Arterien; S. 521–524. Thieme, Stuttgart–New York 1982.

2
Rekonstruktion der aorto-iliakalen Etage und Resektion maligner Tumoren – ein- oder zweizeitiges Vorgehen?

M. Walter, H. Erasmi und J. M. Müller

1 Einleitung

Indikation und Technik revaskularisierender Eingriffe an der aortalen und iliakalen Gefäßstrombahn sind heute weitgehend standardisiert. Die Implantation alloplastischer Gefäßprothesen ist hierbei eines der möglichen anerkannten Behandlungsverfahren mit niedriger Morbidität und Letalität.

Das Durchschnittsalter jener Patienten, die rekonstruktiver gefäßchirurgischer Eingriffe in der Beckenetage bedürfen, liegt zwischen 6. und 7. Lebensjahrzehnt und somit in einer Altersgruppe, in der auch eine Vielzahl maligner Tumoren ihren Häufigkeitsgipfel erreicht. Immer öfter wird der Chirurg mit Befunden konfrontiert, die vom Operateur – ähnlich wie bei akzidenteller Verletzung großer Gefäße in der abdominellen Tumorchirurgie – schwerwiegende und weitreichende Entscheidungen in Hinblick auf ein ein- oder zweizeitiges Vorgehen sowie die Art der Gefäßrekonstruktion verlangen.

Nach wie vor gelten Infektionen des Bauchraumes, die Eröffnung keimbesiedelter Hohlorgane und mit Einschränkungen auch Tumoren als Kontraindikation zur arteriellen Rekonstruktion des aorto-iliakalen Abschnitts, insbesondere bei Verwendung alloplastischen Materials. Mitteilungen in der Literatur, die Entscheidungshilfen darstellen könnten, sind eher spärlich und in ihrem Tenor von Zurückhaltung geprägt. So ist selbst die simultane Cholezystektomie umstritten [1, 3, 9, 14, 17, 18]. Einzeitige Tumorresektionen werden noch weitaus kontroverser diskutiert.

2 Tumoren des Verdauungstrakts

2.1 Speiseröhre

Problem. Veröffentlichungen zu einzeitiger chirurgischer Behandlung von Ösophaguskarzinom und dilatierender oder stenosierender Arteriosklerose der aorto-iliakalen Etage fehlen in der Literatur der vergangenen 30 Jahre völlig. Ebenso liegen keinerlei Angaben über die Häufigkeit synchron auftretender Gefäßveränderungen beim Ösophaguskarzinom vor, obwohl die heute übliche präoperative Diagnostik der Speiseröhre unter Einschluß differenzierender bildgebender Verfahren intraoperative „Überraschungsbefunde" praktisch ausschließt. Allein die Schwere der Erkrankung und das Risiko des damit verbundenen Eingriffs beim Ösophaguskarzinom mit seiner ungünstigen Prognose [11]

2 Rekonstruktion der aorto-iliakalen Etage und Resektion maligner Tumoren

Tab. 2-1 Einzeitige Tumorresektion und Rekonstruktion der Beckenetage. Eigenes Patientengut (1.1.1988– 31.12.1993); n = 26.

Tumor		Aortenaneurysma		Art. Verschlußleiden		
		Symptomatisch	Asymptomatisch	Stad. II	Stad. III	Stad. IV
Ösophagus	6	3			2	1
Magen	2				2	
Dünndarm	3		2	1		
Dickdarm	2	2				
Niere	7		2	5		
Lunge	1		1			
Leber	1		1	2	1	
Ovar	3			2	1	
Mamma	1			1		

läßt die vaskuläre Erkrankung in ihrer Bedeutung völlig zurücktreten und ist offensichtlich Ursache für die beschränkte Erfahrung auf dem Gebiet einzeitiger Operationen. Der Gefäßchirurg dagegen kommt bei Rekonstruktion der Aorten- oder Beckenstrombahn gar nicht erst mit dem Ösophagus in Berührung.

Eigenes Patientengut. Gleichwohl entschlossen wir uns im Zeitraum von 1.1.1988–31.12.1993 bei 6 Patienten mit Ösophaguskarzinom und pathologischen Veränderungen des aorto-iliakalen Abschnitts zur simultanen Operation (Tab. 2-1):
– Es handelte sich um 1 Frau und 5 Männer im Alter von 53–69 Jahren.
– In 3 Fällen lagen symptomatische Bauchaortenaneurysmen, ein arterielles Verschlußleiden zweimal im Stadium III und einmal im Stadium IV vor.
– Bei 2 Aortenaneurysmen erfolgte die Implantation einer Rohrprothese.
– einmal wurde die Beckenetage mittels aortobiiliakaler Prothese überbrückt.
– Bei jenen Patienten mit AVK wurden aortobifemorale Prothesenumleitungen durchgeführt.

Wir führten die Gefäßrekonstruktion stets vor der Tumorresektion durch, die sich erst nach dichtem Verschluß des Retroperitoneums anschloß. In allen Fällen erfolgte die stumpfe Dissektion der Speiseröhre mit anschließender Wiederherstellung der Passage durch retrosternalen Magenhochzug.

Die Klinikstetalität betrug 0%. Protheseninfektionen traten bei einer mittleren Überlebenszeit von 18,4 Monaten nicht auf. Zwei der Patienten verstarben während des Nachbeobachtungszeitraumes an einer Progression des Tumorleidens, ein weiterer erlag 13 Monate nach der Operation einem Herzinfarkt.

Diskussion. Bei gleichzeitigem Vorliegen eines Ösophagustumors und pathologischen Veränderungen der aorto-iliakalen Strombahn kann einer der beiden erforderlichen Eingriffe meist auf einen späteren Zeitpunkt verschoben werden. Die Entscheidung, ob in diesen Fällen die Tumorresektion oder die Gefäßrekonstruktion primär durchgeführt werden sollte, muß weiterhin dem erfahrenen Chirurgen überlassen bleiben und im Einzelfall entschieden werden. Hierbei ist sorgfältig abzuwägen, welche der beiden Erkrankungen den Patienten mehr gefährdet oder in seiner Lebensqualität einschränkt. Läßt sich auch so keine Priorität ermitteln, sollte nach unserer Auffassung der Gefäßrekonstruktion der Vorrang gegeben und die Tumorresektion nach Ablauf von 2–3 Wochen angeschlossen werden.

Im Fall eines gedeckt oder frei rupturierten Aneurysmas verbietet sich die Kombination beider Eingriffe aufgrund der akut lebensbedrohlichen Situation.

Erlauben die vaskulären Veränderungen wie bei symptomatischem Bauchaortenaneurysma oder einem Verschlußleiden in den Stadien III und IV keinen Aufschub, sollte die Möglichkeit einer simultanen Operation zumindest erwogen werden. Aufgrund unserer eigenen Erfahrungen dürfen dann jedoch zumindest keine wesentlichen Einschränkungen der kardiopulmonalen Leistungsbreite vorliegen. Darüber hinaus darf die Kombination beider Eingriffe die Operationszeit nicht wesentlich verlängern und das Operationsrisiko nicht wesentlich erhöhen.

Auch in diesen Fällen führen wir zunächst die Gefäßrekonstruktion durch und schließen die Tumorresektion und Wiederherstellung der Passage erst nach sorgfältigem Verschluß des Retroperitoneums an. Wenngleich eine mögliche Erhöhung der Infektionsraten der Gefäßrekonstruktion eher theoretischer Natur ist, müssen interventionelle Methoden wie die Angioplastie und nicht zuletzt auch extraanatomische Umleitungsverfahren in die differentialtherapeutischen Erwägungen mit einbezogen werden [1].

2.2 Magen und Duodenum

Problem. Während Kombinationseingriffe an Speiseröhre, Aorta und Beckenstrombahn eine Rarität darstellen, finden sich Angaben zu einzeitigen Operationen an Magen und Zwölffingerdarm und intraabdomineller Implantation von Gefäßprothesen durchaus häufiger. Die beschriebenen Kollektive sind allerdings außerordentlich klein. Sie schwanken zwischen 2 und 12 Patienten [3,4,18,19]. So wird beispielsweise in der englischsprachigen Literatur bis 1989 nur über 15 simultane Eingriffe an Magen und Duodenum berichtet [2,3,13,17–19]. Einschränkend ist darüber hinaus anzumerken, daß es sich bei den hier durchgeführten Eingriffen meist um Vagotomien mit Pyloroplastik vor Einführung der H_2-Blocker zur Behandlung eines Ulkusleidens handelt. Tumorresektionen am Magen dagegen werden nur vereinzelt beschrieben [1, 3, 13, 19].

Eigenes Patientengut. Wir selbst führten im vorgenannten Beobachtungszeitraum von 1988–1993 nur zwei Gastrektomien bei Malignomen des Magens einzeitig mit der Implantation aortobifemoraler Gefäßprothesen bei arteriellem Verschlußleiden im Stadium III durch (s. Tab. 2-1). Beide Patienten überlebten den Eingriff komplikationslos; Protheseninfektionen traten nicht auf. Lediglich bei einem der beiden Betroffenen war eine passagere Lymphfistel in einer Leiste zu verzeichnen, die ohne weitere chirurgische Maßnahmen zur Abheilung kam. Ohne Anhalt für ein Tumorrezidiv oder eine Metastasierung sind beide Patienten 19 bzw. 25 Monate nach der Operation am Leben.

Diskussion. Die eigenen – mit zwei Fällen natürlich begrenzten – Erfahrungen decken sich mit den Angaben der Literatur. So berichtet Alemany [1] über drei einzeitige Gastrektomien und Gefäßprothesenimplantationen bei Magenkarzinomen ohne Komplikation. Bereits 1960 veröffentlichte Ochsner [13] eine retrospektive Analyse von insgesamt 804 einzeitigen Operationen bei Aortenaneurysma, darunter immerhin 12 Magenresektionen ohne Nachweis einer Protheseninfektion oder einer Erhöhung der Letalität. Becker und Blundell [2] führen allerdings eine Protheseninfektion auf eine einzeitig durchgeführte Gastrostomie zurück. Studien, in denen die Kontaminationsgefahr der Gefäßrekonstruktion bewiesen wäre, fehlen.

Wir halten ein simultanes Vorgehen dann für gerechtfertigt, wenn der Gesamtzustand des Patienten dies erlaubt und eine entsprechende Vorbereitung des Intestinaltrakts mit orthograder Spülung sowie eine entsprechende perioperative Antibiotikaprophylaxe erfolgen. Auch hier gilt die Einschränkung, daß Operationszeit und -risiko durch ein einzeitiges Vorgehen nicht wesentlich erhöht werden dürfen.

2.3 Dünndarm

Problem. Tumoren des Dünndarms sind selten. So entstehen nur 1% aller gastrointestinaler Karzinome im Dünndarm. Dementsprechend finden sich in der Literatur nur spärlich Angaben über simultane Dünndarmresektionen wegen eines Tumorleidens, meist in Form von Einzelfällen [4,13,18]. In der Mehrzahl der Publikationen werden Dünndarmresektionen ohne Angabe der zugrunde liegenden Ursache subsumiert [1,3,7,17,19]. Häufig werden Tumoren des Dünndarms erst intraoperativ entdeckt, da sie über lange Zeiträume symptomlos bleiben können. Dennoch ist die drohende Obstruktion, insbesondere in der unmittelbaren postoperativen Phase, zu bedenken.

Eigenes Patientengut. In den vergangenen 6 Jahren führten wir insgesamt 27 simultane Dünndarmresektionen, davon drei bei Tumoren des Jejunums bzw. des Ileums, durch. Bei zwei der Patienten lagen asymptomatische Bauchaortenaneurysmen und einmal eine AVK im Stadium II vor (s. Tab. 2-1).

Nur in einem Fall war bereits präoperativ eine stenosierende Raumforderung im Dünndarm nachgewiesen worden. Hierbei handelte es sich um ein Dünndarmkarzinom (Abb. 2-1). In den beiden anderen Fällen wurden Karzinoide des Dünndarms erst während des elektiven Eingriffs diagnostiziert und durch Segmentresektion behandelt.

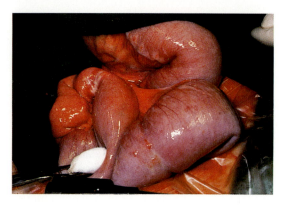

Abb. 2-1 Dünndarmkarzinom (Operationssitus).

Die Gefäßprothesenimplantation erfolgte einmal als Rohrprothese und zweimal aorto-bi-iliakal. Postoperative Komplikationen oder gar Protheseninfektionen wurden nicht beobachtet. Einer der Betroffenen entwickelte 4 Jahre nach dem Eingriff eine diffuse Lebermetastasierung nach Resektion eines Dünndarm-Karzinoids, die palliativ mittels Chemo-Embolisation behandelt wurde.

Diskussion. Eine Erhöhung der Infektionsrate der Gefäßrekonstruktion, die mit 0,7–2,5% angegeben wird [5], durch einzeitige Dünndarmresektionen ist bisher nicht nachgewiesen [1, 4, 13, 18, 19]. Ebenso können eine signifikante Verlängerung der Operationszeit und eine damit verbundene Risikoerhöhung ausgeschlossen werden.

Bei elektiven transabdominellen Gefäßeingriffen ist die einzeitige Operation daher nach unserer Meinung stets zu befürworten, wobei auch hier die Darmresektion erst nach Gefäßrekonstruktion und dichtem Verschluß des Retroperitoneums durchgeführt werden sollte. Bei notfallmäßig durchgeführten Operationen muß die Indikation zur simultanen Darmresektion in Abhängigkeit von der Gesamtsituation gestellt werden.

2.4 Dickdarm

Problem. Tumoren des Dickdarms bei gleichzeitig vorliegendem arteriellem Verschlußleiden vom Beckentyp oder einem intraabdominalen Aneurysma stellen den Chirurgen bei der Frage nach ein- oder zweizeitigem Vorgehen wegen der Gefahr der Kontamination der Gefäßrekonstruktion vor eine besonders schwierige Entscheidung. Lobbato [10] bezeichnet diese Situation als regelrechtes „Dilemma". Die Kombination beider Erkrankungen ist hierbei keineswegs eine Rarität. So wird die Häufigkeit eines Kolonkarzinoms bei Bauchaortenaneurysma allein mit 0,49–2,1% angegeben [10, 12].

Entscheidend für die außerordentlich große Zurückhaltung in Hinblick auf kolorektale und revaskularisierende Kombinationseingriffe ist die Annahme einer potentiellen Erhöhung der Gefahr einer Protheseninfektion.

Eigenes Patientengut. Im Zeitraum von 1.1.1988–31.12.1993 führten wir lediglich zweimal bei drohendem Ileus kombinierte Kolonresektionen und Gefäßprothesenimplantationen durch (s. Tab. 2-1). Beide Patienten litten an einem symptomatischen Bauchaortenaneurysma, in einem Fall war ein Malignom des Colon descendens präoperativ bekannt. Bei dem zweiten der Betroffenen handelte es sich um den intraoperativen Zufallsbefund eines Adenokarzinoms im Colon ascendens. Beide Tumoren verursachten eine deutliche Lumeneinengung der betroffenen Darmabschnitte. Eine Vorbereitung des Intestinums mittels orthograder Darmspülung, die wir bei transabdominellen Gefäßeingriffen regelhaft durchführen, war jedoch in beiden Fällen möglich. Bei beiden Betroffenen konnte das Aortenaneurysma mittels Rohrprothesenimplantation überbrückt werden. Beide Patienten überlebten die simultane Operation komplikationslos. Insbesondere traten bei einer maximalen Nachbeobachtungszeit von 32 Monaten keine Protheseninfekte auf.

Diskussion. Von einzelnen Autoren wird bereits das Vorliegen eines Ileo- oder Kolostomas bzw. einer kutanen Urinfistel als Kontraindikation für Rekonstruktionen der aorto-iliakalen Strombahn angesehen [7, 14]. Allerdings ist bisher keine Studie bekannt, die ein erhöhtes Protheseninfektionsrisiko belegt. Die Furcht vor einer möglichen intraoperativen Kontamination der Gefäßumleitung entstammt somit eher der „Tiefe des Gemüts" und läßt sich kaum mit harten Zahlen untermauern. Gleichwohl ist zumindest das theoretische Risiko im Vergleich zu anderen Tumoren ungleich höher. Verglichen mit anderen intraabdominellen Tumoren ist die Anzahl jener Veröffentlichungen, die sich mit der Frage des Vorgehens bei pathologischen Befunden der aortalen und iliakalen Gefäßstrombahn und Dickdarmtumoren befassen, relativ groß [4, 10, 12, 17–19]. Nahezu ebenso groß ist allerdings die Uneinigkeit in Hinblick auf die Therapieentscheidung.

2 Tumoren des Verdauungstrakts

Tab. 2-2 Bauchaortenaneurysma und Dickdarmtumor. Tabelle modifiziert nach Thomas (1989).

Aneurysma		Kolon		Operation	
Symptomatik	Durchmesser	Symptomatik	Tumor	Aneurysma	Kolon
Asymptomatisch	> 6 cm	Asymptomatisch Blutung Perforation Obstruktion	Neoplasma	Resektion Ø Ø Ø	Ø Resektion Resektion Resektion
Symptomatisch	Keine Ruptur	Asymptomatisch Blutung Perforation Obstruktion	Neoplasma	Resektion Ø Ø Ø	Ø Resektion Resektion Resektion
	Ruptur	Asymptomatisch Blutung Perforation Obstruktion	Neoplasma	Resektion Resektion Resektion Resektion	Ø Resektion Resektion Resektion

Von besonderer Bedeutung ist in diesem Zusammenhang eine 1985 von Lobbato [10] veröffentliche Umfrage unter 46 amerikanischen Allgemein- und Gefäßchirurgen, wie ein Patient mit Bauchaortenaneurysma und synchron nachgewiesenem Kolonkarzinom zu behandeln sei:
- 44 der Angesprochenen votierten für ein zweizeitiges Vorgehen, wobei 14 für eine primäre Tumorresektion und anschließende Aneurysmaresektion nach Ablauf von 2–3 Wochen plädierten, während 16 weitere Chirurgen die Priorität in der Behandlung des Bauchaortenaneurysmas sahen. Mehrheitlich wird dies mit der möglichen Gefahr einer Aneurysmaruptur in der frühen postoperativen Phase begründet und auf die Mitteilung von Swanson [16] aus dem Jahr 1980 verwiesen, der nach Laparotomie eine erhöhte Kollagenaseaktivität unterstellt, die für die erhöhte Rupturgefahr verantwortlich sei. Dies wird allerdings durch Untersuchungen von Cohen [6] eindrücklich widerlegt. Zudem wird die Infektionsgefahr bei primärer Tumorresektion durch die bekannte Möglichkeit lokaler Infekte und klinisch blande verlaufender Affektionen des intraabdominellen Raumes erhöht [10].
- 14 der Befragten legten sich nicht auf eine Reihenfolge fest; dies sei im Einzelfall zu entscheiden.
- Nur zwei Chirurgen schlugen eine einzeitige Operation unter der Voraussetzung vor, das Aneurysma sei nicht rupturiert und der Dickdarmtumor habe noch nicht zu einer Obstruktion geführt.

Wiederholt wurde versucht, anhand der Aneurysmagröße die Rupturgefahr zu definieren und so zumindest für die Behandlung des Aortenaneurysmas bei Kolonkarzinom Entscheidungskriterien festzulegen (Tab. 2-2) [12, 17, 18].

Diese Überlegungen sind jedoch nur bedingt schlüssig, da die Aneurysmagröße allein noch keinen verläßlichen Parameter für die Rupturgefahr darstellt. Von anderen Autoren werden Simultaneingriffe unter Einbeziehung des Dickdarms in jedem Fall abgelehnt und auf die Möglichkeit extraanatomischer Umleitungen verwiesen [1]. Wenngleich also mehrheitlich ein zweizeitiges Vorgehen empfohlen wird, muß bei elektiven Eingriffen die Gesamtsituation des Patienten mit in Betracht gezogen werden. Ein einzeitiges Vorgehen bringt eine Anzahl unbestreitbarer Vorteile für den Patienten mit sich. So wird eine zweite Operation und das mit ihr verbundene Risiko vermieden. Komplikationen einer bei zweizeitigem Vorgehen belassenen pathologischen Veränderung treten nicht auf. Nicht zuletzt muß auch die psychische Verfassung eines Patienten, der um die Gefahren beider Erkrankungen weiß und in seiner Lebensqualität deutlich beeinträchtigt sein kann, in die Indikationsstellung mit einbezogen werden. Dies gilt auch für das Risiko einer Tumordissemination im Intervall, die zwar nicht bewiesen, aber auch nicht widerlegt ist [12]. Der bedeutsamste Nachteil simultaner Operationen ist die zumindest theoretisch erhöhte Gefahr einer Gefäßprotheseninfektion [5, 7].

Bei elektiven Aneurysmaoperationen sollte die Möglichkeit eines einzeitigen Vorgehens zumindest dann erwogen werden, wenn eine entsprechende Vorbereitung des Intestinaltrakts mittels orthograder Darmspülung bei nicht stenosierenden Tumoren möglich ist. Wir führen in diesen Fällen die Gefäßrekonstruktion stets vor der Tumorresektion durch. Abhängig vom Ausmaß der Lumenverlegung durch den Tumor muß in allen anderen Situationen die Möglichkeit der einzeitigen Tumorresektion unter Anlage eines protektiven Anus praeter oder bei Dickdarmileus dessen Anlage allein mit zweizeitiger Tumorentfernung bedacht werden.

Bei Vorliegen eines arteriellen Verschlußleidens bevorzugen wir die Ausschöpfung aller Möglichkeiten interventioneller Behandlungsmethoden mit konsekutiver Kolonresektion. Bei Fehlen dieser Therapiemöglichkeit haben uns die verhältnismäßig ungünstigen Ergebnisse extraanatomischer Umleitungen dazu bewogen, nach entsprechender Vorbereitung auch in diesen Fällen der orthotopen Rekonstruktion der aorto-iliakalen Strombahn den Vorzug zu geben.

3 Niere und ableitende Harnwege

Problem. Bei der diagnostischen Abklärung der arteriellen Strombahn sowie des Retroperitonealraums werden nicht selten synchron pathologische Veränderungen der Gefäßstrombahn und der Nieren oder ableitenden Harnwege entdeckt. In diesen Fällen stellt sich die Frage nach einzeitigen Operationen um so mehr, als synchrone Eingriffe an Niere, Harnleiter und Blase mehrheitlich nicht als infektionsgefährdend eingeschätzt werden [13, 17, 19].

Eigenes Patientengut. Im Zeitraum von 1.1.1988–31.12.1993 haben wir selbst 7 einzeitige Tumor-Nephrektomien bei Implantation alloplastischer Gefäßprothesen in aorto-iliakaler Position durchgeführt.

Bei 5 Männern und 2 Frauen im Alter zwischen 49–73 Jahren handelte es sich fünfmal um ein arterielles Verschlußleiden im Stadium II, zweimal um asymptomatische infrarenale Bauchaortenaneurysmen (s. Tab. 2-1).

Bei simultaner Nephrektomie erfolgte zweimal die Implantation von Rohrprothesen. In den fünf weiteren Fällen war die Implantation von Bifurkationsprothesen – dreimal aorto-bifemoral und zweimal aorto-biiliakal – zur Verbesserung der Gehstrecke erforderlich. Bei in allen Fällen komplikationslosem Verlauf und einer Klinikletalität von 0% betrug die durchschnittliche Überlebenszeit 23,6 Monate.

Diskussion. Mitteilungen über große Patientenkollektive, die eine statistische Risikobeurteilung bei einzeitiger Gefäßprothesenimplantation und Tumorexstirpation bei Raumforderungen der Niere oder ableitenden Harnwege zuließen, liegen nicht vor. Vereinzelt finden sich jedoch Berichte über simultane Operationen ohne eine signifikante Erhöhung der Morbidität oder Letalität [1, 13, 17]. Dies deckt sich mit den eigenen Erfahrungen, wobei einschränkend angemerkt werden muß, daß es sich in den meisten Fällen wohl um ein hochselektiertes Patientengut handelt.

Bei Erfüllung der Kriterien der allgemeinen Operabilität wird das patientenspezifische Risiko durch ein einzeitiges Vorgehen bei Malignomen der Niere und der ableitenden Harnwege sowie die Rekonstruktion der aorto-iliakalen Etage nach unserer Auffassung nicht erhöht.

4 Andere Tumoren

Die Frage nach einzeitiger Rekonstruktion der Beckenetage und Resektion noch weniger häufig synchron nachgewiesener anderer Malignome stellt sich nur selten. Die Erfahrungen beschränken sich daher meist nur auf Einzelfälle. Dementsprechend selten wird über einzeitige Leber- oder Lungenresektionen, Mamma-Amputationen oder ähnliche Kombinationseingriffe berichtet [1, 3, 13, 17].

Wir selbst führten in den vergangenen 6 Jahren je einmal eine Lungen-Unterlappenresektion rechts, eine Hemihepatektomie links, drei Ovariektomien und eine Quadrantenresektion bei Mammakarzinom einzeitig mit einer transabdominellen Gefäßprothesenimplantation durch.

Bei der Inhomogenität des Patientenkollektivs lassen weder die spärlichen Mitteilungen in der Literatur noch die eigenen Erfahrungen verläßliche Aussagen darüber zu, ob ein einzeitiges Vorgehen in diesen Fällen gerechtfertigt ist. Vielmehr muß hier im Einzelfall entschieden werden, ob dem Patienten eine Erweiterung des Eingriffs ohne Erhöhung von Morbidität und Letalität zugemutet werden kann und er tatsächlich von einem Kombinationseingriff profitiert.

5 Schlußfolgerungen

Die einzeitige Entfernung maligner Tumoren und Rekonstruktion der aorto-iliakalen Etage kann sinnvoll sein. Allerdings darf das Operationsrisiko durch die Kombination beider Eingriffe nicht wesentlich erhöht werden. Ob die Gefahr einer Gefäßprotheseninfektion durch eine gleichzeitig durchgeführte Tumorentfernung tatsächlich erhöht wird – insbesondere bei Malignomen des Verdauungstrakts –, ist in keiner Studie bewiesen und somit eher theoretischer Natur. Dennoch sollte nach mehrheitlicher Auffassung zunächst die Gefäßrekonstruktion und erst nach dichtem Verschluß des Retroperitoneums die Tumorresektion angeschlossen werden.

Bei Erfüllung der Kriterien der allgemeinen Operabilität ohne wesentliche Einschränkung der kardiopulmonalen Leistungsbreite kann die Resektion von Speiseröhren-, Magen- und Dünndarmtumoren bei entsprechender Vorbereitung des Patienten sinnvoll mit der Rekonstruktion der Aorten- und Beckenstrombahn kombiniert werden.

Bei Dickdarm- und Rektumtumoren kann dagegen ein einzeitiges Vorgehen nicht generell empfohlen werden. Bei arteriellem Verschlußleiden sollten interventionelle Behandlungsmodalitäten erwogen und, wenn möglich, bevorzugt werden. Extraperitoneale Operationsverfahren sind ebenso wie extraanatomische Umleitungs-Operationen zu bedenken. Einzeitige Dickdarmresektionen sind bei Elektiveingriffen nur nach orthograder Darmspülung bei entsprechender perioperativer Antibiotikagabe vertretbar. Bei Noteingriffen ist ein simultanes Vorgehen nur in Ausnahmefällen zu befürworten.

Die Entfernung tumoröser Raumforderungen der Niere und der ableitenden Harnwege kann sinnvoll mit der Implantation von Gefäßprothesen in aorto-iliakaler Position kombiniert werden.

Die Indikation zur einzeitigen Entfernung anders lokalisierter Tumoren muß im Einzelfall erwogen werden.

Literatur

1. Alemany, J., H. Görtz, G. Wozniak: Simultane abdominelle Eingriffe bei aortoiliakalen Rekonstruktionen. In: Bürger, K. (Hrsg.): Grenzfälle aus der gefäßchirurgischen Praxis, S. 161–164. Steinkopff, Darmstadt 1993.
2. Becker, R.M., P.E. Blundell: Infected aortic bifurcation grafts: Experience with fourteen patients. Surgery 80 (1976) 544–546.
3. Bickerstaff. L.K., L.H. Hollier, H.J. van Peenen, L.J. Melton, P.C. Pairolero, K.J. Cherry: Abdominal aortic aneurysm repair combined with a second surgical procedure – morbidity and mortality. Surgery 95 (1984) 487–491.
4. Brown, T.H., J.F. Kelly: Synchronous aortic and gastrointestinal surgery. Brit. J. Surg. 79 (1992) 1017–1018.
5. Bunt, T.J.: Synthetic vascular graft infections; I. Graft infections. Surgery 93 (1983) 733–746.
6. Cohen, J.R., M.O. Perry, R. Hariri: Aortic collagenase activity as affected by laparotomy, cecal resection, aortic mobilisation and aortotomy in rats. J. Vasc. Surg. 1 (1984) 562–571.
7. Dale, W.A.: Management of vascular surgical problems; pp. 73–92. McGraw-Hill, New York 1985.
8. DeNatale, R.W., E.St. Crawford, H.J. Safi, J.S. Coselli: Graft reconstruction to treat disease of the abdominal aorta in patients with colostomies, ileostomies and abdominal wall urinary stomata. J. Vasc. Surg. 6 (1987) 240–247.
9. Fry, R.E., W.J. Fry: Cholelithiasis and aortic reconstruction: The problem of simultaneous surgical therapy. J. Vasc. Surg. 4 (1986) 345–350.
10. Lobbato, V.J., R.E. Rothenberg, R.D. LaRaja, J. Georgiou: Coexistence of abdominal aortic aneurysm and carcinoma of the colon: A dilemma. J. Vasc. Surg. 2 (1985) 724–726.
11. Müller, J.M., H. Pichlmaier: Speiseröhrenkarzinome. In: Pichlmaier, H., J.M. Müller, I. Jonen-Thielemann (Hrsg.): Palliative Krebstherapie; S. 327–348. Springer, Berlin 1991.
12. Nora, J.D., P.C. Pairolero, S. Nivatvongs, K.J. Cherry, J.W. Hallet, P. Gloviczki: Concomitant abdominal aortic aneurysm and colorectal carcinoma: Priority of resection. J. Vasc. Surg. 9 (1989) 630–636.
13. Ochsner, J.L., D.A. Cooley, M.E. DeBakey: Associated intra-abdominal lesions encountered during resection of aortic aneurysms. Dis. Colon Rect. 3 (1960) 485–494.
14. Rutherford, R. B.: Infrarenal aortic aneurysms. In: Rutherford, R. B.: Vascular Surgery, 2nd ed.; pp. 755–771. Saunders, Philadelphia 1984.
15. String, S.T.: Cholelithiasis and aortic reconstruction. J. Vasc. Surg. 1 (1984) 664–669.
16. Swanson, R.J., F.N. Littooy, T.K. Hunt, R.J. Stoney: Laparotomy as precipitating factor in the rupture of intra-abdominal aneurysms. Arch. Surg. 115 (1980) 299–303.

17. Thomas, J.H., B.L. McCrosky, J.I. Iliopoulos, C.A. Hardin, A.S. Hermreck, G.E. Pierce: Aortoiliac reconstruction combined with nonvascular operations. Amer. J. Surg. 146 (1983) 784–787.
18. Thomas, J.H.: Abdominal aortic aneurysmorrhaphy combined with biliary or gastrointestinal surgery. Surg. Clin. N. Amer. 69 (1989) 807–815.
19. Vanek, V.W.: Combined abdominal aortic aneurysmectomy with gastrointestinal or biliary surgery. Amer. Surg. 54 (1988) 290–296.

3
Einsatz des Gefäßchirurgen in der Tumorchirurgie – notwendig oder überflüssig?

P. Heider, S. v. Sommoggy, M. Naundorf und P. C. Maurer

1 Tumorchirurgie und Gefäßchirurgie

Die chirurgische Therapie hat im Spektrum der Behandlungsmöglichkeiten maligner Tumoren ihren festen Platz inne. Dabei zielen im Rahmen der sog. multimodalen Therapie, d.h. Einbeziehung von adjuvanter oder neoadjuvanter Strahlen- oder Zytostatikabehandlung, die Planung und Durchführung der chirurgischen Maßnahmen in erster Linie auf die vollständige Tumorentfernung unter kurativem Ansatz.

Neben der Tumorgröße und dem histologischen Grading ist vor allem die Beurteilung der Tumorgrenzen entscheidend für den Erfolg der chirurgischen Intervention. Ein Überschreiten von Organgrenzen und die Infiltration benachbarter Strukturen haben neben einer Veränderung der Prognose des Patienten für die Planung des Eingriffs große Bedeutung. Die Ummantelung durch tumoröse Massen sowie die Infiltration der Gefäßwand erfordern die Resektion der betroffenen Gefäßabschnitte und den Ersatz der Strombahn zur Vermeidung einer massiven Störung oder dem Verlust des distalen Stromgebietes, was noch zusätzliche Schäden bereiten würde und die Restlebensqualität des Patienten schwer beeinträchtigen könnte.

Sowohl mit radikal-operativer als auch mit palliativer Intention sind bei gefäßchirurgischen Maßnahmen im Rahmen großer Tumorchirurgie folgende drei Punkte zu diskutieren:

- Kann durch geplante gefäßchirurgische Maßnahmen die Radikalität der Tumorresektion vergrößert und damit ein besseres Langzeitergebnis erzielt werden?
- Kann eine Verbesserung der Lebensqualität erzielt werden?
- Ist die Einbeziehung gefäßchirurgischer Techniken und Erfahrungen für die Tumorchirurgie nützlich?

Obwohl weder die Festlegung standardisierter gefäßchirurgischer Eingriffe in der Tumorchirurgie aufgrund differierender Tumorlokalisation und Ausdehnung möglich ist noch Langzeitergebnisse von Gefäßrekonstruktionen bei malignen Grundleiden erstellt werden können, lassen sich die o.g. Punkte dennoch aufgrund von Erfahrungen mit Einzelfällen in der Klinik und Literaturanalysen hinreichend beantworten.

2 Tumorassoziierte gefäßchirurgische Maßnahmen

Insgesamt sind in der Literatur seit Ende des letzten Jahrhunderts nur einige hundert Fälle von primären Tumoren von Gefäßen erwähnt. Davon entfallen in etwa 65% auf den venösen Anteil des Gefäßsystems [7]. Betroffen sind hierbei vorwiegend die großen Venen. Das Patientengut ist sowohl im Alter als auch im Geschlecht gleichmäßig verteilt. Histologisch imponieren Leiomyome und Leiomyosarkome, also Tumoren der glatten Muskelzellen. Je nach Tumorlokalisation und Organbefall lassen sich periphere Ödeme, Aszites, Hepatomegalie, oberflächliche venöse Kollateralen (Caput medusae) u.ä. finden – bei Einbeziehung der großen Stammvenen Schmerzen, Extremitätenschwellung und palpable Tumormassen bei Lokalisation im Bereich der Extremitäten.

Primäre Tumoren des arteriellen Systems sind in der Literatur eine sehr seltene Erkrankung und imponieren histologisch bei peripheren Arterien als Leiomyosarkome und in der Aorta als undifferenzierte Sarkome [16]. Es zeigte sich in der Geschlechtsverteilung kein Unterschied, 50% der Patienten waren jedoch über 60 Jahre.

Ein weiterer originärer Gefäßtumor ist das Angiosarkom, welches, von den Endothelzellen ausgehend, vor allem in der Leber vorkommt. Obwohl es der häufigste mesenchymale Tumor ist, kommt auch dieser nur äußerst selten vor.

Die Therapie der Wahl bei allen primären Gefäßtumoren ist bei insgesamt schlechter Prognose die chirurgische Resektion [2]. Aufgrund der geringen Fallzahlen primärer Gefäßtumoren ist jedoch das Tätigkeitsfeld des Gefäßchirurgen vor allem in der Mitwirkung in der onkologisch-chirurgischen Therapie zu finden.

Eigene Erfahrungen und Literaturanalysen fassen im wesentlichen für gefäßchirurgische Eingriffe im Rahmen der Tumorchirurgie folgende Indikationsgebiete zusammen:
- elektive Tumorresektion in Kombination mit Gefäßersatz;
- intraoperative Gefäßläsion und notfallmäßige Gefäßrekonstruktion;
- unmittelbar postoperativ auftretende Komplikationen (Thrombose etc.);
- direkte Gefäßarrosion durch den Tumor;
- Läsionen aufgrund nichtchirurgischer Tumortherapie (Radiatio, Chemotherapie).

Die Einbeziehung der Gefäßchirurgie in die radikale Tumorchirurgie benötigt dabei präoperativ eine **spezifische Diagnostik** (Abb. 3-1). Sonographie und Duplexsonographie [1], Angiographie, Phlebographie, Computer-Tomographie, Kernspintomographie etc. erleichtern die Abklärung der Tumorbeziehung zum Gefäßsystem [12].

2.1 Kopf-Hals-Region

Im Kopf-Hals-Bereich ist der extrakranielle Gefäßverlauf der Aa. carotides ext. et int. am häufigsten durch Tumoren des Larynx und Pharynx sowie durch die Paragangliome des Glomus caroticum betroffen. Eine Durchtrennung oder Resektion von Halsgefäßen ist bei HNO-Tumoren oftmals unvermeidbar. Die nachfolgende Rekonstruktion ist anzustreben, um den Folgen massiver Halbseitensymptomatik auszuweichen. Bei Tumoreinbruch in die A. carotis und Inoperabilität kann durch den Gefäßchirurgen die intraluminale Tumorresektion (palliatives „peeling") durchgeführt werden [14].

Die Chirurgie des **Glomustumors** sollte nach angiographischer Diagnosesicherung aufgrund der anatomischen Gefäßbeziehung direkt vom Gefäßchirurgen, evtl. auch unter Einsatz des Mikroskops, durchgeführt werden [5, 10]. In allen Fällen werden dabei die klassischen Methoden der rekonstruktiven Carotischirurgie eingesetzt.

2.2 Vena cava superior

Bei noch operablem Tumorbefall der V. cava superior durch Kompression oder Invasion lassen sich verschiedene operativ-gefäßchirurgische Techniken anwenden [4, 13]; neben den verschiedenen Resektionsformen bieten sich viele Möglichkeiten von der Patchplastik bis zum Totalersatz mit alloplastischen Prothesen zur Rekonstruktion [9].

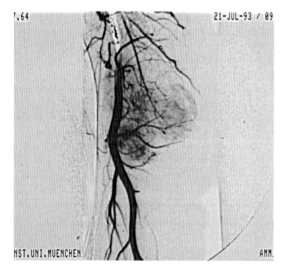

Abb. 3-1 Bei einem jungen Patienten imponiert ein gut vaskularisiertes Osteosarkom im Bereich des distalen Oberschenkels. Die Angiographie weist die Beziehung zur A. femoralis superficialis nach.

Obwohl von Spätverschlüssen der Protheseninterponate berichtet wird, hat in den meisten Fällen die ausreichende Kollateralisierung eine Einflußstauung verhindert.

2.3 Axilla

Der Bereich der Axilla ist bei therapieresistenten Schwellungen des Armes nach radikalen Mastektomien und postoperativer Radiatio von Interesse. Die Okklusion der V. axillaris kann hier durch veno-venöse Bypassverfahren (von der V. brachialis zur ipsi- oder kontralateralen V. jugularis externa oder interna) behoben werden.

2.4 Untere Extremitäten

Die Tumorresektion im Bereich der unteren Extremitäten umfaßt sowohl Primärtumoren – z.B. Sarkome – als auch Metastasen (Abb. 3-2). Die En-bloc-Mitresektion betroffener Gefäße bei großen Knochen- und Weichteiltumoren erfolgt unter der Prämisse der onkologisch-radikalen Tumorresektion.

Eine Rekonstruktion der betroffenen Gefäße ist aufgrund der akuten Ischämie der distalen Extremität und des drohenden Gliedmaßenverlusts sofort durchzuführen.

Die **Interposition** der geeigneten autologen V. saphena magna ist dabei die erste Wahl. Jedoch sollte hier die hohe Thromboserate der venösen Gefäßrekonstruktion nicht vernachlässigt werden. Die Verwendung von Kunststoffen (PTFE oder Dacron) sollte zur Überbrückung langstreckiger Defekte erst sekundär erfolgen, da, vor allem im Bereich großer, hämatomgefüllter Hohlräume, das Infektrisiko und die Gefahr einer Arrosionsblutung sehr hoch sind.

In solchen Fällen ist dann ein **extraanatomisches Bypassverfahren** durch gesundes, gut perfundiertes Gewebe durchzuführen, wobei Lage der Anastomosen und Bypassverlauf von der Tumorausdehnung abhängen. Durch die Einhaltung gefäßchirurgischer Prinzipien ist es dabei möglich, größtmögliche Radikalität bei Erhalt einer funktionsfähigen Extremität zu erzielen.

2.5 Iatrogene Gefäßverletzungen bei Tumoroperationen

Iatrogene Gefäßverletzungen bei abdominellen Tumoroperationen im Fall der unpaaren Eingeweidearterien können bei ausreichender retrograder Blutung durch Ligatur behoben werden. In allen anderen Fällen stehen entweder lokale Verfahren – direkte Naht oder Patchplastik – oder Umgehungsrekonstruktionen zur Verfügung.

Zur Vermeidung ist schon im Vorfeld die exakte Abklärung der vaskulären Situation (Angiographie) durchzuführen und die Gefäßrekonstruktion in den Operationsplan einzuschließen; intraoperativ sind die Gefäße zur Blutungskontrolle, Identifikation und Orientierung primär darzustellen. Die Erweiterung der Resektionsgrenzen kann durch Gefäßresektion eine inkomplette oder komplette Ischämie des distalen Versorgungsgebietes bedingen. Dies erfordert dann eine sofortige Rekonstruktion, deren Umfang vom Ausmaß der Tumorausdehnung bestimmt wird.

Im Notfall sollte, wenn möglich, ein Gefäßchirurg zugezogen werden, bevor durch unsachgemäße Manipulation ein eingetretener Schaden noch vergrößert wird.

2.6 Postoperative Komplikationen

Postoperative Komplikationen wie die arterielle/venöse Embolie und Thrombose, v.a. mit primären und sekundären Lungentumoren vergesellschaftet, sind die Domäne der Gefäßchirurgie [3]. Anerkannte operative Techniken

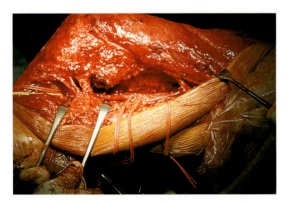

Abb. 3-2 Das vom Tumor ummauerte Gefäß-Nerven-Bündel im Bereich des Oberschenkels wurde vom Gefäßchirurgen freipräpariert und angeschlungen.

(Thrombektomie, Embolektomie etc.) tragen zum Erhalt von Extremitäten und zur Sicherung der Lebensqualität des Patienten bei.

2.7 Akute arterielle Blutung

Invasiv und destruierend wachsende Tumoren führen zu Komplikationen durch Einbeziehung von benachbarten Strukturen (Nerven, Gefäße, Lymphbahnen). Das schwerwiegendste Ereignis stellt dabei die akute arterielle Blutung durch tumorbedingte Arrosion des Gefäßes dar. Die Literatur über rekonstruktive Maßnahmen ist hierbei sehr spärlich; die Analyse des eigenen Krankengutes zeigte als Therapiemaßnahmen neben der notfallmäßigen Gefäßligatur mit sekundärer Tumorresektion und Venenbypass auch die direkte Gefäßnaht sowie die Anlage extraanatomisch verlaufender Bypasses, vorwiegend bei urologischen und gynäkologischen Tumoren.

3 Perfusionsstörungen nach Radiotherapie

Gefäßveränderungen. Die Radiotherapie induziert Gefäßveränderungen, welche dann als Gefäßnekrosen, Stenosen oder Okklusionen imponieren [8]. Die Dosisabhängigkeit der Gefäßschäden ist bekannt, jedoch sind genauere pathophysiologische Vorgänge noch weitgehend unbekannt [15]. Neben Sklerose, Fibrose und Lymphödem stellt das Strahlenulkus mit Superinfektion eine potentielle Infektionsgefahr für die Gefäßrekonstruktion dar. Daneben imponieren noch venöse Thrombosen durch Endothelschäden, Venenektasien sowie arterielle aneurysmatische Veränderungen mit peripherer Embolisation.

Das klinische Erscheinungsbild ist in eine Früh- und eine Spätphase unterteilt, wobei die **Frühmanifestation** direkt nach Bestrahlung als akute Gefäßruptur imponiert. Diese lebensbedrohliche, als „blow-out"-Phänomen beschriebene Komplikation erfordert die primäre Blutstillung und erst sekundär eine Gefäßrekonstruktion mit bewährten Maßnahmen. Die Revaskularisation erfolgt als Bypassverfahren (z.B. axillo-femoral bei Läsionen in der Inguinalregion) unter Umgehung des radiogenen Defekts. Die Prognose ist gut, da meist die distale Ausstrombahn nicht geschädigt ist.

Die **Spätmanifestation** – nach einer Latenzzeit von durchschnittlich 12 Jahren – umfaßt sowohl die Gefäße als auch das perivaskuläre Gewebe, Muskulatur, Bindegewebe, Nerven etc. [11]. Pathologisch imponieren verschiedene Typen mit Intimaverletzungen, Frühatheromatose mit Weichteilthromben, fibrotischen Gefäßokklusionen sowie eine perivaskuläre Fibrose. Das klinische Korrelat reicht von der peripheren Ischämie analog den klinischen Stadien der AVK nach Fontaine bis zu Akrennekrosen, Nierenarterienstenosen mit renovaskulärer Hypertonie und transitorischen ischämischen Attacken bei Bestrahlungen im zervikalen Bereich (Abb. 3-3).

Die Indikation zur Therapie der Spätmanifestation richtet sich nach den allgemeinen Grundsätzen der Behandlung von Perfusionsstörungen. Obwohl Berichte über erfolgreiche Dilatationen von Nierenarterien und Gefäßen der unteren Extremitäten vorliegen, ist eine Angioplastie bei radiogener Fibrose im allgemeinen aufgrund der mangelnden Dehnbarkeit der Gefäßwand nicht indiziert [6, 17].

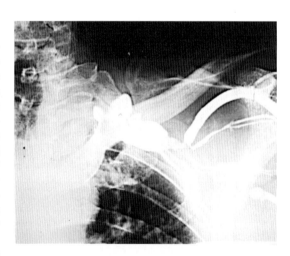

Abb. 3-3 Deutlich sichtbar ist die Stenose im Bereich der Einmündung der V. cephalica. Der Patient wurde nach Tumorresektion im Bereich der Axilla nachbestrahlt, klinisch imponierte eine behindernde Schwellung des Armes.

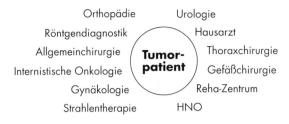

Tab. 3-1 Einbindung der Gefäßchirurgie in die allgemeine Tumorchirurgie.

4 Schlußfolgerung

Bereits bei der Indikationsstellung zeigt sich ein umfassender Einfluß des jeweiligen Tumors auf eine gefäßchirurgische Rekonstruktion. Er erstreckt sich über den operativen Eingriff bis zur postoperativen Phase, in der der Erfolg und das Schicksal einer Gefäßrekonstruktion von Wundheilungsstörungen, Infektionen sowie Strahlen- und Zytostatikaeinwirkungen bestimmt wird.

Aufgrund nur geringer Fallzahlen primärer Gefäßtumoren ist die hauptsächliche Tätigkeit der Gefäßchirurgie in die allgemeine Tumorchirurgie eingebunden, wie es auch die Graphik in Tabelle 3-1 verdeutlichen soll.

Durch diese umgreifende Einbeziehung kann die Radikalität des Eingriffs oftmals gesteigert werden. Obwohl der Patient in den wenigsten Fällen durch gefäßchirurgische Maßnahmen eine signifikante Verlängerung der Lebenserwartung erlebt, wird jedoch sicherlich in vielen Fällen eine Verbesserung der Restlebensqualität durch z.B. den Erhalt von Extremitäten erzielt.

Aufgrund der meist durch das Tumorleiden terminierten Lebenserwartung ist es im Rahmen tumorchirurgischer Gefäßeingriffe nicht möglich, Langzeitergebnisse zu analysieren. Im Vergleich zu Ergebnissen herkömmlicher gefäßrekonstruktiver Maßnahmen sind die Ergebnisse im Rahmen der Tumorchirurgie jedoch sicher gleichzusetzen, da zumeist nur lokal sklerotisch obliterierte Gefäße vorliegen und die Angiomorphologie im allgemeinen nicht geschädigt ist.

Literatur

1. Barry, R., A. Pienaar, C. Pienaar, N.G. Browning, C.J. Nel: Duplex Doppler investigation of suspected vascular lesions at the carotid bifurcation. Ann. Vasc. Surg. 7 (1993) 140–144.
2. Burke, A.P., R. Virmani: Sarcomas of the great vessels. A clinicopathologic study. Cancer 71 (1993) 1761–1773.
3. Chandler, C.: Malignant arterial tumor embolization. J. surg. Oncol. 52 (1993) 197–202.
4. Dorfman, S., J. Cardozo, E. Palacios-Pru: A leiomyosarcoma of vascular origin. A case report. Rev. med. Panama 17 (1992) 127–132.
5. Fachinetti, P., B. Ciccaglioni, G. Velona: Carotid body tumor: expedient surgical technique. Acta Otorhinolaryngol. Ital. 11 (1991) 437–441.
6. Guthaner, D.F., L. Schmitz: Percutaneous transluminal angioplasty of radiation induced arterial stenosis. Radiology 144 (1982) 77–78.
7. Kevorkian, J., D.P. Cento: Leiomyosarcoma of large arteries and veins. Surgery 73 (1973) 390–400.
8. Kretschmer, G., B. Niederle, P. Polterauer, R. Waneck: Irradiation-induced changes in the subclavian axillary arteries after radiotherapy for carcinoma of the breast. Surgery 99 (1986) 658–663.
9. Lai, W.W., M.H. Wu, N.S. Chou, M.Y. Lin: Surgery for malignant involvement of the superior vena cava. J. Formos. Med. Assoc. 91 (1992) 991–995.
10. La Muraglia, G.M., R.L. Fabian, D.C. Brewster, J. Pile-Spellman, R.C. Darling, R.P. Cambria, W.M. Abbott: The current surgical management of carotid body paragangliomas. J. Vasc. Surg. 15 (1992) 1038–1044.
11. McCready, R.A., G.L. Hyde, B.A. Bivins, S.S. Mattingly, W.O. Griffen jr.: Radiation-induced arterial injuries. Surgery 93 (1983) 306–312.
12. Mitty, H.A., G. Hermann, I.F. Abdelwahab, E.P. Weingarten, N.D. Bloom, M.M. Lewis: Role of angiography in limb-tumor surgery. Radiographics 11 (1991) 1029–1044.
13. Peh, W.C., D.L. Cheung, H. Ngan: Smooth muscle tumors of the inferior vena cava and right heart. Clin. Imaging 17 (1993) 117–123.
14. Reilly, M.K., M.O. Perry, J.L. Netterville, P.W. Meacham: Carotid artery replacement in conjunction with resection of squamous cell carcinoma of the neck: preliminary results. J. Vasc. Surg. 15 (1992) 324–329.
15. Scholz, E., H.C. Diener, A.C. Voss: Gefäßveränderungen der extracraniellen Arterien nach Strahlentherapie von Kopf-Hals-Tumoren. Strahlentherapie 158 (1982) 290–297.
16. Wackers, F.J.T., J.B. van der Schoot, J.F. Hampe: Sarcoma of the pulmonary trunk associated with hemorrhagic tendency. A case report and review of the literature. Cancer 23 (1969) 339–351.
17. Zühlke, H.V., R. Sörensen, R. Häring, J. Konradt: Die intraoperative offene transluminale Angioplastie (IOTA). Chirurg 52 (1981) 265–270.

4
Radikalitätsgewinn durch gefäßchirurgische Technik und Taktik bei Tumoren des Stammes und der Extremitäten

P. Hohenberger und P. M. Schlag

1 Einleitung

Der Einsatz gefäßchirurgischer Maßnahmen bei Tumorresektionen verfolgt im wesentlichen vier Ziele:
1. Die Resektion von Blutgefäßen soll durch Überwindung präparatorisch-anatomischer Grenzen einen radikalen Eingriff ermöglichen.
2. Durch arteriell-rekonstruktive Maßnahmen sollen die Nutrition und Funktionsfähigkeit der abhängigen Organe erhalten werden.
3. Bei venös-rekonstruktiven Maßnahmen muß häufig nur passager der Blut-/Lymphabstrom des Bewegungsapparates oder von Organen erhalten werden, bis andere Kompensationsmechanismen (Kollateralkreislauf) zur Verfügung stehen.
4. Die arterielle Blutversorgung von Tumoren wird als Weg für die Zufuhr hochdosierter Zytostatika oder Zytokine, z.B. rhTNFa (Tumornekrosefaktor alpha) gewählt, um eine effektivere Therapie mit geringerer systemischer Toxizität zu applizieren („drug-targeting", lokoregionäre Therapie, Perfusionsbehandlung).

Es ergibt sich hieraus eine eindeutige Antwort auf die Frage, ob ein Gefäßchirurg bei erweiterten Tumorresektionen oder multiviszeralen Resektionen unter Einbeziehung der Gefäße bzw. in der Nähe von Gefäßhauptstämmen hinzuzuziehen ist. Häufig kann durch gefäßchirurgische Technik und Taktik erst eine adäquate Operation erreicht werden. Hierzu ist es notwendig den Gefäßchirurgen nicht erst im Notfall für eine Intervention zu rufen, sondern ihn in die operative Taktik und Planung frühzeitig einzubinden, sofern nicht der Operateur selbst über derartige Detailkenntnisse verfügt.

2 Rolle der gefäßchirurgischen Ausbildung

Eine solide gefäßchirurgische Ausbildung bietet die Möglichkeit, spezielle Kenntnisse für das operative Vorgehen bei Malignomen des Stammes und der Extremitäten zu erwerben. Neben eher relativ profanen Erfahrungen, z.B. über die Problematik der Blutstillung der Vena tibialis anterior bei Einriß am Durchtritt durch die Membrana interossea, sind Kenntnisse der Ausschaltung von Lumbalarterien aus der Aortenchirurgie oder detaillierte Kenntnisse der Halsnerven aus der Carotischirurgie von großem Nutzen.

Ein sicherer Umgang mit zu dissezierenden Gefäßen im Rahmen von Lymphknotenausräumungen der Beckenetage oder paraaortal kommt gleichwohl der Radikalität und der eingriffsbezogenen Morbidität zugute [12].

Gefäßchirurgische Technik überwindet auch leichter die Scheu, bei mikrochirurgischen Ope-

Tab. 4-1 Gefäßchirurgisch-anatomisch-technische Detailkenntnisse, deren Anwendung in der Tumorchirurgie Hilfestellung bieten.

Körperregion	gefäßchirurgisch relevante Detailkenntnisse
• Hals:	– N. hypoglossus in Relation zur Ansa cervicalis – Mobilisation der A. carotis – Zugang zur A. vertebralis – infraclaviculärer Zugang zur A. axillaris
• Thorax:	– Durchtrennung/Reanastomosierung der V. brachiocephalica – Crawford-Zugang zum hinteren caudalen Mediastinum und Retroperitoneum
• Abdomen/Retroperitoneum:	– Lagerelation Nierenarterie zu Nierenvene – Ausschaltung von Lumbalarterien – Blutungskontrolle durch Aortenabklemmung infradiaphragmal – Technik der Blutungskontrolle an der V. cava inf. bzw. am Iliakalvenenkonfluens
• Extremitäten:	– Kollateralisation der A. femoralis superficialis durch Empfängersegment der A. profunda femoris – Verlauf/Versorgung V. tibialis anterior – langstreckige Verfolgung des Hauptstamms der A. profunda femoris – lateraler Zugang zur A. fibularis durch Fibularesektion – Taillierung von End-zu-Seit-Anastomosen in der Mikrochirurgie (freie Lappentransplantate)

rationen End-zu-Seit-Anastomosen anzulegen und gibt Hilfestellung durch die Erfahrungen mit der Taillierung von Patch-Plastiken oder Reimplantationen (Tab. 4-1).

Diese speziellen Kenntnisse sollten bereits frühzeitig in die Operationsplanung einfließen. Die Überlegung, ob proximal und distal eines zu resezierenden Tumors in Gefäßnähe die Kontrolle der versorgenden Arterien und Venen möglich ist, stellt eine wichtige Überlegung hinsichtlich des Zugangsweges dar. Spezielle Zugänge wie die nach Crawford oder Risberg zur retroperitonealen Aorta werden in der Gefäßchirurgie erlernt [3].

Bei Extremitätensarkomen sind Darstellen, Freilegen und Anzügeln der zugehörigen Gefäße (meist Aa./Vv. femoralis und poplitea bzw. Aa./Vv. brachialis und cubitalis) erforderlich, bei Tumoren des Mediastinums ist u.a. die Kontrolle der Vena brachiocephalica wesentlich, für Geschwülste des Retroperitoneums eine Kontrolle über die supra- und infrahepatische Vena cava, die Aorta und die Iliakalarterien bzw. -venen wünschenswert (Abb. 4-1).

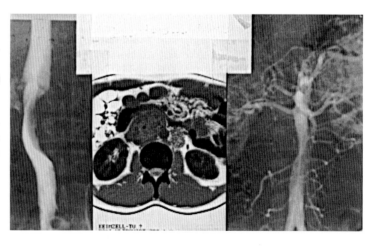

Abb. 4-1 Retroperitoneales Lymphknotenpaket eines metastasierten Seminoms; Z.n. Chemotherapie. Lymphknotenkonglomerat mit Infiltration der Aorta und Vena cava. OP-Technik: Anschlingen der Aorta infradiaphragmatisch, V. cava infrahepatisch, beide Iliakalvenen bzw. -arterien. Tumorexstirpation unter passagerer Durchtrennung der Nierenvene und Reanastomosierung, Durchtrennung der rechten Nierenarterie und Reimplantation, Defektdeckung an Aorta und V. cava inf. durch PTFE-Patchplastik.

3 Indikation zur Angiographie

Die Indikation zur Angiographie im Rahmen der präoperativen Abklärung von Tumoren kann mehrere Ziele verfolgen:
1. Organzuordnung der Geschwulst, z.B. bei Tumoren des Retroperitoneums, bzw. Kompartmentzuordnung bei Extremitätensarkomen;
2. Erkennung tumorversorgender Gefäße zur Blutungskontrolle beim operativen Vorgehen oder als Voraussetzung für die Einleitung z.B. einer intraarteriellen Chemotherapie [4];
3. Beurteilung der Vaskularisation von Tumoren als Entscheidungshilfe für alternative Therapiemodalitäten (z.B. Embolisation; s.a. Kapitel 5);
4. nach Voroperationen Abklärung der Gefäßversorgung und Erkennung spezieller Rezidivformen [10].

Trifft einer der vorgenannten Punkte zu, sollte die Indikation zur Angiographie großzügig gestellt werden. Dabei ist darauf zu achten, daß die den Anforderungen entsprechende Röntgendarstellung zur Anwendung kommt. Dies bedeutet z.B. bei einer geplanten, freien mikrovaskulären Lappenplastik bei einem Patienten mit bekannter Arteriosklerose den Vorzug einer Blattfilm-Angiographie vor einer Darstellung mit Hilfe digitaler Subtraktionstechnik (DSA), da hierdurch besser die Feinveränderungen der Gefäße im Hinblick auf einen potentiellen Anschluß der Lappenarterien beurteilt werden können.

4 Häufigkeit gefäßchirurgischer Maßnahmen in der Tumorchirurgie

Gefäßtumoren. Primäre von den Blutgefäßen ausgehende Tumoren sind außerordentlich selten. Neben Tumoren des Glomus caroticum (s.a. Kapitel 7) wird gelegentlich über Leiomyosarkome der Vena cava inferior berichtet (s.a. Kapitel 8) [14]. Von den Endothelien ausgehende Tumoren müssen als echte Raritäten angesehen werden [16].

Gefäße mit Tumorinfiltration. Die Häufigkeit der Infiltration großer Blutgefäße durch andere Tumoren wird nur selten angegeben. Relativ häufig ist ein Tumoreinbruch in die Vena cava inferior beim Hypernephrom bei 4–6% der Patienten (s.a. Kapitel 12). Hier kann beim Nierenkarzinom eine Tumorinfiltration entweder durch Venotomie und Desobliteration von Tumorzapfen unter PEEP-Beatmung (positivendexspiratorischer Druck) oder durch Kontinuitätsresektion der Vene erfolgen. Die Resektion der Vena cava superior bei Tumorinfiltration ist ebenfalls ein relativ häufig kasuistisch berichtetes Vorgehen. Eine Zusammenfassung dieser Arbeiten ergab über 110 Resektionen in einem 30-Jahres-Zeitraum [7]. Zugrundeliegende Tumoren waren meist Thymome oder Bronchialkarzinome. Insgesamt liegen aber nur in geringem Umfang Angaben zur Häufigkeit gefäßchirurgischer Maßnahmen bei infiltrierenden Tumoren oder gar Nachuntersuchungen bei diesen Patienten vor [11].

Bei Weichteilsarkomen machen auch Mitteilungen über größere Serien behandelter Patienten hierzu keine Angaben [1]. Dies mag gelegentlich an der taktischen Einstellung liegen, Patienten mit Gefäßinvasion oder Infiltration bis in die Nähe großer Gefäße primär einer begrenzten Tumorresektion unter Aussparung der Gefäße und postoperativer Strahlentherapie anstelle einer Kompartmentresektion zuzuführen [20]. Eigenartigerweise werden detaillierte Überlegungen zur Resektion von Tumoren zwischen den Muskelbäuchen des Adduktorenkanals angestellt, ohne daß die Resektion der im Adduktorenkanal verlaufenden Blutgefäße aus Radikalitätsgründen diskutiert wird [21].

Eigenes Patientengut. Eine Häufigkeitsanalyse gefäßchirurgischer Maßnahmen im eigenen Krankengut der letzten 15 Monate gibt die Tabelle 4-2 wieder.

Für Weichteilsarkome der Extremitäten ist ersichtlich, daß bei ca. 12% der Patienten eine gefäßchirurgische Rekonstruktion erforderlich war. Dies betraf in erster Linie femoro-popliteale Rekonstruktionen, jedoch waren z.B. auch iliako-femorale Interponate oder Profunda-Reimplantationen erforderlich. Im eigenen Erfahrungsbereich war nur in einem Fall bei dieser Tumorentität notfallmäßig die Anwendung gefäßchirurgischer Maßnahmen notwendig. Dies betraf eine venöse Abflußbehinderung bei Z. n. Borgreve-(Umkehr-)Plastik. Wir verfolgen allerdings eine Politik aggressiver angiographischer Diagnostik, um die Lagerelation zwischen Tumoren und Blutgefäßen präoperativ einschätzen zu können.

Dabei ist zu berücksichtigen, daß plastisch-rekonstruktive Maßnahmen in annähernd gleicher Häufigkeit vorzunehmen waren, wobei es sich meist um identische Patienten handelte, bei denen wegen der Tumorausdehnung eine Gefäßresektion erfolgen mußte und die aufgrund des dadurch resezierten Gewebekompartments einer Rekonstruktion des Weichteilmantels der Extremität bedurften.

Andere Tumorlokalisationen. Bei Tumoren des Thorax, des Mediastinums und des Retroperitoneums waren bei annähernd 25% der Patienten gefäßchirurgische Taktik und Techniken anzuwenden (Tab. 4-2).

Dies betraf den Ersatz des Truncus brachiocephalicus oder der Vena brachiocephalica bei Mediastinaltumoren bzw. metastasiertem Schilddrüsenkarzinom bzw. die Rekonstruktion von Pfortader, Nierenarterien oder Nierenvenen bei passagerer Durchtrennung bzw. Teilresektion. Auffällig ist, daß der Anteil notfallmäßiger Interventionen (Läsion von Pfortader oder Vena brachiocephalica bzw. Aorta) gleich hoch liegt wie der der geplanten Rekonstruktion. Präoperativ ist in diesen Situationen durch angiographische Diagnostik wesentlich seltener die exakte Tumorausdehnung abzuklären.

Tab. 4-2 Häufigkeit geplanter und notfallmäßiger gefäßchirurgischer Rekonstruktionen sowie plastisch-chirurgischer Maßnahmen.
(Eigenes Krankengut Sept. 1992 bis Okt. 1993).

• **thorakale/mediastinale/ retroperitoneale Tumoren**	**21**
mit Gefäßrekonstruktion	5
notfallmäßige gefäßchir. Intervention	5
plastisch-chirurgische Maßnahmen	4
• **Weichteilsarkome der Extremitäten**	**56**
mit Gefäßrekonstruktion	7
notfallmäßige gefäßchir. Intervention	1
plastisch-chirurgische Maßnahmen	5

Auch in diesem Krankengut waren bei etwa 25% der Patienten plastisch-rekonstruktive Maßnahmen zur Defektdeckung des Weichteilmantels erforderlich. Im Gegensatz zu den Extremitätensarkomen traf dies nur im Ausnahmefall mit einer Gefäßrekonstruktion zusammen, da die Weichteildeckung meist ein Problem der Thorax- oder Abdominalwand darstellt. Verwendet werden hier meist „expanded PTFE-patches" in Kombination mit myokutanen Lappenplastiken (Latissimus dorsi, Rectus abdominis).

Katheterimplantation. In den letzten Jahren stark an Häufigkeit zugenommen hat die Indikationsstellung zur Katheterimplantation in die Arteria hepatica über die Arteria gastroduodenalis zur lokoregionären Chemotherapie bei Lebermetastasen kolorektaler Karzinome [9]. Obwohl dieser Eingriff keine gefäßchirurgische Spezialität ist, sind eine subtile Technik der Katheterimplantation, ggf. der Gefäßreinsertion bei Anomalien, sowie detaillierte Kenntnis der Anatomie hierzu erforderlich (s.a. Kapitel 21) [4].

5 Prinzipien gefäßchirurgischer Technik und Taktik

Im folgenden sollen einige Prinzipien des Vorgehens aufgelistet werden, wie sie in der Literatur angegeben sind und im eigenen Vorgehen Verwendung finden:

5.1 Gefäßdarstellung

Die primäre Gefäßdarstellung proximal und distal des zu operierenden Tumors ist der erste konsequente Schritt der Umsetzung gefäßchirurgischer Kenntnisse (Abb. 4-2).

5.2 Gefäßersatz

Bei der Notwendigkeit eines Gefäßersatzes in der Chirurgie der Extremitätensarkome ist der Einsatz von Venen- oder Prothesenmaterial unterschiedlich zu bewerten. Die Verwendung

5 Prinzipien gefäßchirurgischer Technik und Taktik

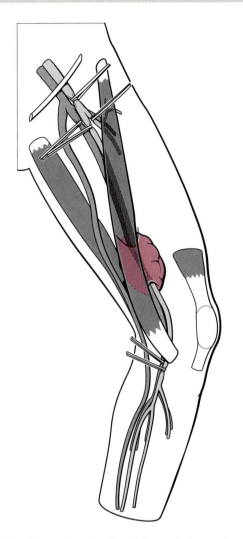

Abb. 4-2 Kontrolle der Gefäßverhältnisse bei Resektion eines Weichteilsarkoms mit Infiltration des Adduktorenkanals (schematisches Prinzip).

autologer Venen-Interponate bei Durchzug durch ein infektgefährdetes Gebiet sollte immer den Vorzug vor der Verwendung von prothetischem Material haben. Andererseits ist zu berücksichtigen, daß bei einem nicht durch eine arterielle Verschlußkrankheit vorgeschädigten Bein lediglich eine begrenzte Ischämiezeit toleriert wird. Aufgrund minuziöser Präparation (Epineurektomie) sind gelegentlich Operations- und Ischämiezeit erheblich. Durch Verwendung alloplastischen Materials kann die Ischämiezeit wesentlich verkürzt werden.

Die Entscheidung, welches Prothesenmaterial Verwendung findet, orientiert sich am allgemeinen gefäßchirurgischen Vorgehen. Bei gelenküberschreitenden Rekonstruktionen oder dem Ersatz von Venen kommen ringverstärkte PTFE-Prothesen zum Einsatz. Im Gegensatz zu Untersuchungen zur Haftung von Tumorzellen an Nahtmaterialien bei intestinalen Anastomosen sind den Autoren keine Untersuchungen zur Adhärenz von Tumorzellen an Gefäßprothesen bekannt [15]. In der zitierten Arbeit war die Adhärenz von Tumorzellen an Prolene im Gegensatz zu Seide oder geflochtenen Fäden am geringsten, so daß zumindest vom Nahtmaterial her kein erhöhtes Risiko für Implantationsmetastasen anzunehmen ist.

Ersatz großlumiger Gefäße. Beim prothetischen Ersatz großlumiger zentraler Venen und Arterien werden ebenfalls ringverstärkte Prothesen empfohlen. Als Offenheitsrate dieser Prothesen als Venenersatz werden eine mittlere „patency" von 23 Monaten [6] bzw. bei 6 von 8 Patienten von maximal 8 Jahren [19] berichtet. In der von Gebhardt [7] zusammengestellten Serie hatten 80 von 98 nachuntersuchten Patienten eine offene Vena cava superior. Sollte es zum Verschluß kommen, bleibt dieser meist asymptomatisch [7, 19]. Es ist lediglich ein Fall dokumentiert, der einer Reintervention bedurfte. Ähnlich der Situation beim Ersatz peripherer Venen ist die Defektüberbrückung offensichtlich nur bis zur Ausbildung eines Kollateralkreislaufs erforderlich.

Für den Fall der Verwendung **alloplastischen Materials** ist eine gute Weichteildeckung unerläßlich. Für den Oberschenkel bieten sich – sofern vorhanden und nicht reseziert – die Sartorius- oder Grazilisplastik an. Im lateralen Kniebereich kann bei Anlage eines extraanatomischen femoro-poplitealen/cruralen (Anterior-)Bypass der Transfer des M. bizeps aus dem dorsalen Beugerkompartment nach lateral oder ventral erfolgen.

5.3 Bypass als Arterienersatz

Ein wesentliches Prinzip der Rekonstruktionen sollte jedoch die extraanatomische Verlegung von Bypasses als Arterienersatz sein. Hierfür sprechen:
1. Das Risiko von Wundinfektionen nach ausgedehnten Tumorresektionen ist erhöht, vor allem bei Patienten nach neoadjuvanter Chemotherapie oder Vorbestrahlung [18, 20].
2. Risiko von Nachblutungen mit periprothetischem Hämatom und Infektrisiko;

4 Radikalitätsgewinn durch gefäßchirurgische Technik und Taktik – Stamm und Extremitäten

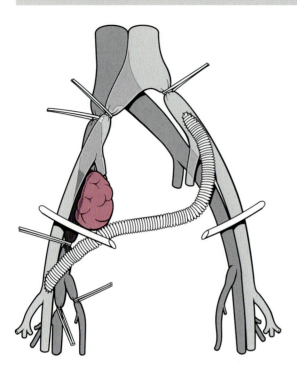

Abb. 4-3 Kontrolle und Rekonstruktion der Resektion eines Rezidiv-Teratokarzinoms des Hodens im kleinen Becken (Schema).
Resektion von A. und V. iliaca erforderlich; Rekonstruktion der arteriellen Strombahn durch iliaco-femoralen Crossover-ePTFE-Bypass (8-mm-ringverstärkt, prävesikal).

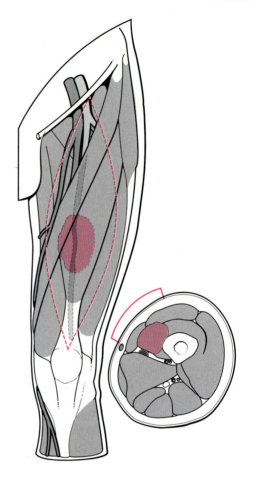

Abb. 4-4 Ausmaß der erforderlichen Hautresektion nach Kompartmentresektion bei Resektion des Adduktorenkanals mit Wegfall der hauternährenden Gefäße zur Vermeidung der in Abbildung 4-5 dargestellten Hautnekrose (Schema) unter Erhalt der V. saphena magna.

3. keine Interferenz mit postoperativen Zusatztherapieverfahren (z.B. Strahlentherapie);
4. Gefäßersatz liegt außerhalb des Gebiets eines eventuellen Tumorrezidivs;
5. eine Weichteildeckung ist besser gewährleistet.

Für den prothetischen Ersatz am Stamm-Extremitäten-Übergang bietet sich das Foramen obturatum (Obturator-Bypass), der Crossover-Bypass (subkutan oder prävesikal, Abb. 4-3) oder der laterale Anterior-Bypass bei Revaskularisationen infragenual an.

5.4 Wundverschluß

Zu berücksichtigen beim Verschluß der Operationswunde ist auch, welche Haut-Subkutis-Bereiche durch den resezierten Gefäßabschnitt versorgt wurden. Typisch sind Hautnekrosen entlang eines ventralen Zugangs zum Oberschenkel nach Resektion der A. femoralis superficialis und des M. sartorius, der direkt die Haut versorgt (Abb. 4-4). Hier muß ggf. eine ausgedehntere Hautexzision erfolgen, als zum eigentlichen Zugang oder zur Tumorresektion notwendig ist, um eine ungestörte Wundheilung zu gewährleisten (Abb. 4-5).

Aufgrund der Tumorresektion steht nur selten ausreichend Subkutangewebe zum Zugangsverschluß zur Verfügung. Ist eine extraanatomische Bypass-Anlage unmöglich oder kann der lokale Hautverschluß nicht spannungsfrei erfolgen, muß durch einen Gewebetransfer eine ausreichende Prothesenbedeckung erreicht wer-

5.5 Protheseninfekt

Für den Fall des Protheseninfektes sind die klassischen Regeln der septischen Gefäßchirurgie anzuwenden. Dies bedeutet extraanatomische Umgehung und Entfernung des Prothesenmaterials.

5.6 Venenersatz an der Extremität

Beim Ersatz von Venen im Extremitätenbereich ist ein Ersatz der V. femoralis superficialis bei intakter V. femoralis profunda und/oder erhaltener V. saphena magna nicht erforderlich. Muß jedoch die V. femoralis profunda teilweise reseziert werden und/oder steht die V. saphena magna nicht zur Verfügung, muß zumindest passager ein prothetischer Ersatz der V. femoralis superficialis (8-mm-ringverstärkte PTFE-Prothese) erfolgen.

Kaum eines dieser Interponate ist nach mehr als 6 Monaten noch offen. Bei Verschluß mehr als 4 Wochen nach der Implantation kann meist auf eine Revision verzichtet werden, da von einer ausreichend guten Kollateralisation ausgegangen werden kann.

5.7 Antikoagulation nach Prothesenimplantation

Die Antikoagulation nach Prothesenimplantation folgt den allgemeinen Regeln der Gefäßchirurgie. Eine Marcumartherapie nach femoro-poplitealem (pars III) oder -cruralem Gefäßersatz ist wegen eines Tumorleidens an sich nicht kontraindiziert, insbesondere nicht nach potentiell kurativer Resektion (R0-Resektion). Es wird diskutiert, ob die Inzidenz von Fernmetastasen hierdurch nicht sogar günstig beeinflußt wird [5]. Nach zentralvenösem Gefäßersatz wird eine Hemmung der Thrombozytenaggregation befürwortet [7].

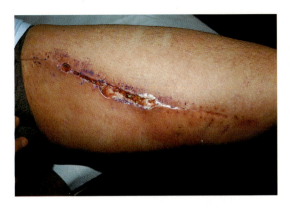

Abb. 4-5 Hautnekrose nach Resektion des M. sartorius und nicht ausreichender Exzision der mitversorgten Haut.

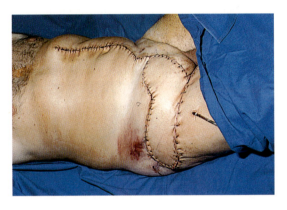

Abb. 4-6 Defektdeckung eines iliako-femoralen Interponats nach Resektion eines Rezidivs eines malignen fibrösen Histiozytoms der rechten Leiste durch einen gestielten kontralateralen M.-rectus-abdominis-Lappen.

den. Hierfür eignet sich im Oberschenkelbereich zur Deckung iliako-femoraler Interponate ein kontralateral gestielter M.-rectus-abdominis-Lappen (Abb. 4-6), im Knie-/Fossa-poplitea-Bereich ein freier myokutaner M.-latissimus-dorsi-Lappen. Im Oberschenkelbereich sollte auf keinen Fall ein alloplastischer Gefäßersatz nach Muskelgruppenresektion in einem OP-Gebiet angelegt werden, das lediglich aus Femur und darüberliegendem Hautverschluß besteht.

6 Gefäßchirurgische Probleme bei der Extremitätenperfusion oder bei lokoregionärer Chemotherapie

Auf die Häufigkeit von Problemen gefäßchirurgisch-technischer Art bei der Implantation von A.-hepatica-Kathetern und die Notwendigkeit einer subtilen angiographischen Abklärung präoperativ wird im Kapitel 21 eingegangen [4].

Die hypertherme Extremitätenperfusion zur Therapie von inoperablen Weichteilsarkomen der Extremitäten oder beim malignen Melanom hat in den letzten Jahren zunehmende Beachtung und Verbreitung gefunden. Die Perfusion mit Zytostatika und Zytokinen verwendet regelmäßig hochgradig gefäßtoxische Substanzen. Dies gilt sowohl für das Cisplatin [8] als auch für TNFα, dessen Wirksamkeit über eine Endothelschädigung erklärt wird. Die langstreckige Kanülierung von Arterie und Vene mit dicklumigen Kathetern, das maximal feste Anbringen eines Tourniquets zur Verhinderung eines systemischen Lecks über mehrere Stunden sowie die Hyperthermie [2] sind zusätzliche endothelschädigende Faktoren (Tab. 4-3). Ein besonders sorgfältiger Umgang mit den Blutgefäßen ist deshalb anzustreben.

Die in der Literatur mitgeteilten Gefäßkomplikationen berichten in bis zu 9% der Fälle über venöse Thrombosen, in bis zu 4% über arterielle Dissektionen und Ischämien sowie über 1–8% Nachblutungen aus Arterio- oder Venotomie [13, 17]. Aufgrund der therapiebedingten Schädigung der Blutgefäße sollte eine subtile gefäßchirurgische Technik Anwendung finden, um die Komplikationsraten zu minimieren.

Tab. 4-3 Ursache von Gefäßschäden im Rahmen der hyperthermen Extremitätenperfusion.

- langstreckige Kanülierung
- Tourniquet-Anlage
- Hyperthermie
- endotheltoxische Substanzen
  (Cisplatin, Tumornekrosefaktor TNFα)

7 Schlußfolgerung

Die gefäßchirurgische Technik und Taktik ermöglicht häufig erst eine adäquat radikale Operation von Primär- und Rezidivtumoren des Stammes und der Extremitäten.

Sie stellt eine technisch saubere, an den Gefäßprovinzen orientierte Resektionstechnik dar, die blutsparend ist und durch Kenntnis der noch existenten Blutversorgungssysteme eine gute Beurteilung der Nutrition des Restgewebes ermöglicht. Basis hierfür sind eine großzügige Indikation zur angiographischen Diagnostik und eine frühzeitige Einbeziehung gefäßchirurgischer Erfahrung in die operative Strategie.

Allerdings verschiebt sich die Grenze der Operabilität durch den Einsatz gefäßchirurgischer Maßnahmen und die dadurch häufig resultierenden ausgedehnten Weichgewebedefekte hin zur Notwendigkeit plastisch-rekonstruktiver Maßnahmen. Diese müssen somit vom Chirurgen/Tumorchirurgen/Gefäßchirurgen genauso adäquat beherrscht werden.

Literatur

1. Azzarelli, A.: Surgery in soft tissue sarcomas. Europ. J. Cancer 29 (1993) 618–623.
2. Badylak, A.F., C. Babbs, T.M. Skojac, W.D. Voorhees, R.C. Richardson: Hyperthermia-induced vascular injury in normal and neoplastic tissue. Cancer 56 (1985) 991–1000.
3. Butler, P.E.M., P.A. Grace, P.E. Burke, P.J. Broe, D. Bouchie-Hayes: Risberg retroperitoneal approach to the abdominal aorta. Brit. J. Surg. 80 (1993) 971–973.
4. Curley, S.A., J.L. Chase, M.S. Roh, D.C. Hohn: Technical considerations and complications associated with the placement of 180 implantable hepatic arterial infusion devices. Surgery 114 (1993) 928–935.
5. Daly, L.: The first international urokinase/warfarin trial in colorectal cancer. Clin. exp. Metastasis 9 (1991) 3–11.
6. Dartevelle, P.G., A.R. Chapelier, U. Bartorino et al.: Long-term follow-up after prosthetic replacement of the superior vena cava combined with resection of mediastinal/pulmonary malignant tumors. J. thorac. cardiovasc. Surg. 102 (1991) 259–265.
7. Gebhardt, Ch., J. Köhler, H.H. Gentsch, H. Bödeker, E. Remmel: Zur Resektion der oberen Hohlvene bei Tumorverschluß. Chirurg 60 (1989) 529–535.
8. Gerl, A., C. Clemm, W. Wilmanns: Acute and late vascular complications following chemotherapy for germ cell tumors. Onkologie 16 (1993) 88–92.

Literatur

9. Hohenberger, P., P. Schlag: Regional therapy of malignant liver tumors. J. Cancer Res. clin. Oncol. 114 (1988) 657–659.
10. Hohenberger, P., P. Schlag, U. Kretzschmar, Ch. Herfarth: Regionäres Lymphknotenrezidiv beim kolorektalen Karzinom – Überlegungen zu Genese und Therapie auf der Basis angiographischer Untersuchungen. Chirurg 62 (1991) 110–116.
11. Imparato, A.M., D.F. Roses, K.C. Francis, M.M. Lewis: Major vascular reconstruction for limb salvage in patients with soft tissue and skeletal sarcomas of the extremities. Surg. Gynec. Obstet. 147 (1978) 891.
12. Jewett, M.A.S., Y.S.P. Kong, S.D. Goldberg: Retroperitoneal lymphadenectomy for testis tumor with nerve sparing for ejaculation. J. Urol. (Baltimore) 139 (1988) 1220.
13. Krementz, E.T.: Regional perfusion. Current sophistication, what next? Cancer 57 (1986) 416–432.
14. Otto, G., F. Glaser, Ch. Herfarth: Leiomyosarkom der infrahepatischen Vena cava – Gefäßersatz durch expanded PTFE-Prothese in Hypothermie der Leber. Chirurg 62 (1991) 345–347.
15. Reinbach, D., J.R. McGregor, P.J. O'Dwyer: Effect of suture material on tumor cell adherence at sites of colonic injury. Brit. J. Surg. 80 (1993) 774–776.
16. Ries, G., H. Berger, H. Hötzinger: Primär malignes Endotheliom der A. poplitea mit distaler Metastasierung. Pathologe 7 (1986) 178–180.
17. Santinami, M., F. Belli, N. Cascinelli, D. Rovini, M. Vaglini: Seven years experience with hyperthermic perfusions in extracorporeal circulation for melanoma of the extremities. J. surg. Oncol. 42 (1989) 201–208.
18. Schlag, P., Ch. Kettelhack: Zum Problem der operativen Behandlung von Patienten unter cytostatischer Chemotherapie. Chirurg 60 (1989) 295.
19. Shimizu, N., H. Date, S. Moriyama, A. Ando, F. Teramoto: Reconstruction of the superior vena cava in patients with mediastinal malignancies. Europ. J. cardiothorac. Surg. 5 (1991) 575–578.
20. Skibber, J.M., M.T. Lotze, C.A. Seipp, R. Salcedo, S.A. Rosenberg: Limb-sparing surgery for soft tissue sarcomas: Wound related morbidity in patients undergoing wide local excision. Surgery 102 (1987) 447–452.
21. Zornig, C., G. Thoma, H.J. Weh, A. Krüll, R. Schwarz: Die Kompartimentresektion als Therapie der Wahl bei subfaszialen Weichteilsarkomen am Beispiel des Oberschenkels. Chirurg 63 (1992) 581–587.

5
Intraarterielle Embolisationstherapie stark vaskularisierter Tumoren

A. Scholz, P. Schubeus, H. Keck, R. Langer,
W. Hepp und R. Felix

1 Einleitung

Durch die Einführung der Kathetertechnik in die Angiographie war, insbesondere nach Beginn der Herstellung von Mikrokathetern, die Möglichkeit gegeben, stark vaskularisierte Tumoren sowie ihre Gefäßversorgung selektiv oder gar superselektiv darzustellen. Darüber hinaus sind über diese Katheter Substanzen in die Tumoren applizierbar, die eine weitgehende Devaskularisation der Raumforderung ermöglichen [4, 13, 17]. Inwiefern diese Embolisationstechnik nachfolgende chirurgische Therapieverfahren beeinflußt, soll im folgenden erläutert werden.

2 Stark vaskularisierte Raumforderungen

Zu den stark vaskularisierten Tumoren zählen als maligne Raumforderungen in erster Linie **Nierenzellkarzinome** sowie deren Metastasen, die insbesondere im Skelett zu Schmerzen und Instabilität, verbunden mit Frakturen, führen.

Darüber hinaus verursachen maligne und benigne **Raumforderungen des Corpus und der Cervix uteri** massive Blutungen, die konservativ nur schwer beherrschbar sein können und deshalb einer raschen, notfallmäßigen Therapie bedürfen, ohne das gesamte Ausmaß des Tumorwachstums bzw. die prätherapeutische Tumoraussaat zu kennen. Von diesem Wissen jedoch ist die Art der definitiven Behandlung abhängig.

Neben diesen Tumoren sind für den Chirurgen auch die Raumforderungen von Bedeutung, die primär vaskulären Ursprungs sind. Dazu zählen **Angiome** im gesamten Bereich des menschlichen Körpers, die neben der raumfordernden Wirkung leicht zu Blutungen neigen und, aufgrund der oft massiven arteriovenösen Kurzschlußverbindungen, bei wachsendem Shuntvolumen zur Herzinsuffizienz führen.

3 Embolisationstechnik

Vor einer eventuell einzuleitenden Embolisationstherapie jedweder Art steht die Angiographie zur Darstellung tumorversorgender Gefäße im Vordergrund.

Bei massiven Tumorblutungen, wie sie bei gynäkologischen Tumoren oder Nierenzellkarzinomen vorkommen können, steht primär die Suche nach der Blutungsquelle an. Dazu wird in Lokalanästhesie ein transfemoraler Zugang nach Seldinger-Punktionstechnik geschaffen und eine Katheterschleuse in die A. femoralis communis eingeführt.

Katheterschleuse. Entsprechend den heute sowohl zur Angiographie als auch zur Embolisation verwendeten Katheterdurchmessern ist ein Schleusenquerschnitt von 4–5 French ausreichend, um einen problemlosen Wechsel von Kathetern mit unterschiedlichen Konfigurationen vornehmen zu können. Die Schleusen sollen Hämatome und zusätzliche Gefäßwandschädigungen, die über die Punktion hinausgehen, verhindern. Ferner wird durch eine Schleusenbenutzung meist die Dreh- und Steuerbarkeit der Diagnostikkatheter erleichtert, was sich in einer kürzeren Zeit zur Sondierung der tumorzuführenden Gefäße niederschlägt. Auch die nachfolgende Embolisations- bzw. Interventionszeit wird durch dieses Vorgehen verkürzt.

Neben den zuvor beschriebenen Führungskathetern können bei superselektiver Gefäßdarstellung kleinster Gefäße mit nachfolgender Embolisation sog. Mikrokatheter nüzlich sein. In koaxialer Technik gelingt es so, über den Führungskatheter dem Tumor möglichst nahe zu kommen, um eine optimale Plazierung der Embolisationsmaterialien zu ermöglichen.

Angiographie. Sie wird heutzutage als digitale Subtraktionsangiographie (DSA) durchgeführt, deren Vorteile insbesondere in der Zeitersparnis während der Intervention liegen und damit dem Patienten zugute kommen. Dabei ist allerdings auf die optimale Artefaktunterdrückung zu achten. Blutungen können durch Darmbewegungsartefakte vorgetäuscht werden. Diese sind durch Gaben von Glucagon oder Scopolamin zu minimieren. Zusätzlich ist auf Atemstillstand während der Aufnahmeserien zu achten, was eine ausreichende Motivation des Patienten voraussetzt [15].

Das Auffinden kleinerer Gefäßäste zur Embolisation wird durch moderne DSA-Anlagen erheblich erleichtert. Das sogenannte „road-map"- oder „vascular-tracing"-Verfahren erlaubt eine Subtraktion nicht nur während der Aufnahmeserien, sondern ermöglicht während der Durchleuchtung eine Subtraktion und eine sichere Führung des Katheters beziehungsweise eine optimierte Embolisationsüberwachung.

4 Embolisationsmaterialien

Als Embolisationsmaterialien stehen bei Tumoren mehrere Gruppen zur Verfügung.

Polyvinylalkohol (PVA). Das wahrscheinlich zuverlässigste Material, das darüber hinaus gut steuerbar ist und zu sicheren Verschlüssen führt, ist PVA in Form von kalibrierten Partikeln (Ivalon®-/Contour®-Partikel). Die Vorteile dieses Materials sind neben der definitiven Okklusion peripherer Gefäßabschnitte die gute Steuerbarkeit und die niedrige Nebenwirkungsrate; bislang sind nur wenige Fälle beschrieben [2, 3, 11, 16].

Grundsätzlich ist bei Embolisationen, insbesondere bei Okklusion gut perfundierter Organe, immer mit Schmerzen zu rechnen, die auch den Einsatz von Opiaten notwendig machen. Daneben stehen als schwerwiegendste unerwünschte Wirkungen Fehlembolisationen anderer Organe oder Organsysteme im Vordergrund. Bei Beckenembolisationen ist auf die Möglichkeit von Verschlüssen der die Nervenfasern begleitenden Arteriolen hinzuweisen [5].

Mit diesen Wirkungen ist insbesondere dann zu rechnen, wenn flüssige Embolisationsmaterialien, wie **Cyanoacrylate** (Histoacryl = N-Butyl-2-Cyanoacrylat) zum Einsatz gelangen. Sie bewirken zwar eine lang anhaltende, schnell eintretende Okklusion, auf der anderen Seite kann das Material bis in kleinste Endarterien verschleppt werden und so zu Nervenschädigungen führen. Zudem ist die Handhabung aufgrund der intravasalen Polymerisation des Materials nur erfahrenen Angiographen zu empfehlen [17, 18].

Die dritte Hauptgruppe der Embolisationsmaterialien wird durch die **endovaskulär plazierbaren Spiralen** gebildet, deren bekannteste die Gianturco-Anderson-Wallace-Spiralen (GAW-Spiralen) sind [1, 7]. Sie sind in der Regel mit Fasern überzogen, die eine hohe Thrombogenität besitzen.

Der Einsatzbereich derartiger Materialien liegt in der relativ proximalen Gefäßokklusion – chirurgisch einer Ligatur entsprechend. Damit wird ein prinzipieller Nachteil deutlich, den dieser Okklusionstyp beinhaltet. Aufgrund ausgeprägter, bereits anatomisch präformierter Umgehungskreisläufe kann bei Tumoren die zuführende Gefäßstrecke rekanalisiert werden. So können bei derartigen Therapien Rezidivblutungen auftreten, wenn eine definitive operative Sanierung sich aufgrund der Operabilität des Patienten oder der Resektabilität des Tumors verbietet. Außerdem ist durch die proximale Gefäßokklusion ein zweiter angiographisch gesteuerter Eingriff bei Bedarf (Rezidivblutung) nur über das Kollateralsystem möglich, beziehungsweise wird in vielen Fällen unmöglich gemacht. Derartige Materialien sollten deshalb nur bei präoperativen interventionellen Therapien oder in Kombination mit Partikeln zur definitiven Gefäßokklusion Verwendung finden.

Als günstigster Zeitpunkt für eine präoperative Embolisation werden die drei vorangehenden Tage angesehen, da selbst bei Verwendung resorbierbarer Materialien eine Okklusion in diesem Zeitraum wahrscheinlich ist. Zudem kann die Ausprägung eventueller Kollateralgefäße minimiert werden.

5 Intraarterielle Embolisationstherapie

5.1 Nierenembolisation

Die Embolisation der Nieren beim Nierenzellkarzinom wird, nach ursprünglich angestrebter grundsätzlicher präoperativer Embolisation, heute nur noch als präoperative Maßnahme oder rein palliativ bei fortgeschrittenen Karzinomen durchgeführt. Die anfängliche Hoffnung, durch die präoperative Embolisation die Prognose der Patienten zu verbessern, hat sich nicht bestätigt [6].

Da jedoch bei organüberschreitenden Tumoren eine Operation nach Embolisation der Nierenarterie erheblich blutärmer durchzuführen ist, wird in diesem Fall ein derartiges Verfahren immer angestrebt.

Vorgehen. Der Embolisation geht eine Aortographie zur Darstellung der Nierenarterien und einer eventuellen arteriellen Mehrfachversorgung der betroffenen Niere voraus. Die anschließend durchzuführende Gefäßokklusion bezieht auch tumorversorgende Kollateralgefäße ein, um ein Blutungsrezidiv möglichst zu verhindern. Selbst bei nicht operablen Patienten kann bei bestehender Blutung eines Nierenzellkarzinoms eine Embolisation durchgeführt werden. Obwohl das Risiko einer Infektion oder Abszedierung im embolisierten Gebiet nicht zu vernachlässigen ist, kann eine derartige Maßnahme lebensverlängernd sein und die Lebensqualität des Patienten in diesem Zeitraum verbessert werden.

Als Materialien zur Nierenembolisation eignen sich in der Initialphase Partikel. Der Hauptstamm der Nierenarterie wird abschließend durch einige Spiralen abgedichtet (Abb. 5-1 und 5-2).

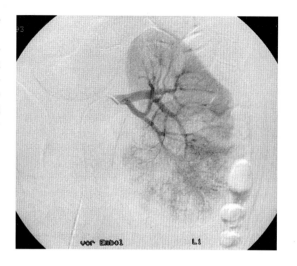

Abb. 5-1 Nierenzellkarzinom der linken Niere. Intraarterielle DSA der linken Nierenarterie. Große, organüberschreitende Raumforderung im kaudalen Anteil der Niere mit pathologischen Gefäßen. Blutung zum Zeitpunkt der Angiographie nicht sichtbar.

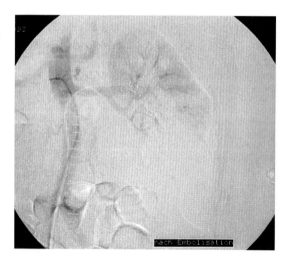

Abb. 5-2 Nach Embolisation der linken Niere (angiographischer Befund in Abb. 5-1) mittels Partikeln und segmentalem Verschluß mittels Spiralen stellt sich die Raumforderung angiographisch nicht mehr dar. Der kaudale Nierenanteil ist devaskularisiert.

Bei diesem Verfahren ist bei einem Großteil der Patienten mit erheblicher ischämiebedingter Schmerzbildung zu rechnen, die eine Opiatmedikation verlangt und nur so zu beherrschen ist.

5 Intraarterielle Embolisationstherapie stark vaskularisierter Tumoren

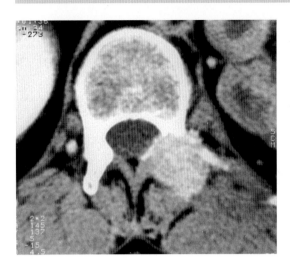

Abb. 5-3   Wirbelbogenmetastase eines Nierenzellkarzinoms.
Computertomographie mit intravenöser Kontrastmittelapplikation: Metastase eines Nierenzellkarzinoms im Bereich des Wirbelbogens, obere LWS, Gefahr der Instabilität.

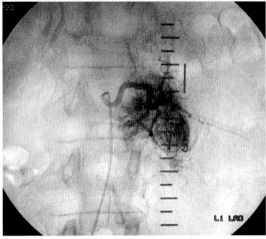

Abb. 5-4   Wirbelbogenmetastase eines Nierenzellkarzinoms (CT-Befund in Abb. 5-3).
Spinale Angiographie in DSA-Technik mit anatomischer Hintergrundbelegung. Massive Kontrastmittelanreicherung im Wirbelbogen.

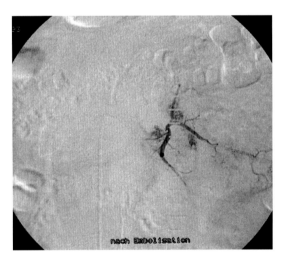

Abb. 5-5   Wirbelbogenmetastase eines Nierenzellkarzinoms (s. Abb. 5-3 und 5-4).
Präoperative Embolisation mittels Partikelembolisat. Die anschließend durchgeführte Angiographie zeigt im Vergleich zum Ausgangsbefund eine fast vollständige Okklusion der tumorversorgenden Gefäße.

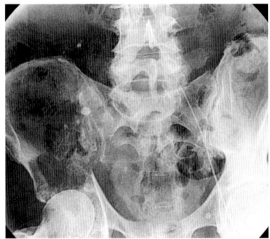

Abb. 5-6   Metastase eines Nierenzellkarzinoms. Im Übersichtsbild ausgedehnte Osteolyse des Os ilium rechts, kranial des Hüftgelenks mit Fraktur.

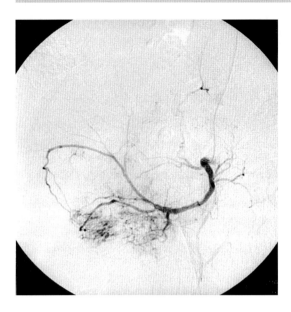

Abb. 5-7 Arterielle Versorgung der Metastase (osteolytischer Befund in Abb. 5-6) über die A. glutea superior, die präoperativ embolisiert wird.

Teilweise wird auch die Periduralanästhesie als notwendig angesehen, insbesondere wenn flüssige Embolisationsmaterialien zum Einsatz gelangen [10].

5.2 Ossäre Metastasen von Nierenzellkarzinomen

Als besonders gefäßreich gelten ossäre Metastasen von Nierenzellkarzinomen. Bei drohender Instabilität oder pathologischen Frakturen ist ein operatives Vorgehen notwendig. In derartigen Situationen ist anhand der kontrastmittelunterstützten Computertomographie der Vaskularisationsgrad der Metastase bestimmbar. Bei eindeutig hypervaskularisierter Raumforderung sollte bei Operationsindikation zur Resektion oder Stabilisierung eine Embolisation der zuführenden Gefäße durchgeführt werden.

Vor diesen Eingriffen ist eine ausführliche Darstellung der tumorzuführenden Arterien notwendig. Im Beckenbereich sollte eine **Aortographie** zur Erfassung von Kollateralen über Lumbalarterien erfolgen. Die Darstellung der Lumbalgefäße dient ferner der Orientierung bezüglich des Ursprungs der A. Adamkiewicz, die das hauptzuführende Gefäß der A. spinalis anterior ist. Bei Embolisation dieser Arterie drohen entsprechende nervale Ausfälle [12, 14].

Vorgehen. Als Embolisationsmaterial sind Partikel zu empfehlen, die präoperativ zu einem fast kompletten Verschluß der tumorzuführenden Gefäße führen (Abb. 5-3 bis 5-5). Mit Schmerzen bei der Embolisation ist im Bereich ausgedehnter Metastasen, wie sie in den Beckenknochen (Abb. 5-6 und 5-7) vorkommen können, zu rechnen.

5.3 Gynäkologische Tumoren

Grundsätzlich sind Blutungen bei Tumoren des Uterus oder des Collum uteri durch konservative Maßnahmen (Tamponaden, Umstechungen) gut beherrschbar. In wenigen Fällen jedoch erweist sich die Embolisationsbehandlung blutender Geschwülste als sehr segensreich für die Patientinnen, insbesondere dann, wenn als primäres Symptom des Tumors eine massive Blutung auftritt. In derartigen Situationen ist zur Blutstillung auch eine Operation zu erwägen. Da jedoch das gesamte Ausmaß des malignen Krankheitsprozesses zum Aufnahmezeitpunkt der Patientin nicht bekannt ist, kennt man unter Notfallbedingungen das Risiko einer operativen Intervention nicht. Dabei wäre es durchaus wünschenswert zu wissen, ob eine Operation aufgrund von Metastasen nur zur Blutstillung durchgeführt wird oder ob eine Heilungschance bei der Patientin besteht.

In dieser Situation und bei nicht beherrschbaren Blutungen bietet sich die Angiographie zur Lokalisation der Blutungsquelle an, die jedoch erst bei einem Blutfluß von 3 ml/min nachweisbar ist. Eine an die diagnostische Angiographie anschließbare Embolisation mittels Partikeln (Contour®) und Spiralen läßt den Eingriff in relativ kurzer Zeit als lebensrettend oder präoperativ für die Patientin als zumutbar erscheinen.

Andere als Partikel- oder Spiralembolisationen sind im Beckenbereich nicht empfehlenswert, da nach Embolisation mit flüssigen Embolisaten wiederholt Nekrosen und Nervenschädigungen aufgetreten sind [8, 9].

An die Embolisation sollte sich dann eine computertomographische Untersuchung anschließen, um das gesamte Ausmaß des Krankheitsprozesses zu evaluieren. Die notfallmäßige Blutstillung durch Embolisation bietet unter diesen Umständen genügend Zeit, um die Therapieplanung vorzunehmen. Davon abhängig kann eine Operation, eine Strahlentherapie oder/und eine systemische Chemotherapie ein-

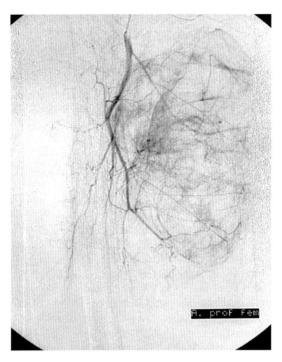

Abb. 5-8 Hämangiosarkom des rechten Oberschenkels.
Übersichtsangiographie mit Kontrastmittelapplikation in die A. profunda femoris rechts. Ausgedehnter Tumor mit hypervaskularisierten Anteilen.

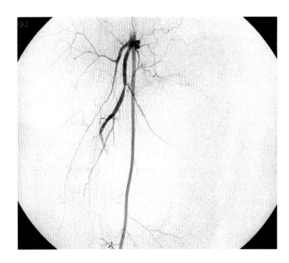

Abb. 5-9 Hämangiosarkom des rechten Oberschenkels (Befund siehe Abb. 5-8).
Angiographie nach Partikelembolisation. Offene, frei durchgängige A. femoralis superficialis. Darstellung des Hauptstammes der A. profunda femoris, jedoch jetzt präoperativ fehlende Tumorkontrastierung.

geleitet werden. Eine Schmerzstillung ist in der Regel bei Embolisation gynäkologischer Tumoren nicht notwendig.

5.4 Hämangiome, Hämangiosarkome

Die Embolisationstherapie von Hämangiomen oder Hämangiosarkomen erfolgt in der Regel nach einer bildgebenden Diagnostik durch Ultraschall, Computertomographie oder – wenn verfügbar – durch eine magnetische Resonanztomographie (MRT). Letztes Verfahren erlaubt, wie die Ultraschalluntersuchung, eine Darstellung des Tumors in mehreren Ebenen; wegen der exakten Abgrenzbarkeit und räumlichen Zuordnung von Tumor und dessen Umgebung sowie der reproduzierbaren, untersucherunabhängigen Bildgebung empfiehlt es sich, eine MRT unmittelbar präoperativ durchzuführen.

Auch die Embolisationstherapie sollte etwa 1–3 Tage vor der definitiven operativen Versorgung durchgeführt werden. Mittels superselektiver Kathetertechnik lassen sich die Tumorgefäße exakt lokalisieren und mittels Partikelembolisat okkludieren (Abb. 5-8 und 5-9). Durch die Embolisation wird der Tumor von seinen wichtigsten zuführenden Gefäßen abgeschnitten. Er grenzt sich für den Operateur sichtbar vom Umgebungsgewebe ab und läßt sich ohne größeren Blutverlust entfernen.

Literatur

1. Barth, K.H., R.I. White jr., S.L. Kaufman, J.D. Strandberg: Metrimazide, the ideal radiopaque filling material for detachable silicone balloon embolization. Invest. Radiol. 14 (1979) 35–40.
2. Berenstein, A., I.I. Kricheff: Catheter and material selection for transarterial embolisation. Technical considerations: 1. Catheters. Radiology 132 (1979) 619–630.
3. Berenstein, A., I.I. Kricheff: Catheter and material selection for transarterial embolization. Technical considerations: 2. Materials. Radiology 132 (1979) 631–639.
4. Bücheler, E., W. Hupe, U. Hertel, H. Klosterhalfen: Katheterembolisation von Nierentumoren. Fortschr. Röntgenstr. 124 (1976) 107–112.
5. Carmignani, G., E. Belgrano, P. Puppo, A. Cichero, F. Gaboardi, S. Quattrini, L. Giulani: Die Embolisation der A. iliaca interna bei Karzinomen mit lebensbedrohlicher Blasenblutung: Sofort- und Langzeitergebnisse. Fortschr. Röntgenstr. 132 (1980) 75–80.
6. Fischedick, A.R., P.E. Peters, G. Kleinhans, E. Pfeifer: Preoperative renal tumor embolization: A useful procedure? Acta Radiol. 28 (1987) 303–306.

Literatur

7. Gianturco, C., J.H. Anderson, S. Wallace: Mechanical devices for arterial occlusion. Amer. J. Roentgenol. 124 (1979) 428–435.
8. Hare, W.S.C., C.J. Holland: Paresis following iliac artery embolization. Radiology 146 (1983) 47–51.
9. Hietala, S.O.: Urinary bladder necrosis following selective embolization of the internal iliac artery. Acta radiol. Diagn. (Stockh.) 19 (1978) 316–320.
10. Kauffmann, G.W., G.M. Richter: Embolisation der Niere. In: Guenther, R.W., M. Thelen (Hrsg.): Interventionelle Radiologie. Thieme, Stuttgart–New York 1988.
11. Lammer, J., E. Justich, H. Schreyer, R. Pettek: Complications of renal tumor embolization. Cardiovasc. intervent. Radiol. 8 (1985) 31–35.
12. Merland, J.J., M. Djinjian, J. Chiras, R. Djinjian: Recent advances in spinal cord angiography. Neuroradiology 21 (1981) 111–121.
13. Porstmann, W., W. Münster, M. Futh, W. Krebs, A. Schwozer: Die präoperative Embolisation der A. renalis bei Nierentumoren. Z. Urol. Nephrol. 70 (1977) 165–170.
14. Riché, M.C., J. Modenesi-Freitas, M. Djindjian, J.J. Merland: Arterio-venous malformations (AVM) of the spinal cord in children. Neuroradiology 22 (1982) 171–180
15. Scholz, A., W. Zendel, M. Langer, P. Schubeus, R. Felix: Qualitätskriterien der DSA des Körperstamms. Aktuelle Radiologie 4 (1994) im Druck.
16. Tadavarthy, M., J.H. Moller, K. Amplatz: Polyvinyl Alcohol (Ivalon) – A new embolic material. Amer. J. Roentgenol. 125 (1975) 609–616.
17. Thelen, M., P. Brühl, F. Gerlach, H.J. Biersack: Katheterembolisationen von metastasierten Nierenkarzinomen mit Butyl-2-Cyanoacrylat. Fortschr. Röntgenstr. 124 (1976) 232–235.
18. Thelen, M., P. Brühl, E. Bücheler, H. Hupe, F. Gerlach: Erfahrungen mit der arteriellen Katheterembolisation in der Urologie. Urologe A 17 (1978) 160–164.

II
Primäre Gefäßtumoren

6 Gefäßtumoren
H. Hamann

1	Pathomorphologie	51
	1.1 Tumoren der Gefäßwand	51
	1.1.1 Angiome	51
	1.2 Extravasale Tumoren	52
2	Operationsindikation	52
	2.1 Benigne Tumoren	52
	2.2 Maligne Tumoren	52
3	Rekonstruktionstechniken	53
	3.1 Halsbereich	53
	3.2 Thorax	53
	3.3 Abdomen und Retroperitoneum	54
	3.4 Gliedmaßen	57
	Literatur	58

7 Tumoren des Glomus caroticum – Diagnostik und Therapie
R. Häring, Ch. Germer und D. Albrecht

1	Allgemeine Gesichtspunkte	61
	1.1 Definition	61
	1.2 Historische Bemerkungen	61
	1.3 Morphologische und physiologische Aspekte	61
2	Epidemiologische Besonderheiten	63
3	Klinik und Diagnostik	63
	3.1 Symptome und klinische Erscheinungsformen	63
	3.2 Klinische Untersuchung	64
	3.3 Apparative Untersuchungen	65
4	Therapieverfahren	66
	4.1 Operation	66
	4.2 Präliminare Katheterembolisation	67
5	Ergebnisse	68
6	Eigenes Krankengut	68
7	Schlußfolgerungen	70
	Literatur	70

8 Das Leiomyosarkom der Vene
H. Erasmi, M. Walter und S. Mönig

1	Einleitung	73
2	Lokalisation, Alter und Geschlechtsverteilung	73
3	Morphologie	73
4	Leiomyosarkome des Retroperitoneums	75
	4.1 Klinik	75
	4.2 Diagnostik	75
	4.3 Behandlung	76
	4.4 Prognose	76
5	Leiomyosarkome der peripheren Venen	77
	Literatur	78

9 Sarkom-Entwicklung nach Gefäßprothesenimplantation
K. Neufeldt

1	Einleitung	79
2	Ätiologie und Pathogenese	79
3	Klinische Symptomatologie und Diagnostik	80
4	Therapie und Prognose	81
5	Zusammenfassung	83
	Literatur	83

6
Gefäßtumoren

H. Hamann

1 Pathomorphologie

1.1 Tumoren der Gefäßwand

Von der Gefäßwand ausgehende gut- oder bösartige Geschwülste zählen zu den großen Seltenheiten.

1.1.1 Angiome

Bei den Angiomen handelt es sich in der Regel nicht um Tumoren, sondern um Fehlbildungen (Hamartome). Sie wachsen nicht aktiv blastomatös, sondern vergrößern sich durch zunehmende Gefäßerweiterungen unter dem konstant erhöhten Innendruck.

Einige gutartige Angiome stehen allerdings an der Grenze zwischen Fehlbildung und Tumor, d.h., eine genaue Zuordnung ist nicht immer möglich. Hierzu gehören bestimmte (venöse) kavernöse Angiome sowie das (arterielle) Angioma racemosum und das Hämangiolymphangiom [18].

Benigne Gefäßtumoren sind:
– Angioma capillare hypertrophicum,
– Gemmangiom [27]: erbs- bis walnußgroße, aus Kapillarsprossen bestehende Geschwulst, häufig in der Nasenschleimhaut; die maligne Variante ist meist in den Weichteilen der Extremitäten lokalisiert [21];
– Angiofibrom und Angiofibromyxom;
– Angiolipom;
– Angioleiomyom.

Semimaligne Gefäßtumoren sind meist Wucherungen der glatten Muskelzellen von Blut und Lymphgefäßen:
– Angiomyomatose,
– Lymphangiomyomatose.
Sie können entlang der betroffenen Gefäßstämme nach zentripetal bis in das rechte Herz oder in den Ductus thoracicus fortschreiten (abdominal-thorakale Chylusstauung mit schweren sekundären Veränderungen) mit meist tödlichem Ausgang ohne Metastasierung.

Dasselbe gilt für die **Angioretikulome** des Gehirns, die ebenfalls nicht metastasieren, aber wegen ihres aggressiven Wachstums eine schlechte Prognose haben.

Die von den Perizyten ausgehenden **Perizytome** (Hämangioperizytome) sind in 30–50% maligne. Die malignen lymphogen und hämatogen metastasierenden Formen lassen sich histologisch von gefäßreichen Weichteilsarkomen nur schwer unterscheiden. Die Geschwulst liegt gewöhnlich tief in der Subkutis, Faszie und Muskulatur und kommt am häufigsten an den unteren Extremitäten, aber auch an den oberen Gliedmaßen, an Kopf und Nacken, im Retroperitoneum und Becken, am Rumpf und gelegentlich im Knochen, in der Schilddrüse und den Meningen vor.

Da pathohistologisch eine sichere Aussage über die Dignität des Tumors nicht möglich ist, muß eine radikale Entfernung im Gesunden angestrebt werden [29].

Maligne Gefäßtumoren. Die wichtigsten malignen Gefäßtumoren sind die Angiosarkome (Hämangioendotheliome) und die Leiomyosarkome.

Die **Angiosarkome** entstehen aus maligne entarteten Endothelien größerer Gefäße oder der Kapillaren. Sie können fast überall im Körper vorkommen, auch in inneren Organen. Wegen ihrer frühzeitigen hämatogenen Metastasierung und ihres raschen destruktiven Wachstums haben die Angiosarkome eine äußerst schlechte Prognose.

Extrem selten ist die Entstehung eines malignen Gefäßtumors (Angiosarkom, Fibrosarkom) in einer implantierten Gefäßprothese [5, 26, 27, 38] (s.a. Kapitel 9).

Eine Sonderform des Angiosarkoms stellt das **Kaposi-Sarkom** (Angiosarcoma multiplex haemorrhagicum) dar. In der WHO-Nomenklatur ist es als mesenchymaler Tumor vaskulären Ursprungs registriert. In Afrika macht das Kaposi-Sarkom ca. 13% aller malignen Tumoren aus, in Europa 0,6% [18]. Bei AIDS findet man das Kaposi-Sarkom in ca. 30%. Die oft multizentrisch, subkutan, im Bereich der Extremitäten auftretenden, relativ gut begrenzten Knötchen können sich gelegentlich zurückbilden. Spontanheilungen sind möglich, der Verlauf kann aber auch rasch progredient sein.

Beim **angioplastischen Sarkom** auf dem Boden einer langjährigen Lymphstauung (Stewart-Treves-Syndrom) handelt es sich histologisch um ein gefäßbildendes Malignom, das entweder mehr dem Hämangioendotheliom oder dem Kaposi-Sarkom ähnelt. Die Prognose ist auch nach radikalen chirurgischen Maßnahmen (Amputation) schlecht – meist rasche Metastasierung in Lymphknoten, Lunge, Leber, Milz und Gehirn [18].

Die von den glatten Muskelzellen ausgehenden **Leiomyosarkome** kommen am häufigsten in den großen Körpervenen vor (3mal häufiger als in Arterien), und zwar meist in der unteren Hohlvene (ca. 200 Fälle in der Weltliteratur; s. a. Kapitel 8) [10, 23, 33, 34]. Sie wachsen endo- oder exophytisch und metastasieren spät (Lymphknoten, Leber, Lunge). Trotzdem sind zum Zeitpunkt der Diagnosestellung ca. 60% der Tumoren bereits inoperabel. Lokale Rezidive nach operativer Entfernung sind häufig. Da jedoch weder Chemo- noch Radiotherapie das Tumorwachstum stoppen und die Metastasierung verhindern können, eröffnet lediglich die chirurgische Therapie eine Chance auf Heilung.

1.2 Extravasale Tumoren

Extravasale Tumoren respektieren bei ihrem Vorwachsen in die Umgebung in der Mehrzahl der Fälle die größeren Gefäße: Selbst bösartigen Geschwülsten mit raschem und infiltrierendem Wachstum wird von den **Arterienwänden** meist über lange Zeit ein erheblicher Widerstand entgegengesetzt.

Eine Tumorumklammerung bzw. -invasion betrifft in erster Linie die **Venen**, so die V. cava superior bei Mediastinaltumoren [13] und die V. cava inferior oder ihre Äste bei Tumoren des Retroperitoneums (Liposarkome) [9, 30, 31] sowie bei Nieren-, Urothel- und Genitaltumoren [14, 31].

Selbst wenn die Gefäße vom Geschwulstgewebe regelrecht ummauert sind, kommt es relativ selten zu einem Tumoreinbruch in das Gefäßlumen mit der Gefahr einer lebensbedrohlichen Blutung oder einer Tumorembolie. Häufiger werden benachbarte Venen durch die Geschwulst völlig komprimiert.

An der Arterienwand resultiert durch den hohen Innendruck dagegen meist nur eine mehr oder weniger ausgeprägte Gefäßstenose. Bei Invasion des Tumors in die Arterienwand können Aneurysmen und/oder arteriovenöse Fisteln entstehen [9, 30].

Glomus-caroticum-Tumor. Besondere chirurgische Bedeutung kommt den Eingriffen wegen eines Glomustumors zu [22, 37] (s.a. Kapitel 7). Aufgrund klinischer Beobachtungen hat Linder (1953) drei Typen unterschieden: Histopathologisch kann ein paraganglionärer, ein adenomatöser oder ein angiomatöser Typ vorliegen.

Klinisch besteht der Verdacht auf das Vorliegen eines Glomustumors immer dann, wenn drei Zeichen (Verschieblichkeitszeichen, Pulsationszeichen, Lokalisationszeichen) positiv sind.

2 Operationsindikation

Sowohl die von der Gefäßwand ausgehenden als auch die extravasalen Tumoren stellen grundsätzlich – wie im folgenden unterschieden – eine Anzeige zur chirurgischen Entfernung dar.

2.1 Benigne Tumoren

Bei gutartigen Geschwülsten besteht die Operationsindikation, wenn lokale Komplikationen zu erwarten oder bereits eingetreten sind (Gefäßstenose oder -verschluß; Kompression bzw. Verdrängung von benachbarten Strukturen); besonders bei unklarer Dignität des Tumors (Gemmangiom, Hämangioperizytom, Angioleiomyom, Glomustumor).

2.2 Maligne Tumoren

Bei bösartigen Geschwülsten ist das operative Vorgehen indiziert, wenn eine radikale Entfernung des Tumors möglich erscheint oder eine Gefäßkomplikation (Verschluß, Blutung, Tumorembolie) vorliegt.

Bei den extravasalen bösartigen Tumoren (Karzinomen und Sarkomen) ist die Indikation zu einer erweiterten Geschwulstoperation mit Kontinuitätsresektion von größeren Arterien und Venen relativ selten gegeben: Hat der Tumor erst einmal auf die Gefäße der Nachbarschaft übergegriffen, so erweist er sich meistens aus anderen Gründen als inoperabel (Fernmetastasen, Invasion in andere Nachbarorgane) [8, 11].

3 Rekonstruktionstechniken

3.1 Halsbereich

Mitresektion der A. carotis bei neoplastischen oder entzündlichen Erkrankungen: Tuberkulöse Halslymphome, Pharynx- und Larynxkarzinome u.a. sind gelegentlich nur um den Preis einer Kontinuitätsresektion der A. carotis radikal operabel [19, 24] (s.a. Kapitel 7 und 14).

Operationstechnik: Während die A. carotis externa ungestraft ligiert werden darf, ist stets die Rekonstruktion der A. carotis interna anzustreben. Grundsätzlich sollte die Blutzufuhr zum Gehirn durch die Interposition eines autologen Venen-Interponats wiederhergestellt werden. Von Kunststofftransplantaten sollte, besonders in einem strahlengeschädigten Operationsgebiet, nur ausnahmsweise Gebrauch gemacht werden (Einheilungsstörungen, Infektionsgefahr).

Glomustumoren: Ziel der chirurgischen Therapie ist die radikale Entfernung des Tumors unter Erhaltung bzw. Wiederherstellung der Strombahn der A. carotis interna (Abb. 6-1) [36, 37] (s. Kapitel 7). Mit der Dissektionsmethode in drei Schritten gelingt es in über 60% der Fälle, ohne einen rekonstruktiven Eingriff auszukommen [15].

3.2 Thorax

Gefäßtumoren der V. cava superior. Häufigster Gefäßtumor der oberen Hohlvene ist das Leiomyom bzw. das Leiomyosarkom. Obere Einflußstauung, Dyspnoe, Husten, Schmerzen und Heiserkeit sind die häufigsten klinischen Symptome. Venographie (Cavographie) und Computer- bzw. Kernspintomogramm sind für die Operationsplanung unerläßlich.

Operationstechnik: Die Exploration des Tumors erfolgt durch rechtsseitige posterolaterale Thorakotomie oder durch mediane Sternotomie.

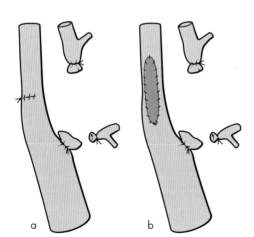
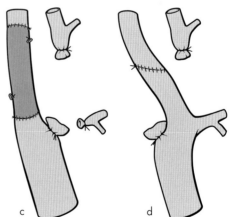

Abb. 6-1 Möglichkeiten der Rekonstruktion der A. carotis interna.
a Direktnaht,
b Streifenplastik,
c Interposition,
d Transposition und End-zu-End-Anastomose zwischen A. carotis interna und externa.

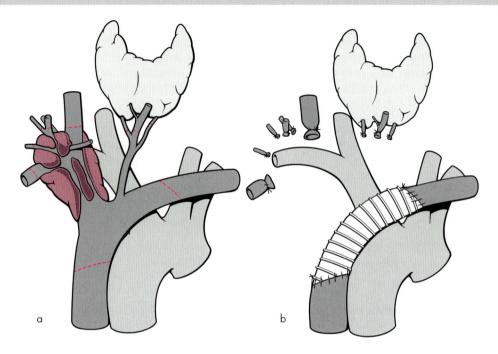

Abb. 6-2 Leiomyosarkom der V. cava superior.
a Radikale Tumorexstirpation unter Mitnahme der oberen Hohlvene;
b Wiederherstellung der Kontinuität durch Interposition einer ringverstärkten PTFE-Gefäßprothese.

Operationsmethode der Wahl bei gutartigen Geschwülsten ist die lokale Tumorexzision mit tangentieller Naht. Bei malignen Geschwülsten besteht meist Inoperabilität (Infiltration in Perikard, Pleura, Lunge, Fernmetastasen). Gelegentlich ist jedoch die radikale Tumorexstirpation unter Mitnahme der V. cava superior mit anschließender Gefäßtransplantation möglich (Abb. 6-2) [1, 12, 15].

Als Venenersatz eignen sich großkalibrige Gefäßprothesen mit verstärkter Außenwand (z.B. ringverstärkte PTFE-Prothesen) zur Verhinderung des Kollabierens der Blutleiter im venösen Niederdrucksystem [14].

Gefäßtumoren der thorakalen Aorta sind extreme Raritäten. Die malignen Geschwülste (Angiosarkom, Leiomyosarkom, Fibromyxosarkom) sind in der Regel inoperabel. Lediglich beim polypoiden Typ des primären Fibrosarkoms der Aorta sind zwei erfolgreich operierte Fälle aus der Weltliteratur bekannt [20]. Die operative Entfernung des Tumors erfolgte nach Aortotomie durch Ausschälen der intraluminal wachsenden Geschwulst.

Die fakultativ malignen **Hämangioperizytome** der thorakalen Aorta lassen sich in der Regel ohne Gefäßläsion von der Gefäßadventitia und vom umgebenden Gewebe trennen.

3.3 Abdomen und Retroperitoneum

Intestinaltumoren. Intestinale Malignome, die unter Mitnahme größerer Gefäße lokal operabel sind, haben eine schlechte Prognose. Dies zeigen z.B. die von Barber und Brunschwig [3] mitgeteilten Ergebnisse: Von den Kranken, die einer erweiterten Karzinomoperation unter Mitnahme der Beckenhauptgefäße unterzogen wurden, überlebten nur 11% die Fünfjahresgrenze.

Gutartige retroperitoneale Geschwülste. Primär gutartige retroperitoneale Geschwülste (z.B. Ganglioneurome) mit Ummauerung der

3 Rekonstruktionstechniken

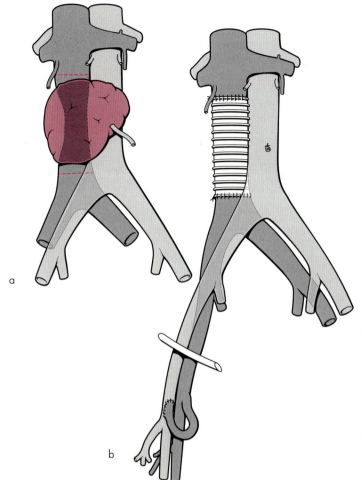

Abb. 6-3 Retroperitoneales Ganglioneurom mit Ummauerung von V. cava inferior und infrarenaler Aorta.
a Exposition des Tumors nach medianer Ober- und Unterbauchlaparotomie, Ablösen des Tumors von der Aorta, schrittweise Mobilisation unter Opferung der dorsal abgehenden Lumbalarterien und -venen, En-bloc-Resektion mit Kontinuitätsresektion der V. cava inferior;
b Wiederherstellung der unteren Hohlvene durch Interposition einer ringverstärkten PTFE-Gefäßprothese. Anlage einer arteriovenösen Fistel in inguinaler Position.

V. cava und der Aorta stellen die Indikation zu einer erweiterten Tumorresektion dar. Während der Tumor von der infrarenalen Aortenwand in der Regel ohne Schwierigkeiten abgelöst werden kann, ist eine Mitresektion der unteren Hohlvene häufig nicht zu umgehen [14].

Operationstechnik (Abb. 6-3): Nach systemischer Heparinisierung und Unterbrechung des Blutstroms durch Setzen von Gefäßklemmen an die untere Hohlvene werden die einmündenden Lumbalvenen ligiert und der Tumor en bloc mit der V. cava reseziert. Die Wiederherstellung der Gefäßkontinuität erfolgt durch Interposition einer großkalibrigen Gefäßprothese mit verstärkter Außenwand (z.B. ringverstärkte PTFE-Prothese).

Zur Vermeidung progredienter Nahtstenosen im Anastomosenbereich sollte eine temporäre arteriovenöse Fistel in inguinaler Position angelegt werden. Der Verschluß der AV-Fistel erfolgt nach drei bis sechs Monaten (nach Endothelialisierung der Gefäßanschlußstellen).

Nierenmalignome. Die Entfernung eines rechtsseitigen, in die V. cava inferior reichenden Tumors ist unter Kontinuitätsresektion der V. cava inferior mit Ligatur der linken Nierenvene möglich. Bei der radikalen linksseitigen Tumornephrektomie scheidet ein analoges Vorgehen aus, da bei Ligatur der rechten Nierenvene kein ausreichender Kollateralkreislauf zur Verfügung steht [6].

6 Gefäßtumoren

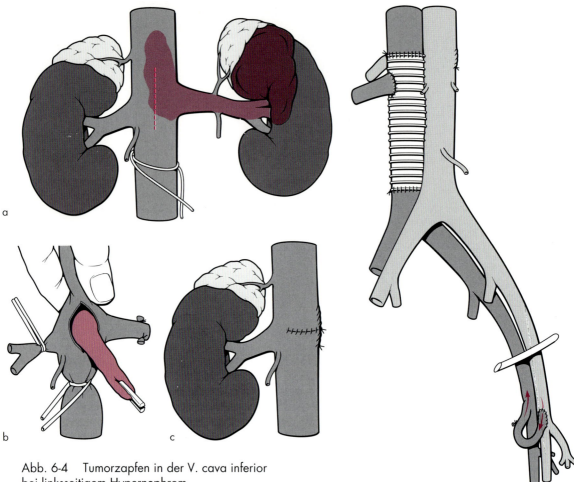

Abb. 6-4 Tumorzapfen in der V. cava inferior bei linksseitigem Hypernephrom.
a Mediane Ober- und Unterbauchlaparotomie, Exposition der V. cava inferior, der rechten und linken Nierenvene und der linken Niere, zentrale Ligatur und Durchtrennung der Nierenvene samt Tumorzapfen.
b Unter digitaler subdiaphragmaler Abklemmung der unteren Hohlvene und inspiratorischem Atemstillstand bzw. PEEP (positiv endexspiratorischer Druck) bei Anti-Trendelenburg-Lagerung Inzision der V. cava inferior in Höhe der Einmündungsstelle der linken Nierenvene und Entfernung des intrakavalen Tumorzapfens durch digitalen Schub nach kaudal.
c Nach Verschluß der V. cava inferior durch fortlaufende Naht erfolgt die Tumornephrektomie in typischer Weise mit Resektion der Fettkapsel, Nebenniere und regionären Lymphknoten.

Abb. 6-5 Kontinuitätsresektion der unteren Hohlvene, Interposition einer Gefäßprothese, Reinsertion der kontralateralen (rechten) Nierenvene in das Transplantat.

Operationstechnisch kommen hier die intravasale Desobliteration unter inspiratorischem Atemstillstand (Abb. 6-4) oder die Kontinuitätsresektion der V. cava inferior und die Interposition einer Kunststoffprothese unter dem Schutz einer inguinalen arteriovenösen Fistel in Frage (Abb. 6-5). Gegebenenfalls kann die kontralaterale Vene in das Transplantat End-zu-Seit inseriert werden [35].

Gefäßtumoren der V. cava inferior sind kurativ operabel:
- wenn sie gutartig sind (Leiomyome);
- bei Malignität (Leiomyosarkom, Angiosarkom), wenn sie dabei aber auf das mittlere und distale Drittel der unteren Hohlvene beschränkt sind [23, 24].

Die Operationstechnik entspricht dem oben beschriebenen Vorgehen (s. Abb. 6-2). In Abhängigkeit von der Tumorausdehnung können auch die Verfahren von Couinaud (Abb. 6-6) [7], Guédon (Abb. 6-7) [13] oder von Stuart und Bauer (Abb. 6-8) [32] zur Anwendung kommen (s.a. Kapitel 8).

3.4 Gliedmaßen

Gefäßtumoren. Bei den **gutartigen** und **fakultativ malignen** Gefäßtumoren (Leiomyome, Hämangioperizytome) ist die Exstirpation des Tumors unter Mitnahme der betroffenen Arterie und/oder Vene mit der Gefäßrekonstruktion durch ein autologes Venen-Interponat die Operationsmethode der Wahl [17].

Ein entsprechendes Vorgehen ist bei den **malignen** Gefäßgeschwülsten (Leiomyosarkome, Angiosarkome, maligne Hämangioperizytome) meist nicht möglich, da zum Zeitpunkt der Diagnosestellung häufig bereits lokale Inoperabilität vorliegt, so daß ein operativer Eingriff mit kurativer Zielsetzung nur um den Preis einer großen Gliedmaßenamputation durchgeführt werden kann [2, 4, 10, 25, 29].

Maligne extravasale Tumoren. Dasselbe gilt für die malignen extravasalen Tumoren (in erster Linie die Weichteil- und Knochensarkome): Von den von Imperato und Mitarbeitern berichteten 13 Patienten, bei denen die Geschwülste en bloc zusammen mit der sie umgebenden Muskulatur einschließlich der großen Gefäße und Nerven reseziert worden waren, verstarben fünf innerhalb der ersten vier postoperativen Jahre an Lungenmetastasen. Bei einem Patienten mußte wegen eines Verschlusses der rekonstruierten Arterie die Oberschenkelamputation vorgenommen werden, bei einem weiteren kam es ein Jahr postoperativ zu einem lokalen Rezidiv, das eine Hemipelvektomie erforderlich machte [16].

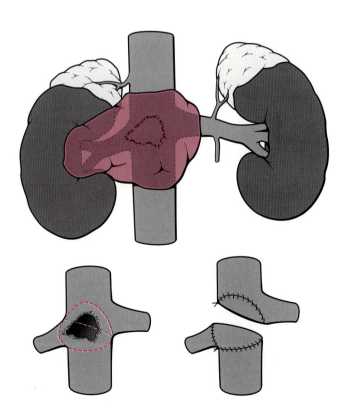

Abb. 6-6 Resektion des Tumors mitsamt der V.-cava-inferior-Vorderwand zwischen den Mündungen der (durchgängigen) Nierenvenen. Schräge Durchtrennung der hinteren Hohlvenenwand und Rekonstruktion beider Cava-Stümpfe mit dorsalem Wandlappen (Verfahren von Couinaud).

6 Gefäßtumoren

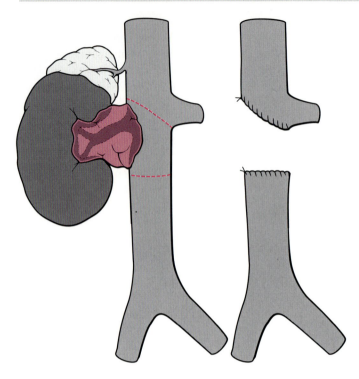

Abb. 6-7 Resektion des Tumors zusammen mit der rechten Niere und Nierenvene. Erhaltung der Durchgängigkeit der linken Nierenvenenmündung durch Rekonstruktion des proximalen Hohlvenenstumpfs (Verfahren von Guédon).

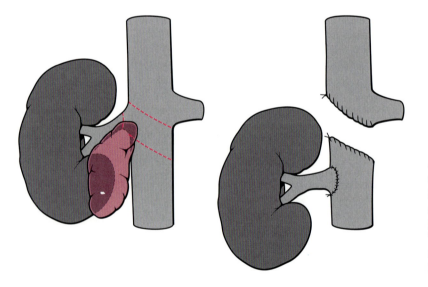

Abb. 6-8 Entfernung des Tumors und End-zu-Seit-Anastomose zwischen der rechten Nierenvene und der distalen V. cava inferior (Verfahren von Stuart und Bauer).

Literatur

1. Abbratt, R.P., M. Williams, M. Raff, N.F. Dodd, C.J. Uys: Angiosarcoma of the superior vena cava. Cancer (Philad.) 52 (1983) 740–743.
2. Alosco, Th., H. Sinning, R. Harwick, J.L. Locke, C. K. Tang: Angiosarcoma of the axillary vein. Cancer (Philad.) 64 (1989) 1301.
3. Barber, H.R.K., A. Brunschwig: Excision of major blood vessels at the periphery of the pelvis in patients receiving pelvic exenteration: common and/or iliac arteries and veins 1947 to 1964. Surgery 62 (1967) 426.
4. Bürger, K., H. Scholz, B. Luther: Angiosarkom der V. brachiocephalica. Angio 5 (1990) 143–146.
5. Burns, W.A., S. Kanhouwa, I. Tillmann, N. Saim, J.B. Herrmann: Fibrosarcoma occuring at the site of a plastic vascular graft. Cancer (Philad.) 29 (1972) 66–72.
6. Burt, J.D., W.G. Bowsher, G. Joyce, J.S. Peters, A. Wood, A. White, A. Costello: The management of

Literatur

renal cell carcinoma with inferior vena-caval involvement. Aust. N. Z. J. Surg. 63 (1993) 25–29.
7. Couinaud, C.: Tumeurs de la veine cava inférieure. J. Chir. (Paris) 105 (1973) 411.
8. Dartevelle, P.G., A.R. Chapelier, U. Pastorino, P. Corbi, B. Lenot, J. Cerrina, E.A. Bavoux, J.M. Verley, J.Y. Neveux: Long-term follow-up after prosthetic replacement of the superior vena cava combined with resection of mediastinal-pulmonary malignant tumors. J. thorac. cardiovasc. Surg. 102 (1991) 259–265.
9. Faas, R., M. Haddad, Y. Sandbank, A. Zelikovski: Retroperitoneal liposarcoma presenting with bilateral leg lymphedema. Vasa (Bern) 19 (1990) 334–335.
10. Fischer, M.G., A.M. Gelb, M. Bussbaum, S. Haveson, V. Ghali: Primary smooth muscle tumors of venous origin. Ann. Surg. 196 (1982) 720–724.
11. Ganzel, B.L., J.E. Geroge, J.I. Harty, L.A. Gray: Retroperitoneal tumors with vena caval extension: a multidisciplinary approach. Sth. med. J. (Bgham, Ala.) 86 (1993) 880–886.
12. Gomes, M.N., C.A. Hufnagel: Superior vena cava obstruction: A review of the literature and report of two cases due to benign intrathoracic tumors. Ann. thorac. Surg. 20 (1975) 344.
13. Guédon, J., J. Mesnard, J. Poisson, R. Kuss: Hypertension réno-vasculaire par léiomyosarcome de la veine cave inférieure. Guérison de l'hypertension et survie de 2 ans après intervention chirurgicale. Ann. Méd. interne (Paris) 121 (1970) 905.
14. Hamann, H., J. Vollmar: Expanded PTFE-Gefäßprothesen – ein neuer Weg des Arterien- und Venenersatzes? Chirurg 50 (1979) 249.
15. Hamann, H., E.-U. Voss: Gefäßtumoren. In: Heberer, G., R.J.A.M. van Dongen (Hrsg.): Kirschnersche allgemeine und spezielle Operationslehre. Gefäßchirurgie; S. 700–708. Springer, Berlin–Heidelberg–New York 1987.
16. Imparato, A.M., D.F. Roses, K.C. Francis, M.M. Lewis: Major vascular reconstruction for limb salvage in patients with soft tissue and skeletal sarcomas of the extremities. Surg. Gynec. Obstet. 147 (1978) 891–896.
17. Kaneyuki, T., Y. Nakahara, S. Kurata, T. Morita, T. Ishihara, S. Akizuki: Leiomyoma of the left posterior tibial artery: a case report. Jap. J. Surg. 10 (1980) 251–254.
18. Kappert, A.: Lehrbuch und Atlas der Angiologie. Huber, Bern–Stuttgart–Toronto 1989.
19. Karem, F., S. Schäfer, D. Cherryholmes, F.J. Dagher: Carotid artery resection and replacement in patients with head and neck malignant tumors. Cardiovasc. Surg. 6 (1990) 697–701.
20. Kattus, A.A., W.P. Longmire, J.A. Cannon, R. Webb, C. Johnston: Primary intraluminal tumor of the aorta producing malignant hypertension. Successful surgical removal. New Engl. J. Med. 262 (1960) 694–700.
21. Leu, H.J.: Gefäßtumoren IX: Gemmangiom malignum. Vasa (Bern) 14 (1985) 191–196.
22. Linder, F.: Tumoren der Karotisdrüse. Langenbecks Arch. Chir. 276 (1953) 165.
23. Lintner, F., U. Faust, Ch. Nowotny: Ein maligne entartetes primäres Leiomyom der Vena cava inferior (Leiomyosarkom) unter dem klinischen Bild des Chiari-Buddschen Syndroms. Wien. klin. Wschr. 90 (1978) 485–489.
24. Maves, M.D., M. Bruns, M.J. Keenan: Carotid artery resection for head and neck cancer. Ann. Otol. (St. Louis) 101 (1992) 778–781.
25. Miller, M.M., E.R. Munnell, A. Poston, M.R. Harkey, R.N. Grantham: Primary angiosarcoma of the innominate vein. A case report with resection and long-term survival. J. thorac. cardiovasc. Surg. 90 (1985) 148–150.
26. Neufeldt, K., M. Beer, H.-M. Becker: Entstehung, Verlauf und Therapie eines Angiosarkoms in Zusammenhang mit einer Aortenbifurkationsprothese. 8. Gefäßchirurgisches Symposium, Berlin 1993.
27. O'Connell, T.X., H.J. Fee, A. Golding: Sarcoma associated with Dacron prosthetic material. Case report and review of the literatur. J. thorac. cardiovasc. Surg. 72 (1976) 94–96.
28. Orsos, F.: Gefäßsproßgeschwulst (Gemmangioma). Beitr. Path. Anat. 93 (1934) 121.
29. Reers, B., P. Langhans, D.B. v. Bassewitz: Operationsausmaß und Prognose beim Hämangiopericytom. Langenbecks Arch. Chir. 372 (1987) 860.
30. Salfiti, J.I., H.K. Al-Hassan, T.A. Junaid, M.S. Khalifa, J.T. Christenson: A case of isolated ilias artery aneurysm due to a malignant retroperitoneal pelvic tumor. Vasa (Bern) 19 (1990) 336–340.
31. Scheumann, G.F.W., C. Schmid, E. Allhoff, J. Laas: Desobliterations-Operationen bei Tumorobstruktionen der Vena cava inferior. Die Grenze chirurgischen Handelns? Langenbecks Arch. Chir. (1993) 502–505.
32. Stuart, F.P., W.H. Baker: Palliative surgery for leiomyosarcoma of the inferior vena cava. Ann. Surg. 177 (1973) 237.
33. Sturm, J. M. Raute, M. Trede: Das Leiomyosarkom der Vena cava. Fallbeschreibung und Literaturübersicht. Langenbecks Arch. Chir. 376 (1991) 182–188.
34. Vercelli-Retta, J., M. Lassus, R. Ponce, J. Jaurena: Leiomyosarcoma of the inferior vena cava, Budd-Chiari syndrome and multiple endocrine morphological alterations. Vasa (Bern) 8 (1979) 60–62.
35. Vollmar, J., H. Loeprecht, A.S. Nadjafi: Die akute Vena-cava-inferior-Unterbrechung: Ligatur oder Rekonstruktion? Münch. med. Wschr. 115 (1973) 978.
36. Vollmar, J.F., E.-U. Voss, W. Mohr: Carotid body tumors – diagnostic and surgical aspects. Angéoiologie 32 (1980) 253.
37. Voss, E.-U., J. Vollmar, H. Meister: Tumoren des Glomus caroticum. Diagnostische und therapeutische Aspekte. Thoraxchirurgie 25 (1977) 1.
38. Weinberg, D.S., B.S. Maini: Primary sarcoma of the aorta associated with a vascular prosthesis: a case report. Cancer (Philad.) 46 (1980) 398–402.

7 Tumoren des Glomus caroticum – Diagnostik und Therapie

R. Häring, Ch. Germer und D. Albrecht

1 Allgemeine Gesichtspunkte

1.1 Definition

Die vom Glomus caroticum ausgehenden Tumoren zählen zu den **nichtchromaffinen Paragangliomen**. Sie sind also keine echten Geschwülste des N. sympathicus, obwohl sie enge Beziehungen zum sympathischen Nervensystem aufweisen. Häufigste Lokalisation dieser Paragangliome ist die Carotisdrüse selbst. Weitere Paraganglien sind das Glomus aorticum, das Paraganglion jugulare, tympanicum und intravagale. Von diesen können ebenfalls Tumoren ausgehen, die eine der Carotisdrüse ähnliche Struktur aufweisen und bisweilen **multizentrisch** und gemeinsam mit dem Tumor des Glomus caroticum auftreten (Literaturübersicht bei [15]). Praktisch können aus allen Paraganglien in der Nachbarschaft von Hirnnerven morphologisch vergleichbare Tumoren hervorgehen; meist sind diese aber hormonell inaktiv.

1.2 Historische Bemerkungen

Die Erstbeschreibung eines Paraganglioms des Glomus caroticum stammt von A. von Haller aus dem Jahre 1743. Die erste histologische Bearbeitung verdanken wir H. von Luschka aus dem Jahre 1862. Hutchison prägte 1888 wegen der kartoffelähnlichen Vorwölbung am vorderen seitlichen Halsdreieck die Bezeichnung „potatotumor".

1880 erfolgte erstmals die operative Entfernung eines Glomustumors durch Riegner in Breslau; der Patient verstarb jedoch postoperativ. Riegner hatte die Operation ursprünglich unter der klinischen Diagnose „Lymphknotentuberkulose" begonnen. Er fand dann aber ein Gebilde, das die A. carotis communis vollständig umwachsen hatte, so daß die Ligatur der A. und V. jugularis erforderlich war und sowohl der Truncus sympathicus als auch der N. vagus durchtrennt werden mußten.

1886 berichtete K. Maydl aus Wien über die erste, allerdings nicht erfolgreiche Exstirpation eines Glomustumors, bei der es zu einer Hemiplegie, Aphasie sowie zu einer Lähmung des N. facialis und des N. hypoglossus kam. Die erste erfolgreiche Entfernung ohne jegliche Komplikationen gelang 1889 E. Albert in Wien. Bis 1983 konnte L. Stellmach nach gründlicher Durchsicht der Literatur 1105 dieser seltenen Tumoren auffinden [25]. Inzwischen dürfte diese Zahl nach der uns zugänglichen Literatur auf etwa 1300 Fälle angewachsen sein. Literaturübersicht bei [15, 21, 25, 27].

1.3 Morphologische und physiologische Aspekte

Das Glomus caroticum, ein grau-rötliches, ca. 3 × 6 mm großes Gebilde, liegt an der Hinterwand und medial der A. carotis communis und reicht mit seinem oberen Pol bis an die A. carotis interna heran. Die Gefäßversorgung stammt aus der A. carotis externa und hier überwiegend aus der A. pharyngea ascendens. Das Knötchen

7 Tumoren des Glomus caroticum – Diagnostik und Therapie

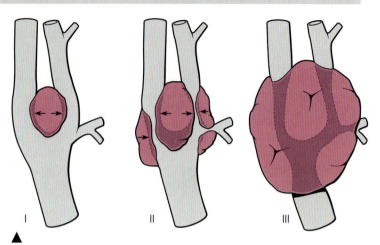

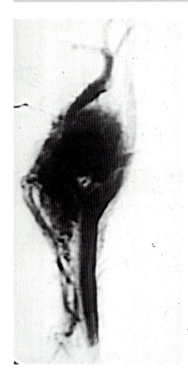

Abb. 7-2 Wachstumsformen der Tumoren des Glomus caroticum:
I nur geringe Beziehungen zur Gefäßwand;
II der Tumor umwächst die A. carotis teilweise;
III die Carotisgabel wird vom Tumor ummauert" (nach Linder [15]).

Abb. 7-1 Selektives Angiogramm der A. carotis mit Darstellung eines Glomustumors, der die Carotisgabel „aufspreizt". Der Tumor „reitet" auf der Carotisgabel.

entwickelt sich in der Adventitia der Arterie und verliert, obwohl es in der Carotisgabel nach kranial wächst, niemals die Beziehungen zur Gefäßwand (bedeutsam für die Exstirpation!) [15, 27]. Ferner bestehen zahlreiche Nervenverbindungen zum Sympathikus-, Vagus- und vor allem zum Sinusnerven des N. glossopharyngeus.

In der Region der Carotisgabel finden sich zwei **propriorezeptive Strukturen**:
1. Der Sinus caroticus, ein vaskulärer Pressorezeptor, mit einem feinen Nervenretikulum, das Verbindungen hat zum N. glossopharyngeus (Sinusnerv) und N. vagus. Bei Schlag oder Druck auf die Carotisregion kann der „Sinusreflex" (Bradykardie, selten Herzstillstand) ausgelöst werden.
2. Ein vaskulärer Chemorezeptor (Chemodektom), der auf pH-, pCO_2- und pO_2-Veränderungen reagiert und insbesondere bei einer Hypoxie regulatorische Wirkungen auf die Atmung hat.

Die Tumoren des Glomus caroticum „reiten" gewissermaßen auf der Carotisgabel und verursachen eine typische Spreizung der beiden Carotisäste (Abb. 7-1). Linder hat drei **Wachstumsformen** beschrieben (Abb. 7-2) [15]:

1. Tumoren, die nur geringe Beziehungen zur Gefäßzirkumferenz haben.
2. Der Tumor umwächst die Carotis teilweise entweder vorne oder hinten.
3. Die Carotisgabel wird regelrecht durch den fortgeschrittenen Tumor „ummauert".

Diese verschiedenen Wachstumsformen spielen für die Exstirpation des Tumors nicht nur durch lokales, sondern bisweilen auch infiltratives Wachstum in der Adventitia der Carotis und durch die Einbeziehung wichtiger Nerven eine besondere Rolle.

Der Tumor des Paraganglion caroticum ähnelt in seinem histologischen Aufbau der Struktur des normalen Organs [25]. So gewinnt man den Eindruck einer Hyperplasie. Lichtmikroskopisch findet man Nester mit epitheloiden polygonalen Zellen, umgeben von Zytoplasmaausläufern einzelner Typ-II-Spindelzellen (Abb. 7-3). Das umgebende Bindegewebe enthält Gefäße und Nerven sowie feine Retikulinfasern. Die Tumoren zeichnen sich durch verstärkten Gefäßreichtum aus.

LeCompte unterscheidet **drei Haupttypen** [Literaturübersicht bei 27]:
1. Paraganglionärer Typ mit ballenförmig angeordneten Hauptzellen, die aus teils spindeligen, teils rundlichen Zellelementen bestehen.

2. Adenomatöser Typ, dessen Hauptzellen plump gerundet erscheinen und Epithelzellen ähnlich sind.
3. Angiomatöser Typ, bei dem das gefäßreiche Stroma dominiert, in das spindel- bzw. sichelförmige Hauptzellen eingelagert sind.

Die Zuordnung zu den einzelnen Typen kann schwierig sein. Am leichtesten läßt sich der stark vaskularisierte Tumor einordnen. Ein Zusammenhang zwischen Geschwulsttyp und Häufigkeit einer malignen Entartung ist nicht erkennbar.

Nach der Literatur sind die Glomustumoren der A. carotis in 1–50% maligne [23, 25, 27]. Die Beurteilung der Dignität ist aufgrund des histologischen Befundes kaum möglich, da Kapseldurchbruch und infiltratives Wachstum nur selten als Zeichen für Bösartigkeit nachweisbar sind [6, 25, 29].

Die Malignität ergibt sich daher am ehesten aus dem klinischen Verlauf, d.h. im Auftreten von regionären Lymphknoten und/oder Fernmetastasen. Fernmetastasen (Lunge, Leber, Knochen) sind in Einzelfällen beschrieben [Literaturübersicht bei 27]. Daher ist die große Schwankungsbreite der Angaben zur Malignität zwischen 1 und 50% zu erklären. Die Metastasierungsrate wird zwischen 10% [10, 31] und 30% [7] in Abhängigkeit von der Lokalisation angegeben.

2 Epidemiologische Besonderheiten

Der Tumor kommt in allen Altersstufen ohne Bevorzugung des Geschlechts vor, in etwa 10% gehäuft **familiär** [8, 25]. In den Fällen mit familiärer Häufung finden sich in 30–50% bilaterale Tumoren des Glomus caroticum, ansonsten nur in 10–15% [1, 23]. In der Weltliteratur sind 31 Fälle mit multizentrischem Auftreten beschrieben, bei denen die Paragangliome auch außerhalb der Kopf-Hals-Region vorhanden waren [18].

3 Klinik und Diagnostik

3.1 Symptome und klinische Erscheinungsformen

Zu Beginn, d.h. bis zu einem Durchmesser von etwa 3 cm, ist das Paragangliom caroticum asymptomatisch. Es dauert oft Jahre, bis die schmerzlose, derbe Geschwulst seitlich am Hals auffällt, sich vorwölbt und tastbar wird (Abb. 7-4) oder

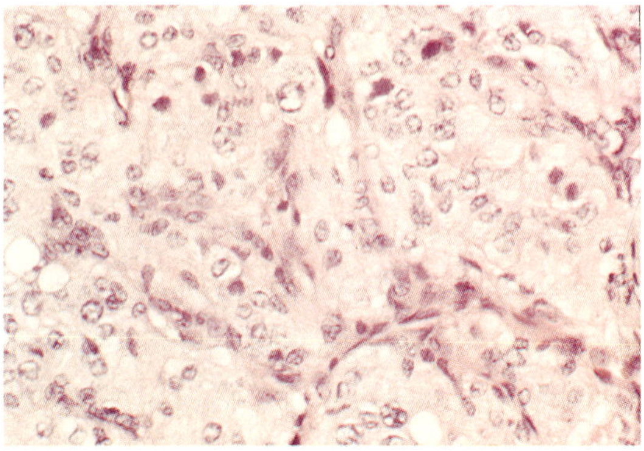

Abb. 7-3 Große polygonale Tumorzellen des Paraglanglioms mit schwach färbbarem Cytoplasma.
HE [12,5 mm = 100 mm].
(Für die Überlassung der Abbildung danken wir Herrn Prof. Dr. U. Gross, Pathologisches Institut, Universitätsklinikum Steglitz)

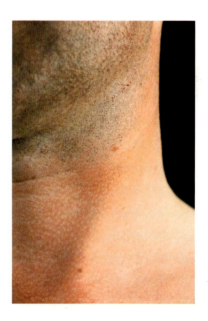

Abb. 7-4 Deutliche Vorwölbung am linken seitlichen Halsdreieck durch den Tumor.

sich durch in die Hinterkopfregion ausstrahlende Schmerzen bemerkbar macht. Bei weiterem Größenwachstum kann es durch Druck auf benachbarte Nerven (N. vagus, Truncus sympathicus, N. glossopharyngeus, N. facialis) zu Schluckstörungen, Heiserkeit und/oder Horner-Syndrom kommen.

Selten ist das **Charcot-Weiss-Baker-Syndrom** zu beobachten, das mit Anfällen von Bradykardie und Bewußtlosigkeit einhergeht [27]. Ebenso selten tritt eine zerebro-vaskuläre Insuffizienz durch Kompression oder Obturation der A. carotis interna auf; hier sind Kompensationsmechanismen (Ausweichen der A. carotis; kollateraler Strömungsausgleich durch den Circulus arteriosus cerebri - Willisi) wirksam [27].

Rob und Mitarb. haben fünf **klinische Erscheinungsformen** beschrieben [Literaturübersicht bei 27]:

1. langsam wachsender Knoten an einer Halsseite,
2. lateraler Halstumor mit neurologischen Ausfallserscheinungen (Heiserkeit, Horner-Syndrom, Zungenabweichung zur Tumorseite),
3. Tumor mit vergrößerten Halslymphknoten (sehr selten),
4. bisweilen starke Pulsationen und Gefäßgeräusch,
5. vasomotorische Attacken durch Druck auf den Sinus caroticus (Rarität).

3.2 Klinische Untersuchung

Bei Verdacht auf einen Tumor des Glomus caroticum umfaßt die klinische Untersuchung die **bilaterale Inspektion**, **Palpation** und **Auskultation** der seitlichen Halspartien. Bei stark vaskularisierten Tumoren sind unter Umständen eine

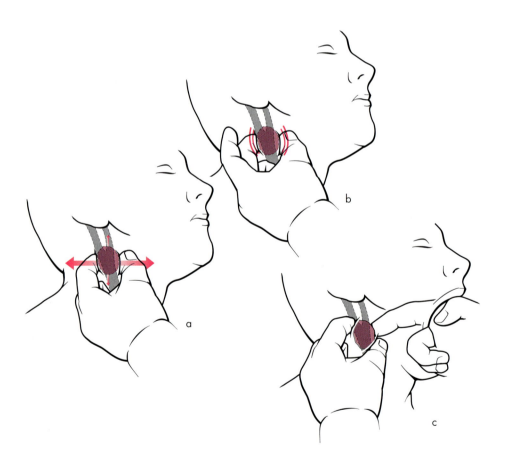

Abb. 7-5　Klinische Zeichen bei einem Tumor des Glomus caroticum (nach Voss et al. [27]): Verschieblichkeitszeichen (a), Pulsationszeichen (b), Lokalisationszeichen (c).

Pulsation und Strömungsgeräusche wie bei einem Aneurysma festzustellen. Schon aus forensischen Gründen sollte auch präoperativ eine neurologische Überprüfung der Hirnnervenfunktion erfolgen.

Zur **differentialdiagnostischen Abgrenzung** der Glomustumoren gegenüber Lymphknotenvergrößerungen, bronchiogenen Zysten, malignen Tumoren oder Carotis-Aneurysmen empfiehlt sich die einfache Prüfung der drei klinischen Zeichen nach Fontaine und Kocher (Abb. 7-5) [Literatur bei 27]. Ist eines dieser Zeichen positiv, muß stets an einen Glomustumor der A. carotis gedacht werden!

3.3 Apparative Untersuchungen

Das apparative Diagnoseprogramm umfaßt heute in dieser Reihenfolge die B-Scan-Sonographie, die farbkodierte Duplexsonographie (FKDS), die selektive arterielle Subtraktionsangiographie, die Computertomographie (CT) und/oder die Magnetresonanztomographie (MRT). Mit diesen Techniken ist die Diagnose sicher zu stellen.

Die **B-Scan-Sonographie** dient als orientierendes Verfahren. Typische Kriterien sind: inhomogene Raumforderung, mittlere Echogenität [12] und die Aufspreizung der Carotisgabel (Abb. 7-6).

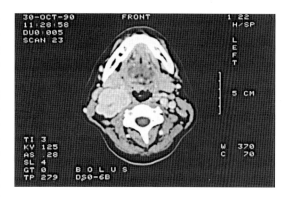

Abb. 7-7 CT-Befund eines großen rechtsseitig gelegenen Tumors des Glomus caroticum mit Spreizung der Carotisgabel.

Die **FKDS** erfolgt als nächster diagnostischer Schritt [4, 12]. Sie informiert über den intratumoralen Blutfluß und die Durchgängigkeit der Carotisäste. Die FKDS erlaubt eine gute Differenzierung gegenüber anderen soliden oder zystischen Prozessen der Halsregion, und in der Regel kann mit ihr die Diagnose gesichert werden.

Vor geplanter Operation ist die **selektive arterielle Subtraktionsangiographie** unbedingt erforderlich [11, 12, 27]. Sie liefert Informationen über die versorgenden Tumorgefäße, die Abgrenzbarkeit der A. carotis interna sowie über die intrakranielle Kollateralversorgung im Stromgebiet der A. carotis interna (s. Abb. 7-1). Direkt im Anschluß an die Angiographie kann, wenn dies notwendig ist, die Embolisierung der tumorversorgenden Gefäße erfolgen.

Die modernen Schnittbildverfahren (CT, MRT) kommen eigentlich nur bei großen Tumoren und Verdacht auf Malignität in Frage, um eine Verdrängung bzw. Infiltration von benachbarten Strukturen zu erkennen (Abb. 7-7). Man sollte diese Untersuchung mit Kontrastmittelgabe kombinieren. Die MRT hat den Vorteil der besonders guten Weichteilabbildung in jeder beliebigen Schnittebene.

Prinzipiell gilt, daß wegen der erheblichen Blutungsgefahr **keine** Punktion oder Probeexzision des Tumors vorgenommen werden sollte.

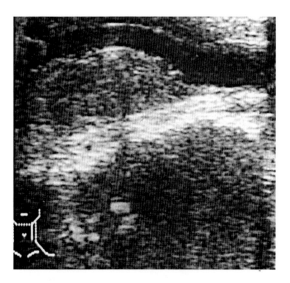

Abb. 7-6 B-Scan-Sonographie eines Glomuscaroticum-Tumors.
Man erkennt deutlich die Aufspreizung der Carotisgabel (kranial = linker Bildrand).

4 Therapieverfahren

4.1 Operation

Indikation. Die Indikation zur vollständigen operativen Entfernung des Tumors ist stets gegeben, vorausgesetzt der Patient ist in einem operationsfähigen Zustand. Eine Tumorverkleinerung kommt nur ausnahmsweise bei lokaler Inoperabilität, z.B. bei großen destruierenden Geschwülsten, in Frage.

Eine Strahlentherapie ist wirkungslos, die alleinige angiographische interventionelle Katheterembolisation unzureichend. Durch die Embolisation verkleinert sich der Tumor nur temporär, aber es entwickelt sich sehr schnell ein Kollateralkreislauf. Das Verfahren hat in Kombination mit der Operation deutliche Vorteile (s. dort).

Operationstaktik. Wegen des meist ausgeprägten Gefäßreichtums des Tumors kann der operative Eingriff mit starken Blutverlusten einhergehen. Außerdem besteht die Gefahr einer Verletzung der A. carotis, da der Tumor enge Beziehungen zur Adventitia hat, wenn er auch nicht direkt die Gefäßwand infiltriert. Gegebenenfalls ist eine Gefäßrekonstruktion erforderlich. Deshalb sollte die Operation von einem erfahrenen Gefäßchirurgen durchgeführt werden; sehr

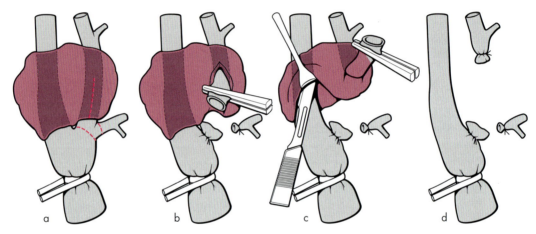

Abb. 7-8 Operationstechnik: Resektion eines Glomus-caroticum-Tumors (nach Voss et al. [27]).
a Anschlingen der A. carotis communis, Darstellung der A. carotis externa;
b Ligatur und Durchtrennung der A. carotis externa direkt am Abgang;
c der Tumor läßt sich jetzt nach kranial und lateral hochziehen und präparieren;
d radikale Entfernung ohne Resektion der A. carotis interna.

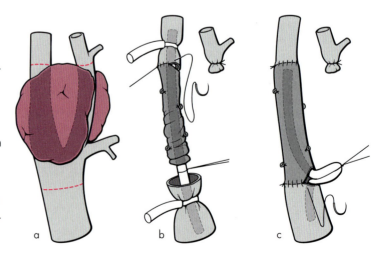

Abb. 7-9 Operationstechnik: Glomus-caroticum-Tumor Grad III.
a Resektion des Tumors;
b Rekonstruktion der A. carotis interna mit einem V.-saphena-Interponat, Aufrechterhaltung der Perfusion durch einen intraluminalen Shunt.
c Proximale Anastomose fertiggestellt, die distale nur partiell, Entfernung des intraluminalen Shunts und Vervollständigung der distalen Anastomose.

große Tumoren erfordern wegen der anatomischen Besonderheiten ein interdisziplinäres Operationsteam (Hals-Nasen-Ohren-Arzt und Gefäßchirurg).

Das operationstaktische Vorgehen richtet sich nach dem Grad der Einbeziehung der A. carotis in den Tumor (s. Abb. 7-2) [15, 22]. Tumoren der Gruppen I und II können in der Regel ohne Resektion der A. carotis interna chirurgisch radikal reseziert werden. Im Stadium III ist die Resektion der A. carotis interna unerläßlich, deren Rekonstruktion am besten mit einem V.-saphena-Interponat und am sichersten mit Hilfe eines intraluminalen Shunts erfolgt [11, 27].

Bei der Tumorresektion sind folgende operationstaktische Schritte zu beachten [2, 27]:
1. großzügige Schnittführung und optimale Exposition des Operationsgebietes entweder durch Längsschnitt parallel zum Vorderrand des M. sternocleidomastoideus oder durch einen kosmetisch günstigeren Querschnitt;
2. Anschlingen der A. carotis communis zur zentralen Blutungskontrolle;
3. Präparation der A. carotis externa distal und proximal des Tumors. Nach Ligatur wird die A. carotis externa direkt am Abgang durchtrennt. Jetzt läßt sich der Tumor mit der Arterie nach kranial und lateral anspannen, so daß die ventrolaterale Partie der Geschwulst freiliegt und übersichtlich präpariert werden kann.
4. Voss und Vollmar [27] empfehlen, die A. carotis schädelwärts nur anzuschlingen, wenn dies bei guter Übersicht problemlos möglich ist. Cave Verletzungsgefahr! Das Auslösen der A. carotis interna erfolgt streng in der subadventitiellen Schicht, und zwar von zentral nach peripher. Ist das Gefäß zirkulär vom Tumor umwachsen, wird dieser bis auf die Arterie gespalten und dann nach vorne und dorsal vorsichtig von der Arterie abpräpariert (Abb. 7-8).
5. Ist die Erhaltung der A. carotis interna nicht möglich, wird ein V.-saphena-Segment interponiert, evtl. unter dem Schutz eines intraluminalen Kunststoffshunts (Abb. 7-9). Ein kleinerer Einriß an der Gefäßwand läßt sich durch Naht, allenfalls auch mit einem Streifentransplantat (V. saphena) versorgen.
6. Bei der Präparation des Tumors ist eine Verletzung der hier verlaufenden Hirnnerven – N. hypoglossus, N. vagus, distale Äste des N. facialis – möglichst zu vermeiden.

4.2 Präliminare Katheterembolisation

Die präoperative supraselektive Katheterembolisation der tumorversorgenden Arterien reduziert die Durchblutung der Geschwulst eindeutig. Damit sind größere intraoperative Blutverlu-

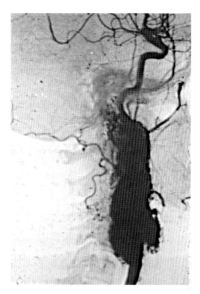

Abb. 7-10 Selektive Carotis-Angiographie mit Darstellung eines großen, stark vaskularisierten Glomus-caroticum-Tumors.
(Röntgen-Abteilung, Universitätsklinikum Steglitz, Leiter: Prof. Dr. H.-J. Wolf)

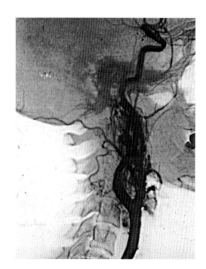

Abb. 7-11 Der gleiche Patient wie in Abbildung 7-10; unmittelbar nach Embolisierung der zuführenden Gefäße des Glomus-caroticum-Tumors. Deutliche Verminderung der Durchblutung im Tumorbereich.

ste vermeidbar [14, 24]. Dieses kombinierte zweistufige Vorgehen empfiehlt sich vor allem bei großen, stark vaskularisierten Paragangliomen.

Zu beachten ist, daß die Operation innerhalb von 24 bis spätestens 48 Stunden nach der Embolisation erfolgen muß. Durch die Kontrastmittelreaktion kommt es sonst zu einer ausgeprägten sklerosierenden Gewebsreaktion, die die Präparation des Tumors erheblich erschweren kann. Wir haben bei drei unserer Patienten diese kombinierte Strategie mit gutem Erfolg praktiziert (Abb. 7-10 und 7-11).

5 Ergebnisse

Die Ergebnisse der Exstirpation des Glomus-caroticum-Tumors müssen unbedingt unter dem Aspekt des Spontanverlaufs gesehen werden. 30 Prozent der nicht oder nicht radikal behandelten Patienten versterben direkt an den Folgen des Carotistumors [19]. Früher lag die Kliniksletalität bei 30–50%. Sie war durch die – häufig wegen intraoperativer Blutungen durchgeführte – Ligatur der A. carotis interna verursacht. Heute beträgt die Letalität weniger als 1% (Tab. 7-1). Nach Durchsicht der neueren Literatur mit insgesamt 186 ausgewerteten Fällen (incl. der eigenen) betrug die Kliniksletalität 0,5%, die Apoplexierate 2,1% und die Quote der Hirnnervenläsionen 27,9%.

6 Eigenes Krankengut

Wir selbst haben **11 Tumoren** des Glomus caroticum bei **9 Patienten** operiert. Kein Kranker ist verstorben. Dreimal lag eine familiäre Disposition mit doppelseitigem Tumor vor. Dreimal wurde die A. carotis externa, einmal die Carotisbifurkation mitreseziert (Abb. 7-12 und 7-13). Einmal kam es zu einer Verletzung der A. carotis interna, die mit einem Venen-Patch versorgt wurde. Bei einem Patienten trat eine vorübergehende N.-hypoglossus-Schwäche auf.

Bei drei Patienten wurde mit gutem Erfolg eine **Katheterembolisation** und anschließend die Tumorexstirpation durchgeführt.

Quasi als „warnendes Beispiel" möchten wir einen besonderen Kasus einer zum Operationszeitpunkt 41jährigen Patientin vorstellen: 18jährig, wurde bei ihr eine Geschwulst links seitlich am Hals festgestellt. Der behandelnde HNO-Arzt entfernte daraufhin die Tonsillen, da er sie damit in Verbindung brachte. Jedoch stellte sich keine Besserung ein. Einige Monate später eröffnete man das seitliche Halsdreieck und fand in der Tiefe einen gefäßreichen Tumor mit glatter Oberfläche, der entzündlich verändert schien. Die Hinterwand des Tumors war mit der A. carotis und V. jugularis interna verwachsen. Deshalb wagte man nur eine Teilentfernung der Geschwulst. Die intraoperative Schnellschnittuntersuchung ergab ein „Lymphom".

Tab. 7-1   Letalität und Morbidität nach Exstirpation von Tumoren des Glomus caroticum.

Literatur		Pat.-Zahl	Letalität	Apoplex	Nervenläsionen
		n	n	n	n / (%)
Daudi	[3]	14	0	0	10 (71)
Dickinson	[5]	26	0	1	5 (19)
Hallett	[9]	37	0	0	15 (41)
Kraus	[13]	14	0	0	4 (29)
McCabe	[16]	11	1	1	0
McPherson	[17]	22	0	0	8 (36)
Robinson	[20]	7	0	0	1 (14)
Ward	[28]	16	0	0	4 (25)
Williams	[30]	30	0	1	4 (13)
Eigenes Krankengut		9	0	0	1 (10)
Gesamt (%)		**186**	1 (0,5)	3 (2,1)	52 (27,9)

Die spätere histologische Aufarbeitung ergab jedoch ein „angiomatöses Gebilde", dessen Klassifizierung dem Pathologen nicht eindeutig möglich war. Am ehesten vermutete er ein „malignes Endotheliom".

Im Anschluß an diesen Eingriff wurde die Patientin mit einer Gesamtdosis von 2800 rad bestrahlt. Wegen einer starken Strahlenreaktion der Haut und weiterer Größenzunahme des Tumors wurde die Bestrahlung schließlich eingestellt und erneut operiert. Dabei kam es zu einer schweren intraoperativen Blutung durch Einriß der A. carotis, die die Ligatur der A. carotis communis durch einen gesonderten Schnitt oberhalb des Jugulums erforderlich machte. Glücklicherweise traten keine Zeichen einer Gehirnschädigung auf. Jedoch blieben als Folge eine entstellende Narbe, ein Horner-Syndrom, eine inzwischen kompensierte Rekurrensparese und eine Facialisparese zurück. Der Tumor konnte radikal exstirpiert werden, und der Pathologe sprach jetzt von einer „malignen Form eines Glomustumors".

Die Patientin war 23 Jahre tumorfrei, bis sie 1976 auf der rechten Seite ebenfalls einen Knoten – wie damals – bemerkte. Wir haben sie dann 1982 operiert, fanden einen Glomustumor, den wir trotz der schwierigen Situation – frühere Unterbindung der A. carotis communis auf der anderen Seite – ohne Komplikationen für die Patientin entfernen konnten (Abb. 7-14 und 7-15). Zu bemerken ist noch, daß bei ihrem Bruder ebenfalls Glomustumoren beidseits diagnostiziert wurden, die wir dann in zweimonatigen Abständen komplikationslos entfernten.

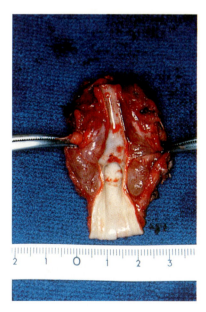

Abb. 7-12   Operationspräparat eines Glomuscaroticum-Tumors Grad III.
Der Tumor mußte en bloc mit der Carotisgabel exstirpiert werden.

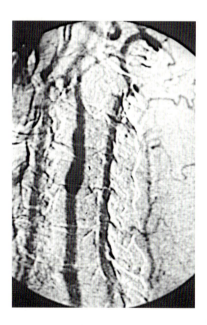

Abb. 7-13   Der gleiche Patient wie in Abbildung 7-12; postoperatives Angiogramm nach Rekonstruktion der A. carotis interna durch ein V.-saphena-Interponat.
Glatte Durchgängigkeit des Transplantats.
(Röntgenabteilung, Universitätsklinikum Steglitz, Leiter: Prof. Dr. H.-J. Wolf)

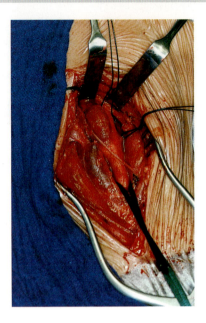 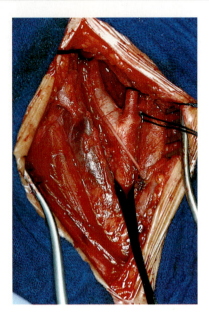

Abb. 7-14 Die A. carotis communis mit der Carotisgabel ist freigelegt. Man erkennt den Glomustumor zwischen A. carotis interna und externa als dunkelblau-rötliche, flache Geschwulst.

Abb. 7-15 Die freigelegte Carotisgabel nach radikaler subadventitieller Exstirpation des Glomustumors.

7 Schlußfolgerungen

Tumoren des Glomus caroticum sind selten, aber auch mit dem **sehr seltenen** Befund müssen wir rechnen. Die Seltenheit einer Erkrankung erfordert besondere Beachtung und Kenntnisse, wie der oben geschilderte Fall deutlich macht. Die gründliche Information über das diagnostische und operative Procedere bei Tumoren des Glomus caroticum ist eine Conditio sine qua non. Sie verlangt insbesondere auch spezielle Erfahrungen in der rekonstruktiven Gefäßchirurgie.

Literatur

1. Balatsouras, D.G., P.N. Eliopoulos, C.N. Economou: Multiple glomus tumors. J. Laryng. 106 (1992) 538–543.
2. Bishop, G.B., M.M. Urist, T.E. Gammal, G.E. Peters, W.A. Maddox: Paragangliomas of the neck. Arch. Surg. 127 (1992) 1441–1445.
3. Daudi, F.A., O.G. Thurston: Carotid body tumors: The University of Alberta Hospital experience. Canad. J. Surg. 32 (1989) 159–161.
4. Delcker, A., H.C. Diener, R.D. Müller, R. Haase: Carotid body tumor: Appearance on color-flow Doppler sonography. Vasa (Bern) 20 (1991) 280–282.
5. Dickinson, P.H., S.M. Griffin, A.J. Guy, I.F. McNeill: Carotid body tumour: 30 years experience. Brit. J. Surg. 73 (1986) 14–16.

Literatur

6. Dinges, S., V. Budach, M. Stuschke, U. Schmidt, W. Budach, H. Sack: Maligne Paragangliome – Ergebnisse der Strahlentherapie bei sechs Patienten. Strahlentherapie 169 (1993) 114–120.
7. Gaylis, W., C.G. Mieny: The incidence of malignancy in carotid body tumors. Brit. J. Surg. 64 (1977) 885–889.
8. Grufferman, S., M.W. Gillman, L.R. Pasternak: Familial carotid body tumors: Case report and epidemiologic review. Cancer (Philad.) 46 (1980) 2116–2122.
9. Hallett jr., J.W., J.D. Nora, L.H. Hollier, K.J. Cherry, P.C. Pairolero: Trends in neurovascular complications of surgical management for carotid body and cervical paragangliomas: a 50-year experience with 153 tumors. Vasc. Surg. 7 (1988) 284–291.
10. Heinrich, M.C., A.E. Harris, W.R. Bell: Metastatic intravagale paragangliome: Case report and review of the literature. Amer. J. Med. 78 (1985) 1017–1024.
11. Kania, U., J. Jakschik, R. Häring: Das Paragangliom des Glomus caroticum. Angio 11 (1989) 19–27.
12. Koch, T., M. Vollrath, T. Berger, H. Milbradt, P. Heintz: Die Diagnostik des Glomus-caroticum-Tumors durch bildgebende Verfahren. H.N.O. (Berl.) 38 (1990) 148–153.
13. Kraus, D.H., B.M. Sterman, A.G. Hakaim, E.G. Beven, H.L. Levine, B.G. Wood, H.M. Tucker: Carotid body tumors. Arch. Otolaryng. Head Neck Surg. 116 (1990) 1384–1387.
14. LaMuraglia, G.M., R.L. Fabian, D.C. Brewster, J.P. Pile-Spellman, R.C. Darling, R.P. Cambria, W.M. Abbott: The current surgical management of carotid body paragangliomas. Vasc. Surg. 15 (1992) 1038–1045.
15. Linder, F.: Tumoren der Karotisdrüse. Langenbecks Arch. Chir. 276 (1953) 156–161.
16. McCabe, D.P., P.S. Vaccaro, A.G. James: Treatment of carotid body tumors. J. cardiovasc. Surg. (Torino) 31 (1990) 356–358.
17. McPherson, G.A.D., A.W. Halliday, A.O. Mansfield: Carotid body tumors and other cervical paragangliomas: diagnosis and management in 25 patients. Brit. J. Surg. 76 (1989) 33–36.
18. Mena, J., J. C. Bowen, L.H. Hollier: Metachronous bilateral nonfunctional intercarotid paraganglioma (carotid body tumor) and functional retroperitoneal paraganglioma: Report of a case and review of the literature. Surgery 114 (1993) 107–111.
19. Monroe, R.S.: The natural history of carotid body tumors and their diagnosis and treatment with a report of five cases. Brit. J. Surg. 37 (1949/50) 445.
20. Robinson, J.G., F.W. Shagets, W.C. Beckett, J.B. Spies: A multidisciplinary approach to reducing morbidity and operative blood loss during resection of carotid body tumor. Surg. Gynec. Obstet. 168 (1989) 166–170.
21. Schopp, R.: Primäre Geschwülste in der Karotisgabel. Münch. med. Wschr. 111 (1969) 1558–1565.
22. Shamblin, W.R., W.H. ReMine, S.G. Sheps, E.G. Harrison: Carotid body tumor (chemodectoma) analysis of 90 cases. Amer. J. Surg. 122 (1971) 732–739.
23. Shedd, D.P., J.D. Arias, R.P. Glunk: Familial occurence of carotid body tumors. Head Neck Surg. 12 (1990) 496–499.
24. Smith, R.F., P.C. Shetty, D.J. Reddy: Surgical treatment of carotid paragangliomas presenting unusual technical difficulties. The value of preoperative embolization. Vasc. Surg. 7 (1988) 631–637.
25. Stellmach, L.: Zur Operation der zweiten Seite von bilateralen Glomus caroticum-Tumoren nach Karotis-Ligatur auf der Seite der Erstoperation. Inaugural-Dissertation, Berlin 1983.
26. Vogl, T., M. Bauer, H. Schedel, R. Brüning, K. Mees, J. Lissner: Kernspintomographische Untersuchungen von Paragangliomen des Glomus caroticum und Glomus jugulare mit Gd-DTPA. Fortschr. Röntgenstr. Nuklearmed. (Suppl.) 148 (1988) 38.
27. Voss, E.U., J.F. Vollmar, H. Meister: Tumoren des Glomus caroticum. Thoraxchirurgie 25 (1977) 1.
28. Ward, P.H., C. Liu, F. Vinueal, J.R. Bentson: Embolisation: an adjunctive measure for removal of carotid body tumors. Laryngoscope 98 (1988) 1287–1291.
29. Wax, M.K., D.R. Briant: Carotid body tumors: A review. J. Otolaryngol. 21 (1992) 277–285.
30. Williams, M.D., M.J. Phillips, W.R. Nelson, W.G. Rainer: Carotid body tumor. Arch. Surg. 127 (1992) 963–968.
31. Zabaren, P., W. Lehmann: Carotid body paragangliomas with metastases. J. Laryng. 95 (1985) 450–454.

8
Das Leiomyosarkom der Vene

H. Erasmi, M. Walter und S. Mönig

1 Einleitung

Leiomyosarkome (LMS) gehören in die Gruppe der malignen Weichteiltumoren, die etwa 1% aller Malignome ausmachen [14]. Aber nur 6,5% aller Weichteilsarkome sind Leiomyosarkome [13], und davon nur 2% vaskuläre Leiomyosarkome [5]. Es handelt sich also um sehr seltene Tumoren. Dennoch sind seit der Erstbeschreibung durch Perl 1871 in einem Autopsiebericht etwas mehr als 200 Fälle von venösen LMS publiziert worden [5]. Während Bailey [1] 1975 noch berichtete, daß 44% der bis dahin bekannten Fälle erst post mortem diagnostiziert worden seien, zeigt die Analyse von Mingoli [12] 15 Jahre später, daß nur noch 22,2% der LMS der V. cava autoptisch verifiziert wurden.

Der zunehmende Einsatz von Sonographie und Computertomographie ermöglicht nun offensichtlich die frühzeitigere Diagnose der LMS, wenn sie auch weiterhin meist in einem fortgeschrittenen Stadium entdeckt werden.

2 Lokalisation, Alter und Geschlechtsverteilung

Vaskuläre LMS gehen von den glatten Muskelzellen der Gefäßmedia aus und betreffen 5mal häufiger Venen als Arterien [7, 10]. Während die V. cava inferior (V.c.i.) mit rund 60% bevorzugter Ausgangspunkt eines LMS ist [5], sind Mitteilungen über den Befall von peripheren Gefäßen – etwa an Hand oder Fingern [11, 16] nur vereinzelt zu finden. Die Inzidenz der LMS scheint also vom Stamm zur Körperperipherie hin abzunehmen und ist damit umgekehrt proportional der Gefäßwanddicke und dem Binnendruck [10]. Wie dies jedoch zu dem ungleichmäßigen Verteilungsmuster führen kann, ist bislang völlig ungeklärt. Eher verständlich ist die Überlegung [18], daß die topographische Verteilung der Weichteilsarkome in etwa der volumenmäßigen Verteilung des Ursprungsgewebes entspricht. So finden sich vaskuläre LMS überwiegend retroperitoneal, während maligne fibröse Histiozytome, Liposarkome und Synovialsarkome besonders häufig an den unteren Extremitäten gesehen werden [3, 13].

Das LMS ist eine Erkrankung des Erwachsenenalters mit einem Gipfel zwischen dem 50.–60. Lebensjahr [5, 8]. Die Prädominanz des LMS in der V.c.i. bei Frauen in 80% ist in der Literatur gut belegt [5, 8, 10, 12]. Primäre LMS der Extremitätenvenen dagegen betreffen Männer und Frauen annähernd gleichmäßig [8, 16]. Als Erklärung für die Bevorzugung des weiblichen Geschlechtes und die Hauptlokalisation des LMS in der V.c.i. wurde auf die Koinzidenz von kavalen LMS und Leiomyomen des Uterus hingewiesen und eine intravasale Infiltration fibromatöser Uterusveränderungen bis in die Hohlvene angenommen [17]. Dies erklärt jedoch nicht, wieso LMS in anderen großen Venen in 66% Männer und in nur 33% Frauen betreffen und LMS der großen Arterien eine nahezu gleichmäßige Geschlechtsverteilung zeigen [7]. Wenn auch für die Entstehung der Weichteilsarkome eine Exposition gegenüber Karzinogenen angenommen wird [3], ist die ungleiche Geschlechtsverteilung der vaskulären LMS ungeklärt.

3 Morphologie

LMS sind langsam wachsende Tumoren, die sich entlang von Gewebsoberflächen, Faszien und Muskelsepten entwickeln. Benachbarte Organe werden verdrängt, aber in der Regel nicht infiltriert [8, 9, 12]. Ein klassisches Zeichen der Malignität – das infiltrierende Wachstum – ist bei den LMS also unverläßlich und findet sich allenfalls als Spätzeichen in weit fortgeschrittenen Stadien [12].

Die Malignome wachsen überwiegend extraluminal, gelegentlich aber auch ausschließlich intraluminal [12]. Durch die zunehmende Kompression des umgebenden Gewebes entsteht eine Pseudokapsel, die die knotigen Tumoren umhüllt [9, 15], jedoch nicht als Zeichen von Gutartigkeit fehlgedeutet werden darf, da sie von gelegentlichen diskontinuierlich wachsenden Tumorausläufern durchdrungen wird [9, 11, 15]. Elektronenmikroskopisch charakterisiert das vaskuläre LMS ein zellreiches Tumorgewebe: verschlungene Bündel von Tumorzellen, die sich überkreuzen und in Wirbeln angeordnet sind, Pleomorphie, Zellvarianz, Myofibrillen, Kernatypien und Riesenzellen [9, 11, 15]. Die Mitoseaktivität innerhalb eines Tumors kann sehr unterschiedlich sein, korreliert aber nicht mit dem biologischen Verhalten [5, 6].

Die Differenzierung der LMS als mesenchymale Tumoren gegenüber epithelialen gelingt heute in den meisten Fällen durch immunhistochemische Methoden. So lassen sich die LMS als Tumoren muskulären Ursprungs durch Desmin-Antikörper diagnostisch absichern [11].

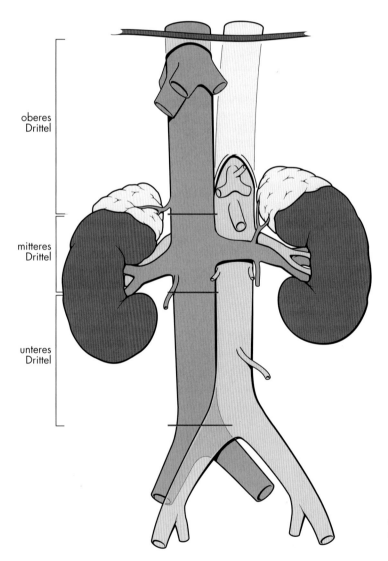

Abb. 8-1 Segmenteinteilung der V. cava inferior.

4 Leiomyosarkome des Retroperitoneums

4.1 Klinik

Die LMS sind zwar die häufigsten Neoplasien der V. cava inferior (V.c.i.) [10], betreffen die untere Hohlvene jedoch in unterschiedlichem Ausmaß. Sowohl aus klinischer als auch aus OP-technischen Gründen hat sich daher eine Unterteilung der V.c.i. in Segmente als sinnvoll erwiesen (Abb. 8-1).

Segmenteinteilung. Das untere Segment liegt immer infrarenal, das mittlere umfaßt die Nierenveneneinmündungen – bei einigen Autoren auch die Lebervenen. Das obere Segment bezieht, je nach Autor, die Leberveneneinmündungen mit ein oder beginnt erst darüber.

Mit 28–56% ist das mittlere Segment am häufigsten betroffen (Abb. 8-2), gefolgt vom unteren mit 6–34%, am seltensten das obere [1, 4, 8, 12, 20]. Nicht immer ist der Tumor auf ein einzelnes Segment lokalisiert. Es können zwei oder auch alle Abschnitte der Hohlvene betroffen sein. Trotz der erstaunlichen Größe, die diese Tumoren bei extraluminalem Wachstum erreichen können, sind sie oft lange symptomlos und bleiben daher unentdeckt. Intraluminal wachsende Tumoren sind typischerweise kleiner [9, 20], können aber die gesamte Hohlvene bis zum Herzen – und als Rarität selbst die A. pulmonalis – einbeziehen [9].

Symptomatologie und **klinisches Erscheinungsbild** der LMS der V. cava sind vielseitig und bestimmt durch die Lokalisation des Tumors, dessen Ausdehnung sowie appositionelle Thrombosen und die dadurch verursachten Strömungsbehinderungen. Dabei werden die Symptome im wesentlichen durch den am höchsten gelegenen Tumoranteil bestimmt [4].

Wächst der Tumor überwiegend extraluminal, behindert er also nicht den venösen Abstrom in der V.c.i., so sind die ersten Symptome häufig solche, die durch die Kompression des Gastrointestinaltraktes hervorgerufen werden. Diffuse abdominelle Schmerzen geben etwa 60% der Betroffenen an [5, 12], insbesondere dann, wenn der Tumor im unteren oder mittleren Abschnitt lokalisiert ist. Überraschenderweise haben diese Patienten häufig keine Beinschwellung, da bei dem langsamen Tumorwachstum im allgemeinen ein gut funktionierendes Kollateralnetz ausgebildet wird.

Betreffen die Tumoren jedoch das obere Segment, sind sie häufig mit Beinschwellungen oder einem Budd-Chiari-Syndrom [4, 5, 8] vergesellschaftet.

Die LMS-bedingten Nierenvenenobstruktionen oder -thrombosen sind nicht selten symptomlos, da der venöse Abfluß zumindest der linken Niere über die adrenalen, gonadalen und lumbalen Kollateralen [20] in der Regel ausreicht.

Die venösen LMS wachsen langsam, aber unaufhaltsam. Trotz des postulierten niedrigen Metastasierungspotentials [11] haben 40–50% der Patienten zum Zeitpunkt der Diagnosestellung bereits Metastasen in Lunge und Leber, aber auch im knöchernen Skelett oder in der Haut [4, 5, 15].

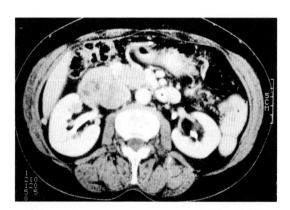

Abb. 8-2 Leiomyosarkom im mittleren Segment der V. cava inferior.

4.2 Diagnostik

Zur Abklärung eines retroperitonealen LMS hat sich – besser als die Oberbauchsonographie – die **Computertomographie mit Kontrastmittel** bewährt, da die exakte Tumorausdehnung und die Beziehung zu benachbarten Organen und Gefäßstrukturen besser abgeschätzt werden können [8, 9]. Noch aussagekräftiger ist jedoch die Untersuchung mit dem MNR, da hiermit der Tumorursprung am besten dargestellt werden kann und dem Chirurgen durch den Kontrast zwischen Tumor und umgebendem Gewebe sowie Gefäßen sehr plastisch die Beziehung zu den angrenzenden Organen verdeutlicht wird. Dies ermöglicht eine präzise Operationsplanung [3].

Arteriographie und **Phlebographie** einschließlich einer **Cavographie** klären das Ausmaß der Vaskularisation und die Art der einspeisenden Gefäße. Obwohl die Lumbalarterien gewöhnlich retroperitoneale Tumoren versorgen, können auch Äste des Truncus coeliacus, der Mesenterial- und Nierenarterien einbezogen sein [6]. Die Cavographie ist dann sinnvoll, wenn eine venöse Rekonstruktion geplant ist. Bleibt die Diagnose trotz der vorgenannten Untersuchungsschritte unklar, ermöglicht eine transvenöse Aspirationsbiopsie oder eine CT-gesteuerte Punktion die präoperative Sicherung der Diagnose.

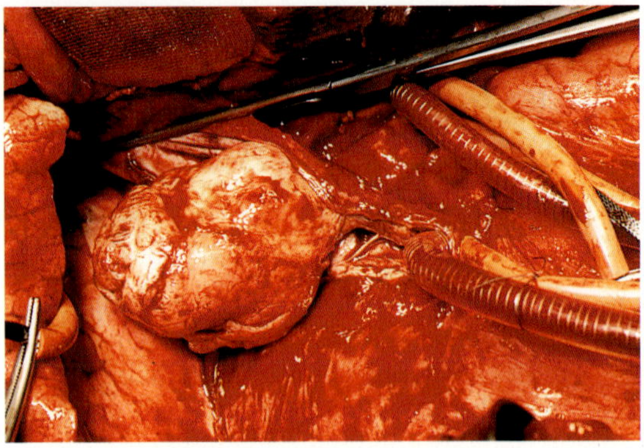

Abb. 8-3 Resektion eines LMS der V. cava inferior unter Einsatz einer Biopumpe.

4.3 Behandlung

Die radikale Operation ist bislang die einzige Therapie, die das Überleben der Patienten beeinflußt. Allerdings ist die komplette Resektion nur in rund 50% der Fälle möglich und beschränkt sich weitgehend auf das untere und mittlere Cava-Segment [12, 20]. Trotz der notwendigen Radikalität der Operation scheint die Ausdehnung der Resektionsgrenzen weit ins Gesunde, evtl. unter Mitnahme von Nieren und Gallenblase oder einer Leberteilresektion, keinen Vorteil gegenüber der begrenzten Operation zu bieten [12], da die Inzidenz der lokalen Rezidive davon nicht berührt wird und bis zu 75% beträgt [9, 12].

Wenn die V. cava inferior durchgängig ist, kann nach tangentialer Resektion bis zu 50% der Zirkumferenz die Vene durch eine direkte Naht verschlossen werden. Größere Defekte werden durch eine Streifenplastik versorgt. Ist die Resektion der tumortragenden Vene erforderlich, sollte als Interponat der relativ starrwandigen, ringverstärkten PTFE-Prothese der Vorzug gegeben werden [5].

Ein Interponat ist jedoch nicht immer zwingend erforderlich. Im unteren, aber auch im mittleren Drittel kann die V.c.i. ohne wesentliche Komplikationen ligiert werden [4], ebenso wie die linke Nierenvene, da die venöse Drainage von einem ausgedehnten Kollateralsystem übernommen wird. Die rechte Niere verfügt jedoch nicht über solche Umgehungswege. Ist die rechte Nierenvene also in den tumorösen Prozeß einbezogen und erweist sie sich zur Aufrechterhaltung der Nierenfunktion als unerläßlich, ist die Autotransplantation – etwa in die Fossa iliaca – notwendig.

Tumoren des oberen Drittels der V.c.i. sind bislang ein nicht befriedigend gelöstes Problem. Eine venöse Rekonstruktion – im Einzelfall auch mit Hemihepatektomie und Autotransplantation der Leber – ist erforderlich. Miteinbezogen werden in die Operationsplanung muß auch die Ex-situ-Operation in Hypothermie oder die Tumorresektion unter dem Schutz einer venovenös angeschlossenen Biopumpe (Abb. 8-3).

Die Erfahrungen sind jedoch insgesamt gering, da ein hoher Prozentsatz der Patienten bei der Diagnosestellung bereits inoperabel ist [8, 10, 12]. Obwohl der Nutzen einer adjuvanten Therapie bislang nicht überzeugend nachgewiesen wurde, andererseits aber die Prognose der LMS so ungünstig ist, erhalten viele Patienten dennoch eine Radio- und/oder Chemotherapie. Einigen Mitteilungen zufolge soll ein günstiger Effekt auf die Inzidenz von Lokalrezidiven und die lokale Kontrolle bei Resttumoren beobachtet werden [3, 8]. Solitäre Metastasen in der Lunge oder Leber oder auch ein lokales Rezidiv sollen chirurgisch behandelt werden, wenn auch Langzeitüberlebende eine Rarität sind [3].

4.4 Prognose

In der Analyse von Mingoli zeigen 13,4% der radikal resezierten Patienten nach 12 Monaten ein lokales Rezidiv; 30,1% nach 25 Monaten Metastasen. Die 5-Jahres-Überlebensrate der kurativ operierten Patienten betrug 27,9%, die 10-Jahres-Überlebensrate 14,2%. War das mittlere Segment vom Tumor betroffen, war die 5-Jahres-Überlebensrate 48,3% und die 10-Jahres-Überlebensrate 34,4%, dagegen nur 9,3 und 0% für Tumoren im unteren Abschnitt [12].

Als sehr ungünstig in der Prognose erwiesen sich gering differenzierte LMS des oberen Segments der V.c.i., da sie nahezu alle inoperabel waren. Klinisch fand sich hier eine hohe Inzidenz von Beinschwellung und Budd-Chiari-Syndrom.

Ohne Einfluß auf die Prognose waren dagegen Tumorgröße und adjuvante Therapie. Auch Dzsinich kam zu dem Ergebnis, daß diese Faktoren ebensowenig wie die Lokalisation und der Malignitätsgrad die Überlebensrate beeinflussen [5].

Über die Bedeutung der mitotischen Aktivität für die Prognose wird sehr kontrovers diskutiert. Leu zieht den Schluß, daß nur ein Tumor von erheblicher Größe (mehr als 5 cm Durchmesser) und einer wirklich hohen mitotischen Aktivität einen prognostischen Faktor darstellt [11].

Letztlich sind also weder über die prognostischen Faktoren noch über Langzeitergebnisse nach Operationen allgemein anerkannte Aussagen zu machen. Dies ist jedoch nicht erstaunlich, da die Tumoren so selten sind, die Erfahrung der einzelnen Chirurgen daher auf einige wenige Fälle begrenzt sind und die meisten Publikationen sehr früh nach erfolgreicher Operation veröffentlicht werden.

5 Leiomyosarkome der peripheren Venen

Klinik. Das LMS der peripheren Venen bevorzugt die untere Extremität und hier – neben der V. saphena magna in 25% [5, 10] – die V. femoralis [2]. Die Tumoren imponieren als indolente Schwellung, bei sehr oberflächlicher Lage auch als „blutender ulzeröser Knoten" mit einer klinischen Wachstumszeit von mehreren Monaten [15]. LMS der tiefen Extremitätenvenen täuschen durch Okklusion dieser Gefäße das klinische Bild einer tiefen Beinvenenthrombose vor.

Die LMS der Extremitätenvenen zeigen einerseits ein intraluminales Wachstum und haben andererseits die Eigenschaft, die begleitende Arterie zu verlagern und zu komprimieren. Typischerweise bildet sich um die Vene und Arterie eine fibröse Kapsel (Conjunctiva vasorum). Durch den Druck gegen diese fibröse Gefäßscheide kommt es zur Einengung der Arterie. Dieses Phänomen gilt als so charakteristisch, daß bei jeder Arterieneinengung durch einen gefäßnahen Tumor auf der medialen Seite des Oberschenkels in die differentialdiagnostischen Überlegungen ein venöses LMS einbezogen werden sollte [2]. Neben dem klinischen Bild der Phlebothrombose mit Beinschwellungen können Patienten mit peripherem LMS also auch Schmerzen durch eine arterielle Minderdurchblutung aufweisen. Die Schädigung benachbarter Nerven hat zusätzlich neurologische Ausfälle zur Folge.

Die **Prognose** der oberflächlich gelegenen Tumoren der V. saphena magna ist etwas günstiger als die der tiefer gelegenen, da sie früher diagnostiziert werden. Dennoch ist der Bericht von Leu über einen nun 18 Jahre langen rezidiv- und metastasenfreien Verlauf nach Exzision eines LMS der V. saphena magna besonders glücklich [11].

Diagnostik. Neben der CT- oder besser noch der MNR-Untersuchung erfordert die Mitbeteiligung von venösen und arteriellen Leitgefäßen immer die Arterio- und Phlebographie. Eine ausreichende, möglichst offene Biopsie ist die Basis der Therapieplanung, denn nur so sind eine genaue Diagnose, ein histologisches Grading und – unter Einbeziehung der radiologischen Untersuchungen – eine GTNM-Klassifikation möglich [3]. Kleine, oberflächlich gelegene Tumoren werden im Sinne einer Exzisionsbiopsie entfernt. Für größere Tumoren steht die Inzisionsbiopsie zur Verfügung.

Behandlung. Die adäquate Behandlung stellt die komplette Entfernung des Tumors mit einem Sicherheitsabstand von wenigstens 2 cm dar [3, 15]. Auch hier gilt – wie auch für die übrigen LMS –, daß die Ausschälung des Tumors aus seiner Kapsel oder eine Teilresektion kontraindiziert sind. Berücksichtigung finden muß auch, daß venöse LMS sich nicht nur in einem Kompartiment ausdehnen. Klassische Kompartiment-Resektionen sind daher nicht ausreichend. Bei der Tumorresektion müssen also betroffene Muskelgruppen und Faszien der benachbarten Kompartimente mitentfernt werden.

85% der Patienten mit Weichteilsarkomen können heute dennoch extremitätenerhaltend operiert werden [3]. Auch beim venösen LMS kommt daher die Amputation nur dann infrage, wenn das zu erwartende funktionelle Ergebnis nach radikaler Resektion so ungenügend ist, das der Erhalt der Extremität nicht sinnvoll erscheint.

6 Schlußfolgerungen

Die einzige potentiell kurative Therapie des venösen Leiomyosarkoms besteht in der vollständigen Entfernung des Tumors. Da die versteckte retroperitoneale Lage der meisten vaskulären LMS jedoch eine Verbesserung der Ergebnisse durch Früherkennung verhindert, müssen sich die Behandlungsansätze auf eine Erhöhung der Resektionsraten konzentrieren.

Fortschritte in der venösen rekonstruktiven Gefäßchirurgie mit größtmöglichem Organerhalt weisen den Weg zu einer Verbesserung der Gesamtüberlebenszeit und der rezidivfreien Überlebenszeit. Die Wertigkeit einer adjuvanten Strahlen- oder Chemotherapie ist für das venöse LMS bisher in keiner Studie bewiesen.

Literatur

1. Bailey, R.V., J. Stribling, St. Weitzner, J.D. Hardy: Leiomyosarcoma of inferior vena cava. Ann. Surg. 184 (1976) 169–173.
2. Berlin, Ö., B. Stener, L.G. Kindblom, L. Angervall: Leiomyosarcomas of venous origin in the extremities – a correlated clinical, roentgenologic and morphologic study with diagnostic and surgical implications. Cancer (Philad.) 54 (1984) 2147–2159.
3. Brennan, M.F.: Chirurgische Therapie und Prognose des Weichteilsarkoms. Chirurg 64 (1993) 449–454.
4. Bruyninckx, C.M.A., O.S. Derksen: Leiomyosarcoma of the inferior vena cava – case report of the literature. J. Vasc. Surg. 3 (1986) 652–656.
5. Dzsinich, C.: Primary venous leiomyosarcoma: A rare but lethal disease. J. Vasc. Surg. 15 (1992) 595–603.
6. Enzinger, F.M.: Soft tissue tumors. Mosby, St. Louis 1988.
7. Fischer, M.G., M. Nussbaum, St. Haveson, V. Ghali: Primary smooth muscle tumors of venous origin. Ann. Surg. 196 (1982) 720–724.
8. Griffin, A.S., J.M. Sterchi: Primary leiomyosarcoma of the inferior vena cava: A case report and review of the literature. J. surg. Oncol. 34 (1987) 53–60.
9. Hartman, D.S., W.S. Hayes, P.L. Choyke, G.P. Tibbetts: Leiomyosarcoma of the retroperitoneum and inferior vena cava: Radiologic-pathologic correlation. Radio Graphics 12 (1992) 1203–1220.
10. Kevorkian, J., D.P. Cento: Leiomyosarcoma of large arteries and veins. Surgery 73 (1973) 390–400.
11. Leu, H.J., M. Makek: Intramural venous leiomyosarcomas. Cancer (Philad.) 51 (1986) 1395–1400.
12. Mingoli, A., R.J. Feldhaus, A. Cavallaro: Leiomyosarcoma of the inferior vena cava: Analysis and search of world literature on 141 patients and report of three new cases. J. Vasc. Surg. 14 (1991) 688–699.
13. Russel, W.O.: A clinical und pathological staging system for soft tissue sarcomas. Cancer (Philad.) 40 (1977) 1562–1570.
14. Salzer-Kuntschik, M.: Klassifikation und Grading der Weichgewebstumoren. Chirurg 64 (1993) 435–442.
15. Schulte, M., W. Mutschler, D. Sabo, H. Kogel: Die chirurgische Therapie des Leiomyosarkoms der Venen – Ein Fallbericht. Langenbecks Arch. Chir. 376 (1991) 208–213.
16. Varela-Duran, J., H. Oliva, J. Rosai: Vascular leiomyosarcoma – The malignant counterpart of vascular leiomyoma. Cancer (Philad.) 44 (1979) 1684–1691.
17. Vercelli-Reta, J., M. Lassus, R. Ponce, J. Jaurena: Leiomyosarcoma of the inferior vena cava, Budd-Chiari-syndrome and multiple endocrine morphological alterations. Vasa (Bern) 8 (1979) 60–62.
18. Weber, U., K. Müller: Periphere Weichteiltumoren. Thieme, Stuttgart–New York, 1983.
19. Welk, E., H. Bindewald, R. Berndt: Das vasculäre Leiomyosarkom – eine chirurgische Rarität. Chirurg 62 (1991) 223–225.
20. Wicky, B., R. Amgwerd, M. Haertel, D. Sege, W. Kessler: Das Leiomyosarkom der Vena cava inferior. Vasa (Bern) 16 (1987) 179–185.

9
Sarkom-Entwicklung nach Gefäßprothesenimplantation

K. Neufeldt

1 Einleitung

Seit Beginn der 50er Jahre sind verschiedenste Materialien zur Herstellung von Gefäßprothesen getestet worden. Von diesen haben sich zwei durchsetzen können: die Dacron-Prothese, die vor allem für den großkalibrigen Gefäßersatz eingesetzt wird, und die Teflon-Prothese, die eher bei peripheren Rekonstruktionen Verwendung findet. Verschiedenste Komplikationen wurden nach Implantation dieser künstlichen Blutleiter beschrieben. Nach unserer Kenntnis gibt es jedoch nur sechs Fälle, in denen eine Malignomentstehung mit der Implantation einer Gefäßprothese in Zusammenhang gebracht werden kann.

2 Ätiologie und Pathogenese

Tumorinduktion durch Fremdkörper wurde vor allem durch Tierversuche nachgewiesen [1, 9]. Dabei zeigte es sich, daß die physikalischen Eigenschaften des Fremdkörpers determinierend für die Tumorentstehung sind: Solide, große und glatte Fremdkörper induzieren häufiger Tumoren als kleine, rauhe oder perforierte Fremdkörper [1, 6].
Die chemische Zusammensetzung scheint nur eine untergeordnete Rolle zu spielen: Sogar chemisch inerte Substanzen wie Gold, Glas oder Platin erwiesen sich in Tierversuchen als blastogen, wenn die Oberfläche des Implantats glatt war. Bei rauher Oberfläche dagegen nahm die Häufigkeit von Tumoren ab [4]. Die Ausbildung einer fibrösen Kapsel um den Fremdkörper wird dabei als möglicher ursächlicher Faktor angesehen [1, 6]. Bei Fremdkörpern mit glatter Oberfläche wird relativ schnell eine fibröse Kapsel ausgebildet, während bei rauher oder perforierter Oberfläche länger ein Granulationsgewebe besteht, in dem eventuell entstehende Tumorzellen eliminiert werden können [6].

Ein Hinweis auf eine **zusätzliche genetische Disposition** ist die unterschiedliche Bereitschaft bei den verschiedenen Spezies, Fremdkörpersarkome zu entwickeln: Während einige Tierstämme selten Tumoren entwickeln, konnten Brand et al. [1] dagegen eine nahezu 100%ige Sarkominduktion durch Fremdkörper bei bestimmten Mäusestämmen nachweisen.

Brand et al.[1] untersuchten auch das blastogene Risiko nach Implantation verschiedenster Materialien beim Menschen. Sie analysierten hierzu alle bis dahin veröffentlichten Berichte, in denen ein Fremdkörper für die Entstehung eines Malignoms verantwortlich gemacht wurde. Dabei fiel auf, daß die Latenzzeit, d.h. die Zeit zwischen Fremdkörperimplantation und der ersten klinischen Manifestation des Tumors, eine starke Variationsbreite (wenige Monate bis zu 60 Jahren) aufwies, wobei 25% der Tumoren sich innerhalb der ersten 15 Jahre manifestierten.

Dies ist eine äußerst wichtige Information, da Implantationen in der Gefäßchirurgie seit 30 Jahren drastisch zugenommen haben. Bei einem substantiellen Risiko einer Malignomentstehung hätten bereits zahlreiche Fälle von Fremdkörpersarkomen bekannt werden müssen. Die niedrige Anzahl der Veröffentlichungen zu diesem Thema erlaubt jedoch die Aussage, daß das Malignomrisiko minimal ist [1].

Bisher existieren unseres Wissens lediglich sechs Fälle von Sarkomen in Zusammenhang mit Gefäßprothesenimplantation [2, 3, 7, 8, 10, 11].

3 Klinische Symptomatologie und Diagnostik

In vier dieser sechs Fälle handelte es sich um Tumoren, die in oder um Gefäßprothesen der Bauchaorta entstanden (Tab. 9-1). Nur je einmal waren die distale thorakale Aorta und die Femoralarterie betroffen. Bis auf diesen letzten Fall, bei dem eine Teflon-Dacron-Prothese verwendet wurde, handelte es sich bei allen anderen Fällen um Dacron-Prothesen.

Alle Patienten waren Männer mit einem Durchschnittsalter von 56 Jahren (Tab. 9-2).

Die Latenzzeit variierte erheblich von wenigen Monaten bis zu 12 Jahren. Bezeichnenderweise lag bei zwei der Tumoren mit sehr kurzer Latenzzeit ein intraluminales Wachstum vor [7, 8]. Ein weiterer Fall mit teils intra-, teils extraluminaler Tumorausbreitung zeichnete sich allerdings durch eine sehr lange Latenzzeit von 12 Jahren aus [3]. Die drei übrigen Tumoren wuchsen extraluminal [2, 10, 11]. Hier wurde auch eine stark fibrosierte, die Gefäßprothese umgebende Kapsel beschrieben.

Das **Primärsymptom** war in zwei Fällen mit intraluminalem Tumorwachstum erwartungsgemäß eine Ischämie der unteren Extremitäten [3, 8]. Bei den anderen Patienten variierte das Spektrum stark: palpabler Tumor [2], Sepsis [7], Rückenschmerzen [11] und Hypertension aufgrund von Tumorembolie in die Nierenarterie [10].

Tab. 9-1 Sarkome in Zusammenhang mit Gefäßprothesenimplantation. Art und Lokalisation der Prothese und Tumorwachstum (Literaturübersicht).
Abkürzungen: AA = Aorta abdominalis, TA = Aorta thoracalis, F = A. femoralis, MFH = malignes fibröses Histiozytom.

Autor	Prothesentyp/ Lokalisation	Histologie	Wachstumstyp
Burns [2]	Teflon-Dacron/F	Fibrosarkom	extraluminal
O'Connell [8]	Dacron/AA	Fibrosarkom	intraluminal
Weinberg [10]	Dacron/TA	MFH	extraluminal
Fehrenbacher [3]	Dacron/AA	Angiosarkom	intra-/extral.
Weiss [11]	Dacron/AA	Angiosarkom	extraluminal
Neufeldt [7]	Dacron/AA	Angiosarkom	intraluminal

Tab. 9-2 Sarkome in Zusammenhang mit Gefäßprothesenimplantation. Klinische und pathologische Befunde (Literaturübersicht).
Abkürzungen: m = männlich, l = lebend mit Metastasen, J = Jahre, Mo = Monate.

Autor	Primärsymptom	Geschlecht Alter	Latenzzeit	Rezidive Metastasen	Follow up
Burns [2]	palpable Masse	m / 31	10 J	- / -	o.B. 1,5 J
O'Connell [8]	Ischämie	m / 59	4 Mo	- / -	verst. 8 Mo
Weinberg [10]	Hypertension	m / 49	14 Mo	- / -	verst. in tabula
Fehrenbacher [3]	Ischämie	m / 79	12 J	+ / +	verst. 7 Mo
Weiss [11]	Schmerzen	m / 56	3,5 J	- / +	l 7 Mo
Neufeldt [7]	Sepsis	m / 61	6 Mo	+ / +	verst. 20 Mo

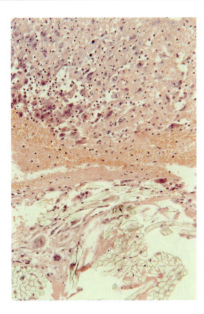 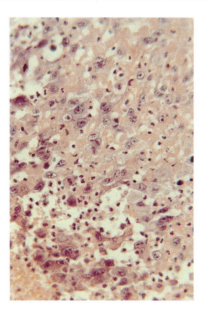

Abb. 9-1   Ausschnitt aus einer Gefäßprothese mit intraluminalem Angiosarkom.
In der unteren Bildhälfte Prothesenwand mit verflochtenen Dacron-Fasern und zahlreichen Fremdkörperriesenzellen. Lumenwärts pleomorphe, dissoziierte Tumorzellen, eingelagert in nekrotisches Material.

Abb. 9-2   Angiosarkom in stärkerer Vergrößerung.
Deutlich erkennbare Kernpleomorphie.

Bei der **pathohistologischen Untersuchung** wurden die Tumoren dreimal als Angiosarkom [3, 7, 11], zweimal als Fibrosarkom [2, 8] und einmal als malignes fibröses Histiozytom [10] klassifiziert. Lichtmikroskopisch zeigte sich in allen Fällen ein schlecht differenzierter Tumor, teils aus spindelförmigen, teils aus rundlichen Zellen (Abb. 9-1 und 9-2). Die Diagnose Angiosarkom wurde aufgrund der typischen gefäßartigen Spalten, die mit Tumorzellen ausgekleidet sind, gestellt. Bei einem Patienten fand sich dieses charakteristische Wachstumsmuster erst in den Metastasen [7]. Die Diagnosen wurden zweimal durch immunhistochemische Untersuchungen untermauert [7, 11].

Die auffällige Variation der Diagnosen zeigt die Schwierigkeit einer exakten Klassifikation der meist schlecht differenzierten Tumoren. Eine weitere Schwierigkeit in der Diagnostik liegt im oft ausgeprägten nekrotischen Zerfall der Sarkome mit der Gefahr falsch negativer Befunde bei nicht repräsentativem Biopsiematerial.

Das klinische Erscheinungsbild ist so verschieden und unspezifisch, daß allgemeingültige Empfehlungen zur Diagnostik nicht gegeben werden können. Prinzipiell sollte differentialdiagnostisch nach Gefäßrekonstruktionen mit alloplastischem Material und komplikationsreichem postoperativem Verlauf, vor allem bei unklarer intra- oder extraluminaler Gewebsvermehrung, ein Sarkom als mögliche Ursache in Betracht gezogen werden. Das bei der Sanierung von obstruktiven Prozessen gewonnene Material sollte grundsätzlich zur histologischen Untersuchung kommen.

4   Therapie und Prognose

In der Regel erfolgt die Diagnose dieser Tumoren im fortgeschrittenen Stadium. Metastatische Tumorausbreitung trat bei der Hälfte der Patienten auf. Betroffen waren Leber [3, 11], Lunge [3], Penis [3], und Lymphknoten [7, 11]. In zwei Fällen embolisierte der Tumor in die arterielle Strombahn [10, 11]. Bei zwei Patienten trat ein Lokalrezidiv auf [3, 7].

In dieser Situation wird der Allgemeinzustand des Patienten, der Lokalbefund oder die

9 Sarkom-Entwicklung nach Gefäßprothesenimplantation

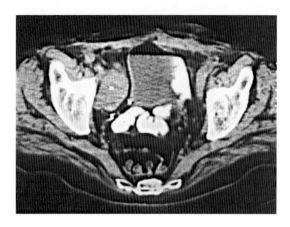

Abb. 9-3 CT-Becken.
1 Jahr nach Explantation der Y-Prothese wegen Angiosarkom. Tumormassen im Verlauf der rechten als auch der linken Beckengefäße.

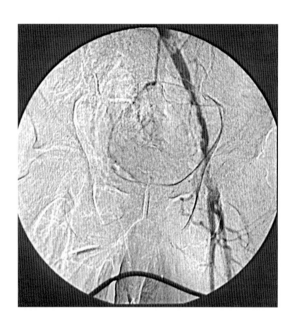

Abb. 9-4 Angiographie mit Darstellung eines aortobifemoralen Bypass (61jähriger Patient; 2 Jahre nach Implantation).
Das Angiosarkom hat den rechten Prothesenschenkel bereits vollständig verschlossen. Auf der linken Seite sind deutlich die durch den Tumor verursachten Kontrastmittelaussparungen zu erkennen (s. a. Abb. 9-1).

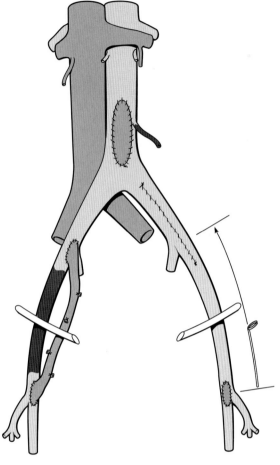

Abb. 9-5 Zustand nach vollständiger Explantation eines aortobifemoralen Bypass mit proximaler End-zu-Seit-Anastomose.
Venen-Patchplastik der Aorta und A. femoralis communis links; iliofemoraler Venenbypass rechts.

bereits erfolgte metastatische Absiedlung das therapeutische Vorgehen bestimmen (Abb. 9-3 und 9-4). War die Explantation des alloplastischen Materials möglich, konnte jedenfalls kurzfristig der Zustand des Patienten verbessert werden (Abb. 9-5).

Chemo- oder Radiotherapie wurden bei den erwähnten sechs Patienten zwar eingesetzt [3, 7, 8, 11], werden aber auch bei der Behandlung von Sarkomen anderer Genese in ihrer Wirksamkeit sehr zurückhaltend beurteilt. Beim Auftreten von Lokalrezidiven oder Lymphknotenmetastasen sollte diese Behandlung jedoch durchaus in Erwägung gezogen werden [5].

5 Zusammenfassung

Nach diesen Darlegungen dürfen wir folgern, daß der Einsatz von alloplastischem Material zum Gefäßersatz ein so geringes Risiko der Tumorentstehung beinhaltet, daß es weiterhin unbedenklich eingesetzt werden kann. Selbst die schon im Kindesalter vor allem im Rahmen der Herzchirurgie eingesetzten Materialien haben unseres Wissens bisher nicht zur Sarkom-Entwicklung geführt.

Bei dem in der Gefäßchirurgie anzutreffenden Patientenkollektiv kann aufgrund der deutlich eingeschränkten Lebenserwartung sowie der physikalischen Eigenschaften der verwendeten Prothesen das Risiko einer Sarkomentwicklung vernachlässigt werden, insbesondere im Hinblick auf die großen Vorteile, die ihr Einsatz bietet.

Literatur

1. Brand, K.G., I. Brand: Risk assessment of carcinogenesis at implantation sites. Plast. reconstr. Surg. 66 (1980) 594–594.
2. Burns, W.A., S. Kanouwa, L. Tillman, N. Saini, J.B. Herrmann: Fibrosarcoma occuring at the site of a plastic vascular graft. Cancer (Philad.) 29 (1972) 66–72.
3. Fehrenbacher, J.W., W. Bowers, R. Strate, J. Pittman: Angiosarcoma of the aorta associated with a Dacron graft. Ann. thorac. Surg. 32 (1981) 297–301.
4. Hayman, J., H. Huygens: Angiosarcoma developing around a foreign body. J. clin. Path. 36 (1983) 515–518.
5. Heinkele, P., M. Garbrecht, G. Lempidaki, D.K. Hossfeld: Treatment results in patients with disseminated soft-tissue sarcomas using Adriamycin/DTIC and Ifosfamid/Cis-Platinum. Contr. Oncol. 26 (1987) 143–144.
6. Jennings, T.A., L. Peterson, C.A. Axiotis, G.E. Friedländer, R.A. Cooke, J. Rosai: Angiosarcoma associated with foreign body material. Cancer (Philad.) 62 (1988) 2436–2444.
7. Neufeldt, K., M. Beer, H.-M. Becker: Entstehung, Verlauf und Therapie eines Angiosarkoms in Zusammenhang mit einer Aortenbifurkationsprothese. 8. Gefäßchirurgisches Symposium, Berlin 1993.
8. O'Connell, T.X., H.J. Fee, A. Golding: Sarcoma associated with Dacron prosthetic material. J. thorac. cardiovasc. Surg. 72 (1976) 94–96.
9. Oppenheimer, B., et al., 1952 und 1953. Zitiert aus: Burns, W.A., S. Kanhouwa, L. Tillman, N. Saini, J.B. Herrmann: Fibrosarcoma occuring at the site of a plastic vascular graft. Cancer 29 (1972) 66–72.
10. Weinberg, D.S., B.S. Maini: Primary sarcoma of the aorta associated with a vascular prosthesis. Cancer (Philad.) 46 (1980) 398–402.
11. Weiss, W.M., T.S. Riles, T.H. Gouge, H.H. Mizrachi: Angiosarcoma at the site of a Dacron vascular prothesis. J. Vasc. Surg. 14 (1991) 87–91.

III Erweiterte abdominale Tumorchirurgie mit Gefäßresektion und -ersatz

10 Pfortaderbeteiligung beim Pankreaskopfkarzinom
D. Lorenz, J. Petermann und W. Gäbel

1	Einleitung	87
2	Tumorbeziehung zu den großen Gefäßen	87
3	Präoperative Diagnostik	89
4	Staging	89
	4.1 Lymphknoten	89
	4.2 Lebermetastasen	89
	4.3 Gefäßinvasion	90
5	Operative Technik	91
6	Ergebnisse	93
7	Schlußfolgerung	94
	Literatur	95

11 Der Ersatz der Vena portae oder Vena mesenterica superior durch die Vena lienalis
E. J. Boerma

1	Einleitung	97
2	Verschiedene gefäßchirurgische Methoden	97
3	Transposition der Milzvene	98
4	Schlußfolgerung	100
	Literatur	100

12 Nierenzellkarzinom mit Befall der Vena cava inferior
Z. Chaoui und G. Heyn

1	Einleitung	103
2	Häufigkeit	103
3	Klinik und Symptomatik	104
4	Diagnostik	104
5	Prognose	105
6	Therapie	105

7	Zur Operationstechnik	106
	7.1 Zugang	107
	7.2 Tumorzapfen in der V. cava	107
	7.3 Tumoröse Adhäsionen der Cava-Zirkumferenz	109
	7.4 Thrombose durch den tumorösen Cavazapfen	109
8	Zusammenfassung	109
	Literatur	109

13 Tumorbedingte Rekonstruktionen des cavo-iliacalen Segmentes

J. Alemany, H. Görtz, H. Montag und G. Wozniak

1	Einleitung	111
2	Material, Methodik und Ergebnisse	111
	2.1 Gruppe A: Rekonstruktionen an den Nierenvenen	112
	2.2 Gruppe B: Rekonstruktionen der infrarenalen V.c.i.	114
	2.3 Gruppe C: Rekonstruktionen der Vv. iliacae	115
3	Diskussion	118
	3.1 Tumoren mit Einbruch in die V.c.i.	119
	3.2 Phlegmasia coerulea dolens	119
	3.3 Alloplastischer Gefäßersatz bei Rezidiveingriffen	119
4	Zusammenfassung	119
	Literatur	120

10 Pfortaderbeteiligung beim Pankreaskopfkarzinom

D. Lorenz, J. Petermann und W. Gäbel

1 Einleitung

Trotz technischer Fortschritte in der Resektionstherapie des Adenokarzinoms des Pankreas, des Einsatzes moderner bildgebender Verfahren, der Verwendung von Tumormarkern und der Therapieerweiterung durch adjuvante Behandlungsmethoden sind die mittleren Überlebensraten deprimierend. Sammelstatistiken weisen auf Überlebensraten zwischen 17–20 Monaten hin [1, 7]. Die Mehrzahl der Patienten mit einem Pankreaskarzinom kommt in einem fortgeschrittenen Stadium zur operativen Therapie.

Lymphknotenbeteiligungen, Einbruch in das Retroperitoneum mit Invasion der Nervenscheiden und Einbeziehung von Pfortader und/oder V. mesenterica superior bedeuten Stadium II oder III, ausgehend von der TNM-Klassifikation der UICC (Ausgabe 1989).

2 Tumorbeziehung zu den großen Gefäßen

Während regionale Lymphadenektomie und großzügiges Herauspräparieren des Pankreaskopfes aus dem Retroperitoneum mit Durchtrennung der A. pancreaticoduodenalis inferior anterior und posterior unmittelbar an der A. mesenterica superior zum technischen Routinevorgehen zur Vermeidung des Lokalrezidivs gehören, wurde der Tumorbeziehung zu den großen Venen bisher wenig Aufmerksamkeit geschenkt.

Fortner begann 1972 mit dem Versuch, durch Einbeziehung von Pfortader-Segmentresektionen und – bei arterieller Beteiligung – auch durch arterielle Segmentresektionen von Truncus coeliacus, A. hepatica communis oder A. mesenterica superior die Lokalrezidivraten zu senken bzw. die Überlebensraten zu verbessern [4]. Zwischen 1972 und 1982 führte er diese regionale Pankreatektomie bei 35 Patienten mit einem infiltrierenden Adenokarzinom durch. Entsprechend der durch Fortner in den 70er Jahren vorgeschlagenen TNM-Klassifikation handelte es sich bei:
- 3 Patienten um das Stadium I (T1-4, N0, M0),
- 23 Patienten um das Stadium II (T1-4, N1-2, M0),
- 9 Patienten um das Stadium III (T1-4, N0-3, M1-4).

Aufgrund dieser fortgeschrittenen Stadien fielen die Ergebnisse mit einer mittleren Überlebenszeit von 15 Monaten und einer 3-Jahres-Überlebensrate von 3% wenig überzeugend aus. Berücksichtigt werden muß auch, daß der eine der 35 Patienten, der länger als 3 Jahre überlebte, ein Adenokarzinom des Stadiums I aufwies.

In diesem Zusammenhang wird zunehmend intensiv diskutiert, ob erweiterte Resektionen unter Einbeziehung von Pfortader und V. mesenterica superior sinnvoll erscheinen, wenn die Venenwände breitflächig und zirkulär involviert sind, oder ob die Venenresektion eher den Fällen zuzuordnen ist, in denen geringere Invasionsausmaße vorliegen.

Ishikawa et al. [6] berichteten 1991 über ihre Erfahrungen und Ergebnisse bei 31 Patienten mit fortgeschrittenem Pankreaskopfkarzinom, bei denen sie neben der regionalen Lymphadenektomie eine Resektion der Pfortader bzw. der V. mesenterica superior vornahmen. Bei allen Patienten war präoperativ eine selektive Angiographie von Truncus coeliacus und A. mesen-

10 Pfortaderbeteiligung beim Pankreaskopfkarzinom

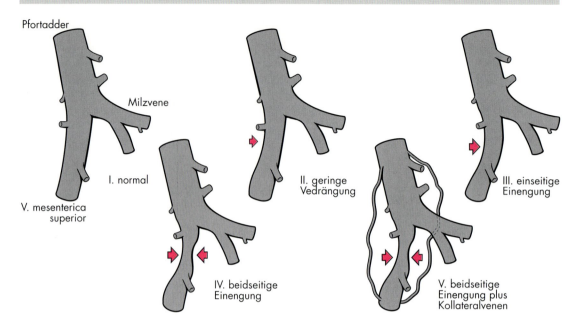

Abb. 10-1 Einteilung der Pfortaderbeteiligung bei Pankreaskopfkarzinom in fünf Grade nach Ishikawa et al. [6].

terica superior vorgenommen worden, und der Grad der Venenbeteiligung wurde retrospektiv mit den Überlebenszeiten verglichen. Zur Einteilung der Venenbeteiligung entwickelten die Autoren eine praktikable Gliederung (Abb. 10-1):
- Grad I = normal;
- Grad II = geringe einseitige Verdrängung;
- Grad III = einseitige Einengung;
- Grad IV = beidseitige Einengung;
- Grad V = beidseitige Einengung mit Kollateralvenen.

Von den 31 Patienten hatten 19 eine Venenbeteiligung Grad II oder III und 12 höhere Invasionsgrade bei einer Wandbeteiligung von 2 cm Länge. Das gravierende retrospektive Ergebnis ist, daß 7 Patienten länger als 3 Jahre nach dem Eingriff leben (33%) und daß alle zu den 19 Patienten gehören, die nur eine geringgradige Beteiligung der großen Venen aufwiesen. Die Autoren resümieren, daß es für den Patienten sinnvoller ist, sich auf einen Eingriff an Pfortader oder V. mesenterica superior einzustellen, wenn die präoperative Angiographie Venenaffektionen der Grade I–III zeigt, und bei fortgeschrittenen Stadien palliative Maßnahmen zu bevorzugen, da das operative Risiko gegenüber postoperativer Lebensqualität und Überlebenszeit nicht vertretbar ist.

Seit 1985 haben wir diese pfortaderbezogene Strategie in die Resektionsbehandlung bei Patienten mit Pankreaskopfkarzinom einfließen lassen und möchten unsere Erfahrungen und Ergebnisse vorstellen.

Eigenes Krankengut. Wir haben von 1985–1993 an der Chirurgischen Universitätsklinik Greifswald 532 Eingriffe wegen eines Pankreaskarzinoms vorgenommen. In 462 Fällen handelte es sich um ein Pankreaskopfkarzinom, wobei bei 216 Patienten eine R0- bzw. R1-Resektion gelang. Das entsprach einer Resektionsquote von 46,7% bei allen Patienten mit einem Pankreaskopfkarzinom (Tab. 10-1). Die Resektionsquote für alle in unserer Einrichtung behandelten Patienten mit einem Pankreaskarzinom lag dagegen bei 24,2%.

Tab. 10-1 Wegen Pankreaskopfkarzinom operierte Patienten.
Resektionsquote für alle Pankreaskarzinome 24,2%.

• operierte Patienten	n = 462
• Whipple-Operation	n = 216
• Inoperabilität	n = 246
Resektionsquote	**46,7%**

Vermeidung unnötiger explorativer Laparotomien, Erhöhung der R0-Resektionsquote, Verringerung der postoperativen Komplikationsrate und Verbesserung der Überlebensraten sind die Zielgrößen der Pankreaskarzinomchirurgie. Auf diese haben präoperative Diagnostik, Staging und intraoperatives Vorgehen Einfluß.

3 Präoperative Diagnostik

Klinische Symptome, bildgebende Verfahren, evtl. kombiniert mit Feinnadelbiopsie und Tumormarker, sind die Möglichkeiten, die ausgeschöpft werden können, um diagnostisch wirksam zu werden. Von unklaren Oberbauchbeschwerden und Gewichtsverlust (7%) abgesehen, sind klinisch Oberbauchschmerzen ohne Ikterus (46%), Schmerzen mit Ikterus (34%) und Ikterus ohne Schmerzen (13%) eher selten als Symptome eines Frühkarzinoms anzusehen [13].

Tumoren einer Größe von 1–2 cm im Durchmesser entziehen sich meist der Erkennung durch bildgebende Verfahren. Diese sollten eingesetzt werden, wenn eine akute Pankreatitis ohne Nachweis einer toxischen oder biliären Genese auftritt [11] oder bei frisch entdecktem Diabetes mellitus [8]. Aber auch hier ist die Tumorgröße der limitierende Faktor.

Tumormarker (CEA, CA 19-9, DU-PAN-2) und **Enzyme** (GT-II, immunoreaktive Serumelastase) sind in ihrer Wertung differenziert zu betrachten. Erhöhte Serumspiegel von CA 19-9 und DU-PAN-2 werden in 90% beim Pankreaskarzinom gefunden. Diese hohe Treffsicherheit findet sich aber nur bei Tumoren mit einer Größe über 3 cm. Sinken die Tumormarker nach einer Pankreasresektion in den Normbereich ab, sind sie für eine Verlaufskontrolle sehr gut geeignet. Ein hoher Stellenwert wird jüngst der Serumelastase zugesprochen. Bei kleinen Pankreastumoren, die zu einer Obstruktion des proximalen Pankreasganges führen, sollen frühzeitig hohe Serumspiegel auftreten [5]. Dennoch muß man resümieren, daß es gegenwärtig noch keinen Screening-Test zur Erkennung eines Pankreasfrühkarzinoms gibt.

4 Staging

Während noch in den 80er Jahren jeder Patient mit einem Pankreaskarzinom, abgesehen von der durch Zytologie gesicherten Metastasierung, laparotomiert wurde, wird gegenwärtig aus mehreren Gründen an der Sicherheit des präoperativen Staging gearbeitet.

Bei bewiesener Inkurabilität (Metastasierung) könnten endoskopische bzw. transhepatische Stent-Einlagen in die Gallenwege die Lebensqualität des ikterischen Patienten ohne belastende Operation verbessern; oder die Sympathikolyse ist einsetzbar, wenn bei Einbruch des Tumors in das Retroperitoneum die Schmerzen im Vordergrund stehen. Bei präoperativem Verdacht auf lokale Inoperabilität bliebe die Möglichkeit, eine Einrichtung für die Operation zu wählen, die über die Technik zur IORT verfügt.

4.1 Lymphknoten

Lymphknotenmetastasen treten beim Pankreaskarzinom frühzeitig auf. Bei T1- und T2-Tumoren wurden bei sorgfältiger mikroskopischer Suche Lymphknotenbeteiligungen in 75% gefunden [9].

Präoperativ diese Metastasen sicher zu identifizieren bzw. auszuschließen, könnte bei weiterer Verbreitung, technischer Verbesserung und Gewinnung von Erfahrungen mit der endoskopischen Sonographie gelingen. Tio et al. [10] identifizierten Lymphknotenbeteiligungen in 9 von 11 Patienten mit resektablem Pankreaskopfkarzinom, und der in 3 Fällen präoperativ beschriebene negative Lymphknotenbefall konnte intraoperativ bei diesen Patienten bestätigt werden.

4.2 Lebermetastasen

Etwa 60% aller Lebermetastasen können sonographisch bzw. computertomographisch präoperativ entdeckt werden. Insbesondere die Kombination von CT und Kontrastmittelinjektion läßt Metastasen auch unter 2 cm Durchmesser sichtbar werden. Zunehmend werden präoperativ durch Laparoskopie und Biopsie kleinere Metastasen an der Leberoberfläche, dem Omentum und dem Peritoneum verifiziert.

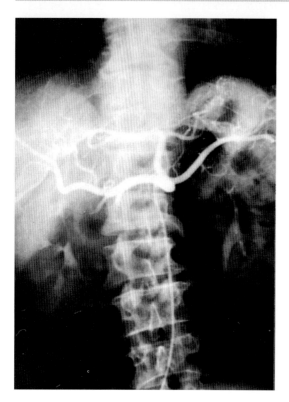

Abb. 10-2 Selektive Angiographie des Truncus coeliacus.
Der Verschluß der A. gastroduodenalis weist auf einen malignen Pankreaskopfprozeß hin.

Metastasen, als durch präoperative Diagnostik oder intraoperativ durch Palpation nachgewiesen wurden.

4.3 Gefäßinvasion

Die Beteiligung der **großen Arterien** (Truncus coeliacus, A. hepatica communis et propria, A. mesenterica superior) und des Portalsystems ist von eminenter Bedeutung für die lokale Resektabilität und für das operativ-technische Vorgehen. Von diagnostischem Wert ist der Verschluß der A. gastroduodenalis, da dies bei einer chronischen Pankreatitis nicht beobachtet wird (Abb. 10-2). Tumorummauerungen der großen Arterien bedeuten lokale Inoperabilität, da der dafür notwendige Eingriff mit Arterienresektion und Interposition bei Einbruch des Tumors in das Retroperitoneum in keinem Verhältnis zum operativen Risiko und zur Prognose steht.

Langstreckige Stenosen der A. hepatica communis mit extremer Verdrängung der A. gastroduodenalis wie in Abbildung 10-3 stellen nach dem heutigen Verständnis keine Indikation für einen resezierenden Eingriff dar.

Bogenförmige Verdrängungen der V. portae und der V. mesenterica superior nach links (Abb. 10-4) sind keine Kontraindikation für eine Pankreaskopfresektion und können durch Ablösen des Pankreaskopfes von der Venenwand oder bei Induration bzw. Infiltration der Vene durch tangentiale Resektion und Patch korrigiert werden.

Ist die Pfortader beidseits eingeengt (Abb. 10-5), dann besteht oft lokale Inoperabilität,

Wir wenden die intraoperative Ultraschalluntersuchung der Leber seit 1991 routinemäßig bei Operationen wegen Pankreaskarzinom an. Nur in einem der 67 Fälle fanden wir mehr

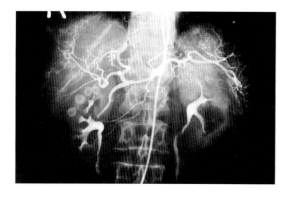

Abb. 10-3 Langstreckige Stenosen der A. hepatica communis und extreme Verdrängung der A. gastroduodenalis sprechen meist für lokale Inoperabilität.

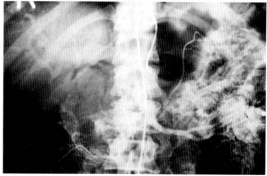

Abb. 10-4 Die bogenförmige Verdrängung von Portalvene und V. mesenterica superior nach links sind präoperative Zeichen, daß die Pankreaskopfresektion mit einer Pfortaderwandresektion kombiniert werden muß.

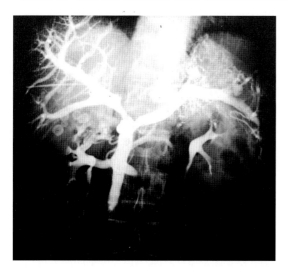

Abb. 10-5 Die beidseitige Einengung der Pfortader läßt sich im Rahmen einer Pankreaskopfresektion meist nur durch eine Pfortadersegmentresektion mit Protheseninterposition korrigieren.

aber in einigen Fällen gelingt die Resektion mit Interposition einer Prothese, so daß die Indikation zur Operation gegeben ist.

Unnötig belastend und ohne Erfolgsaussicht ist die Laparotomie, wenn die Pfortader komplett okkludiert und ein beidseitiger Kollateralkreislauf sichtbar ist (Abb. 10-6 a und b).

Die Situation an den **großen Venen** läßt sich bei nicht eindeutigen präoperativen Angiographiebefunden intraoperativ durch Ultraschalluntersuchung klären (Abb. 10-7). Dies ist nur in seltenen Fällen erforderlich, da ein bei Eröffnung des Abdomens sichtbarer portaler Umgehungskreislauf gegen eine Fortführung der Operation spricht.

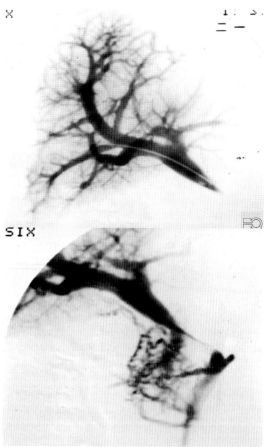

Abb. 10-6 a und b   Transhepatische Angiographie der Pfortader bei komplettem Verschluß (a). Der Verschluß der Pfortader mit ausgeprägtem Kollateralkreislauf ist eine Kontraindikation für einen resezierenden Eingriff (b).

5   Operative Technik

Prinzipien. In der operativen Strategie bei einem Pankreaskarzinom sind neben der allgemeinen Operabilität grundsätzliche Prinzipien zu beachten. Maligne Prozesse im Pankreaskörper und -schwanz entziehen sich in nahezu allen Fällen einer kurativen Therapie. Die klinische Symptomatik basiert auf einem Schmerzsyndrom, das seinen Ursprung aus der retroperitonealen Infiltration erfährt, und damit ist die kurative Ambition eingeschränkt.

Nur Patienten mit einem frühen, mit dem Wachstum des Tumors einhergehenden Ikterus haben eine kurative Chance. Die Resektabilität für Pankreaskarzinome wird generell mit 10% und für ikterische Patienten bis zu 25% angegeben [12]. Dabei steht außer Zweifel, daß es sich bei diesen resezierenden Eingriffen um eine partielle (totale) Duodenopankreatektomie handelt. Restriktionen bezüglich der perioperativen Mortalität haben deutlich nachgelassen, nachdem diese von 20% in den 60er Jahren auf 10% in den 70er Jahren zurückgegangen ist [2] und neuere Berichte auf eine operative Mortalität von 0–4% verweisen [3, 12].

Die reduzierte perioperative Mortalität hat die operative Expansion bezüglich der Tumor-

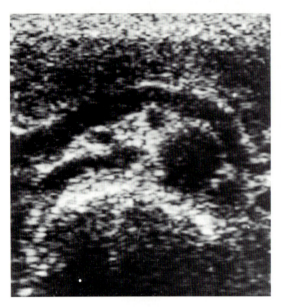

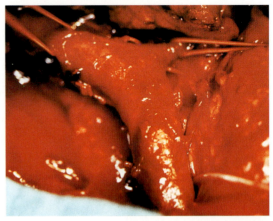

Abb. 10-8 Die angeschlungenen großen Venen nach Resektion des Pankreaskopfes. Unterhalb des Pfortaderzügels ist die 2 cm lange ovale Wandinduration am Übergang von V. mesenterica superior in die Pfortader zu erkennen.

Abb. 10-7 Die intraoperative Ultraschalluntersuchung zeigt die langstreckig offene V. lienalis im oberen Bildteil, darunter die Lumina von A. pancreaticoduodenalis inferior und A. mesenterica superior; links unten die V. renalis dextra mit Einmündung in die V. cava inferior und das Lumen der Aorta abdominalis.

ausbreitung auf die viszeralen Gefäße nach den Berichten Fortners [4] in einem neuen Bewertungsmaßstab erscheinen lassen.

Für die **operative Strategie** ist die präoperative Portalvenendarstellung wegweisend. Eine Portalstenose mit Kollateralkreislaufbildung spricht gegen eine lokale Operabilität. Die einseitige Verdrängung der großen Venen oder eine angiographisch unauffällige Venendarstellung sollten dagegen eine Erweiterung der Pankreasresektion auf die Portalvenenaffektion implizieren. Für diese Situation gibt es verschiedene Vorgehensweisen:

- Nach Eröffnung des Abdomens und Mobilisierung des Pankreaskopfes durch ein ausgiebiges Manöver nach Kocher ist die lokale Operabilität bezüglich der retroperitonealen Ausbreitung einschätzbar.
- Die orthograde Gallenblasenauslösung aus dem Gallenblasenbett der Leber mit Durchtrennung der A. cystica zwischen zwei Ligaturen gibt den Weg frei für die Darstellung des Ductus cysticus und dessen Einmündung in den Ductus choledochus. Letzterer wird isoliert und distal der Einmündung des Ductus cysticus durchtrennt.
- Die weitere Präparation legt A. gastroduodenalis und Portalvene im Lig. hepatoduodenale frei.
- Skelettierung des Magens von den $2/3$-Resektionsgrenzen bis unterhalb des Pylorus lassen das Absetzen des Magens unterhalb des Pylorus zu, und nach Durchtrennung der A. gastroduodenalis zwischen zwei Ligaturen steht die Freilegung der V. portae und der V. mesenterica superior im Mittelpunkt des Interesses.
- Stumpfes Ablösen des Pankreaskörpers von den großen Gefäßen mit Anschlingen für den Fall einer Verletzung sichert das weitere Vorgehen (Abb. 10-8).
- Tumorinfiltration erfordert die tangentiale Venenwandentfernung mit Prothesenwandersatz oder Interposition (Abb. 10-9).
- Wenn eine Ablösung des Pankreaskörpers von der Portalvenenvorderwand nicht möglich ist, dann empfiehlt sich die Auslösung der oberen Jejunalschlinge und des Duodenums aus dem Retroperitoneum und die Mobilisierung des Duodenums von der Portalvene bis zur V. lienalis mit Resektion des Pankreaskopfes nach Darstellung der viszeralen Venen (Abb. 10-10). Dieses Vorgehen verhindert Venenverletzungen, wenn der Tumor die laterale und ventrale Wand der Portalvene infiltriert hat.

6 Ergebnisse

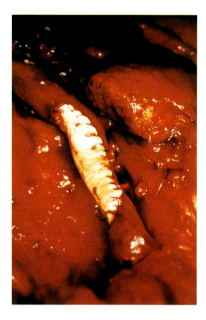

Abb. 10-9 Nach tangentialer Resektion der Pfortaderwandinfiltration ist der Defekt mit einem Gore-Patch überbrückt.

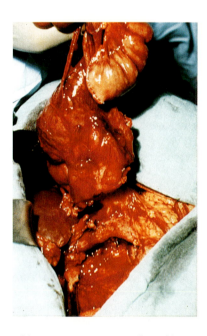

Abb. 10-10 Bei ventraler Infiltration der Pfortader ist es zur Vermeidung von Wandverletzungen sicherer, den Pankreaskopf erst aus dem Retroperitoneum zu präparieren und nach Ablösen des Kopfes von der dorsalen Pfortaderwand die rechte Wandseite zu präparieren und als letzten Schritt den Pankreaskopf von der ventralen Pfortader abzuheben.

Bei 216 Patienten, bei denen eine kephale Duodenopankreatektomie wegen Pankreaskopfkarzinom vorgenommen wurde, lagen präoperativ 28 Befunde mit Beteiligung des Portalsystems vor (Tab. 10-2). Viermal erfolgte eine Interposition und 24mal eine Patchplastik.

Nach der TNM-Klassifikation der UICC gehören diese 28 Patienten in der Tabelle 10-3 zum Stadium III. Alle 12 Patienten, die 2 Jahre überlebten, gehören zu dieser, die Portalvene involvierenden Gruppe. Neben 80% Überlebensrate des Stadiums I nach 2 Jahren und 34% des Stadiums II gelang es nach Ausweitung der Operation auf die Resektion der Portalvene, die 2-Jahres-Überlebensrate auf 17% im Stadium III zu erhöhen. Die perioperative Letalität bei 188 Patienten mit Pankreaskopfresektion ohne Affektion der großen Venen betrug 4,2%. Komplikationen im postoperativen Verlauf (n = 24) traten dreimal an der pankreatiko-digestiven Anastomose und einmal an der bilio-digestiven Anastomose auf.

Einen deutlichen Rückgang der Anastomoseninsuffizienzen haben wir registriert, nachdem wir konsequent drei operativ-technische Schritte zur Anastomosenprotektion eingeführt haben:
– Bei weichem, morphologisch wenig verändertem Pankreaskörper und -schwanz wird das Pankreasgangsystem mit Fibrin (1,5 ml) okkludiert.
– Die Pankreatikojejunostomie wird nach Fertigstellung mit Fibrin und einem Kollagen-Gentamicin-Schwamm (Sulmycin®) abgeklebt (Abb. 10-11).
– Die Hepatikojejunostomie wird mit einem T-Drain gesichert, wobei damit auch eine Entlastung der subhepatischen Jejunalschlinge gelingt.

Weitere Komplikationen im postoperativen Verlauf waren Nachblutungen (n = 3) aus dem Bereich der Aa. pancreaticoduodenales inferiores,

Tab. 10-2 Pankreaskopfresektionen mit Pfortaderbeteiligung.

- Resektionen   n = 216
- Pfortaderaffektion   n = 28
  – Interposition   n = 4
  – Patchplastik   n = 24

Tab. 10-3 Überlebensraten aller 216 Patienten mit Pankreaskopfresektion.
12 Patienten im Stadium III mit einer Überlebenszeit länger als 2 Jahre waren pfortaderwandreseziert.

Stadium	I (n = 51)	II (n = 94)	III (n = 71)	gesamt
• 2 Jahre	n = 41 (80%)	n = 32 (34%)	n = 12 (17%)	n = 85 (39%)
• 5 Jahre	n = 4 (8%)	n = 2 (6%)	(0%)	n = 6 (2,8%)

Tab. 10-4 Operatives Verfahren: Pankreaskopfresektion (nach Whipple) ohne Pfortaderbeteiligung.
Komplikationen und Mortalität bei 188 Patienten.

• perioperative Letalität	n = 8	(4,2%)
• Komplikationen:		
– Anastomoseninsuffizienz	n = 4	
– Nachblutung	n = 3	
– intraabdominaler Abszeß	n = 4	
– Wundinfektion	n = 7	
– extraabdominale Komplikation	n = 6	
• **gesamt**	**n = 24**	**(12,7%)**

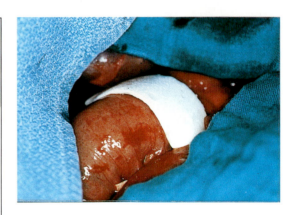

Abb. 10-11 Sicherung der pankreatiko-digestiven Anastomose mit einem mittels Fibrin (Tissucol®) aufgeklebten Kollagen-Gentamicin-Schwamm (Sulmycin-Implant®).

Tab. 10-5 Operatives Verfahren: Pankreaskopf- und Pfortaderresektion.
Komplikationen und Mortalität bei 28 Patienten.

• perioperative Letalität	n = 1	(3,6%)
• Komplikationen:		
– Nachblutung	n = 1	
– Wundinfektion	n = 2	
– extraabdominale Komplikation	n = 1	
• **gesamt**	**n = 4**	**(14,0%)**

Wundinfektionen und intraabdominale Abszesse (n = 11) sowie Pneumonien (Tab. 10-4).

Von den 28 Patienten mit Pfortaderresektion verstarb ein Patient an den Schockfolgen nach einer Nachblutung. Die Ursache lag in einer nicht beherrschbaren Gerinnungsstörung bei alkoholtoxischer Leberschädigung. Komplikationen hinsichtlich der erfolgten Pfortaderrekonstruktion wurden nicht beobachtet (Tab. 10-5).

7 Schlußfolgerung

Grundsätzlich ist das Adenokarzinom des Pankreas eine letale Erkrankung. Das klinische Bild, die Screening-Tests und die bildgebenden Verfahren sind gegenwärtig selten geeignet, die Prognose wesentlich zu beeinflussen. Die Erweiterung der resektiven Verfahren auf die Beteiligung des Portalsystems ermöglicht operativ-technisch die Tumorentfernung und die Verbesserung der Prognose von Patienten mit Pankreaskarzinom im Stadium III. Auf eine Resektion der Portalvenenwand sollte der Chirurg eher dann eingestellt sein, wenn im präoperativen Angiogramm eine geringgradige Impression oder Stenose der großen Venen zu erkennen ist.

Literatur

1. Conolly, M.M., P.J. Dawson, F. Michelassi et al.: Survival in 1001 patients with carcinoma of the pancreas. Ann. Surg. 206 (1987) 366–373.
2. Forrest, J.F., W.P. Longmire jr.: Carcinoma of the pancreas and periampullary region. A study of 279 patients. Ann. Surg. 189 (1979) 129–138.
3. Gall, F.P., Ch. Gebhardt, H. Groitl: Fortschritte in der Pankreaschirurgie (Fortschritte in der Chirurgie, 3). Zuckschwerdt, München 1986.
4. Fortner, J.G., D.K. Kim, A. Cubilla, A. Turnbull, L.D. Pahnke, M.E. Shils: Regional pancreatectomy: En bloc pancreatic, portal vein and lymphnode resection. Ann. Surg. 186 (1977) 42–50.
5. Hamano, H., T. Hayakawa, T. Kondo: Serum immunoreactive elastase in diagnosis of pancreatic diseases. A sensitive marker for pancreatic cancer. Dig. Dis. Sci. 32 (1987) 50–56.
6. Ishikawa, O., J. Ohogashi, S. Imaoka, H. Furukawa, Y. Sasaki, M. Fujita, Ch. Kuroda, T. Iwanaga: Preoperative indications for extended pancreatectomy for locally advanced pancreas cancer involving the portal vein. Ann. Surg. 215 (1991) 231–236.
7. Kaiser, M.H., J. Barkin, J.M. Mac Intyre et al.: Pancreatic cancer: assessment of prognosis by clinical presentation. Cancer (Philad.) 56 (1985) 397–402.
8. Kessler, I.: Cancer mortality among diabetics. J. Nat. Cancer Inst. 44 (1970) 673–686.
9. Nagai, H., A. Kuroda, Y. Morioka: Lymphatic and local spread of T1 and T2 pancreatic cancer. Ann. Surg. 204 (1986) 65–70.
10. Tio, T.L., G.N.J. Tygat: Endoscopic ultrasonography in staging local resectability of pancreatic and periampullary malignancy. Scand. J. Gastroent. 21 (1986) 135–142.
11. Trapnell, J.: The natural history and management of acute pancreatitis. Clin. Gastroent. 1 (1972) 147–166.
12. Trede, M.: The surgical treatment of pancreatic carcinoma. Surgery 95 (1985) 28–35.
13. Warshaw, A.L., R.S. Swanson: Pancreatic cancer in 1988: Possibilities and probabilities. Ann. Surg. 208 (1988) 541–553.

11
Der Ersatz der Vena portae oder Vena mesenterica superior durch die Vena lienalis

E. J. Boerma

1 Einleitung

Die Miteinbeziehung der V. mesenterica superior oder der V. portae durch Choledochus- und Pankreastumoren zeigt sich üblicherweise als Kompression oder Einengung der Gefäße. Eine Tumorpenetration in das Gefäßlumen tritt in weniger als einem Viertel dieser Patienten auf.

Der metastatische Befall der Leber und Lymphknoten sowie eine generalisierte Metastasierung des Tumors mit Einbeziehung der Gefäße unterscheidet sich nicht von Tumoren ohne Gefäßbefall, und die allgemeine Prognose ist gleichermaßen schlecht in beiden Gruppen. Dies bedeutet, daß die Miteinbeziehung der V. mesenterica superior oder der V. portae hauptsächlich eine lokale chirurgische Bedeutung hat, die Prognose ist limitiert durch die tumoröse Infiltration des reichlich vorhandenen neuro-fibrös-lymphatischen Gewebes hinter dem Pankreas, in das Lig. hepatoduodenale und den Leberhilus. Eine begrenzte Miteinbeziehung der V. mesenterica superior oder der V. portae stellt daher keine Kontraindikation für eine mögliche radikale Resektion dar [1, 10, 18].

2 Verschiedene gefäßchirurgische Methoden

Der Gefäßdefekt nach Segmentresektion der V. mesenterica superior oder V. portae kann in unterschiedlicher Methodik wiederhergestellt werden:

1. End-zu-End-Anastomose.
   Eine Distanz von bis zu 6–8 cm zwischen den Gefäßstümpfen kann durch Mobilisation hin zur Mesenterikawurzel ausgeglichen werden [8, 9, 13, 16, 18]. Längere Distanzen müssen durch andere Methoden überbrückt werden.
2. Transposition der V. lienalis (s.u.).
3. Interposition von autologer Vene (V. jugularis interna, V. iliaca, V. femoralis superficialis), homologer Vene oder Kunststoff-Prothese [8, 11, 13, 14, 15, 16].
4. Mobilisation und Wiedereröffnung der kollabierten Umbilikalvene im Lig. teres hepatis und Verbindung dieser Vene mit der V. lienalis oder V. mesenterica superior. Dies ist ein in anatomischen Studien gut durchführbares Verfahren, aber der klinische Gebrauch der wiedereröffneten Umbilikalvene wurde bisher nur angewendet, um einen Abfluß des Pfortaderblutes bei portaler Hypertension zu erreichen [3, 14, 17] (Abb. 11-1).
5. Porto-systemischer Shunt (portocaval, mesocaval, splenorenal) mit dem Risiko eines Leberversagens und Enzephalopathie bei Patienten, bei denen gleichzeitig eine Leberresektion durchgeführt wurde und keine suffizienten Kollateralen vorhanden sind.

3 Transposition der Milzvene

Die Transposition der mobilisierten V. lienalis stellt eine elegante portalvenöse Verbindung dar, um eine resezierte Pfortader oder obere Mesenterialvene zu ersetzen unter der Voraussetzung, daß die zu- und abführenden Portalvenenbifurkationen nicht in den Tumor oder die Obstruktion einbezogen sind.

Vorgehen. Die Milzvene wird aus ihrem retropankreatischen Bett gelöst und distal durchtrennt. Der distale Abschnitt der zentralen Milzvene wird nun aufwärts zu einem Pfortaderast transponiert, um die Funktion der Pfortader zu übernehmen, oder sie wird abwärts transponiert, um die V. mesenterica superior zu ersetzen.

Der Ersatz der Pfortader durch die Milzvene wurde in einer experimentellen Untersuchung an 22 Hunden erfolgreich durchgeführt. Im Leberhilus wurde der linke Pfortaderast nach linksseitiger Hemihepatektomie dargestellt. Die Milzvene wurde mobilisiert und End-zu-End mit diesem Pfortaderast anastomosiert mit 6-0 Einzelknopf-Nähten. Danach wurde der Pfortaderhauptstamm ohne Probleme durchtrennt, da der Bypass über die Milzvene die Portalvenenfunktion voll übernahm. Der vorübergehende Anstieg des Pfortaderdruckes ging spontan wieder auf normale Werte zurück, nachdem es schrittweise zu einer Erweiterung des Bypasskalibers gekommen war [2] (Abb. 11-2 bis 11-5).

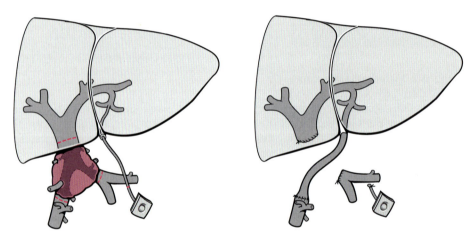

Abb. 11-1 Wiedereröffnete Umbilikalvene im Lig. teres hepatis anastomosiert mit dem linksseitigen Portalvenensystem in der umbilikalen Fissur als hepato-pedale Pfortaderverbindung in Ersatz eines resezierten mesenteriko-portalen Segments [3].

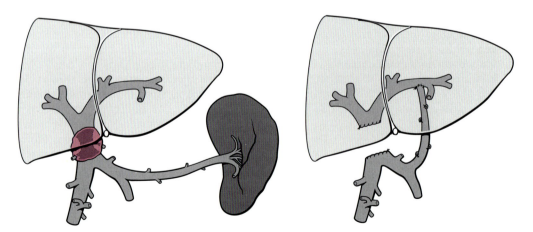

Abb. 11-2 Ersatz der Pfortader durch End-zu-Seit-, hepato-spleno-portalen Bypass durch Anastomosierung der mobilisierten Milzvene mit einem linksseitigen Portalvenenast.

3 Transposition der Milzvene

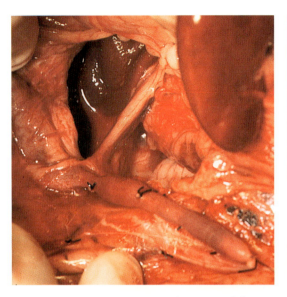

Abb. 11-3 Freipräparierte Milzvene, gefüllt mit Heparin-Lösung, vorbereitet zur Transposition (Hund).

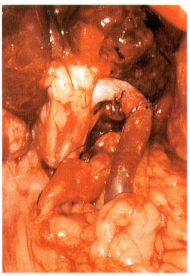

Abb. 11-4 Fertiggestellter End-zu-End-, hepato-spleno-portaler Bypass zwischen der transponierten Milzvene und einem linksseitigen Pfortaderast nach linksseitiger Hemihepatektomie (Hund) [2].

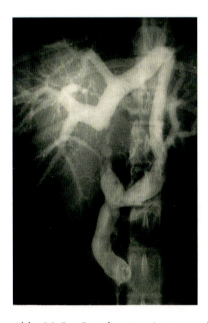

Abb. 11-5 Portalvenöse Angiographie zwei Monate nach Resektion der Pfortader und Überbrückung durch einen hepato-spleno-portalen Bypass (Hund).

Eine **End-zu-Seit-Anastomose** zwischen der transponierten Milzvene und einem Portaderast kann theoretisch überall in der Leber hergestellt werden, wo ein großer Pfortaderast nach Hepatotomie dargestellt werden kann. Dieses Vorgehen ist geeignet für radikale Resektionen von Gallengangstumoren mit Befall der Pfortader und kann daher angewendet werden, um eine extrahepatische Pfortaderobstruktion zu umgehen [6]. Ein ähnlicher Bypass, verlängert mit autologer Vene, wurde beschrieben als spleno-atrialer Shunt unter Umgehung der Leber und der retrohepatischen V. cava [12]. Ebenfalls kann ein interponiertes Graft zwischen der intakten Milzvene End-zu-Seit mit einem Pfortaderast anastomosiert werden, um die Pfortader zu ersetzen.

Das **Prinzip der Milzvenentransposition** kann benutzt werden während einer Pankreatoduodenektomie mit Resektion der kompletten V. mesenterica superior (2 Patienten) [4]. Die Milzvene wird von Korpus und Schwanz des Pankreas gelöst, distal durchtrennt und mit dem zentralen Stumpf der V. mesenterica superior anastomosiert. Die Anastomose erfolgt mit fortlaufender 6-0 Naht zwischen den beiden Hauptgefäßen und mit einer Kombinationsnaht aus teils fortlaufenden und teils Einzelknopf-Nähten bei zwei Anastomosen zwischen der Milzvene und den zwei wesentlichen Ästen der oberen Mesenterialvenenwurzel (Abb. 11-6 und 11-7).

Zwei wesentliche Mesenterialvenen können auch kombiniert zu einem großen Gefäßkaliber mit weiter Anastomose zur Milzvene verwendet werden [15]. Szintigraphische Studien zeigten,

11 Der Ersatz der Vena portae oder Vena mesenterica superior durch die Vena lienalis

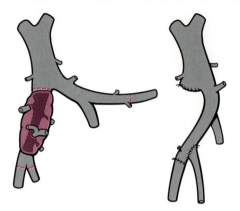

Abb. 11-6 Ersatz der komplett resezierten oberen Mesenterialvene durch transponierte Milzvene nach ausgedehnter Pankreatoduodenektomie.

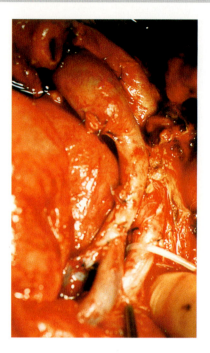

Abb. 11-7 Vervollständigte spleno-mesenteriale Rekonstruktion, wie in Abbildung 11-6 dargestellt [4].

daß die Milz ohne Milzvene (und Milzarterie) ausreichend versorgt wird unter der Voraussetzung, daß die Hilusgefäßversorgung der Milz und die Vasa gastricae breves intakt bleiben [4, 19].

Der Ersatz der oberen Mesenterialvene durch die mobilisierte Milzvene wurde erfolgreich auch bei Verletzungen durchgeführt [5, 7]. Die Transposition irgendeines weitlumigen transponierbaren Astes der mesenterialen Vene kann ebenfalls als solcher Bypass dienen.

4 Schlußfolgerung

Die Rekonstruktion nach Resektion eines Segments der Pfortader oder oberen Mesenterialvene kann durch End-zu-End-Anastomose ausgeführt werden. Die Überbrückung des Defektes nach kompletter Resektion dieser Venen kann jedoch am besten vorgenommen werden durch Transposition der Milzvene, während die Interposition einer autologen Vene eine gute, aber kompliziertere Alternative darstellt.

Literatur

1. Boerma, E.J.: The surgical treatment of cancer of the hepatic duct confluence. Thesis, Nijmegen (The Netherland) 6 (1983).
2. Boerma, E.J., H.H.M. de Boer, U.J.G.M van Haelst: Hemihepatectomy and transfer of the portal inflow tract of the retained hemiliver in the dog. Surgery 97 (1985) 591–595.
3. Boerma, E.J., F. B. Bronkhorst, U.J.G.M. van Haelst, H.H.M. de Boer: An anatomic investigation of radical resection of tumor in the hepatic duct confluence. Surg. Gynec. Obstet. 161 (1985) 223–228.
4. Boerma, E.J., J.A.R. Coosemans: Non-preservation of the pylorus in resection of pancreatic cancer. Brit. J. Surg. 77 (1990) 299–300.
5. Busuttil, R.W., F.K. Storm, B.G. Wilbur, W.P. Longmire, jr.: Use of the splenic vein in the reconstruction of portal and superior mesenteric veins after traumatic injury. Surg. Gynec. Obstet. 145 (1977) 591–593.
6. Chen, V.T.K., J. Wei, Y.C. Liu: A new procedure for management of extrahepatic portal obstruction. Arch. Surg. 127 (1992) 1358–1360.
7. DeLaurentis, D.A., R.R. Tyson: Surgical reconstruction of major veins. Circulation 29 (Suppl. 1) (1964) 176–180.
8. Fish, J.C.: Reconstruction of the portal vein. Amer. J. Surg. 32 (1966) 472–478.
9. Fortner, J.G., D.W. Kinne, D.K. Kim, E.B. Castro, M.H. Shiu, E.J. Beattie, jr.: Vascular problems in upper abdominal cancer surgery. Arch. Surg. 109 (1974) 148–153.

10. Ishikawa, O., H. Ohigashi, S. Imaoka, H. Furukawa, Y. Sasaki, M. Fujita, C. Kuroda, T. Iwanaga: Preoperative indications for extended pancreatectomy for locally advanced pancreas cancer involving the portal vein. Ann. Surg. 215 (1992) 231–236.
11. Kumada, K., K. Ozawa, Y. Shimahara, S. Morikawa, R. Okamoto, F. Moriyaso: Truncoumbilical bypass of the portal vein in radical resection of biliary tract tumour involving the hepatic duct confluence. Brit. J. Surg. 77 (1990) 749–751.
12. Luttwak, E.M., I. Charuzi, A. Licht, H. Freund, J.B. Borman: Emergency splenic vein – right atrial shunt for massive esophageal hemorrhage with cirrhosis of liver and inferior vena cava occlusion. Ann. Surg. 177 (1973) 411–412.
13. Maillard, J.N., A. Le Baleur, J.M. Hay, G. Desvignes, M. Rodary: Les résections de la veine porte. Chirurgie 101 (1975) 871–876.
14. Mimura, H., H. Kim, Y. Ochiai, N. Takakuru, K. Hamazaki, H. Tsuge, K. Sakagami, K. Orita: Radical block resection of hepatoduodenal ligament for carcinoma of the bile duct with double catheter bypass for portal circulation. Surg. Gynec. Obstet. 167 (1988) 527–529.
15. Nakamura, S., T. Hachiya, Y. Oonuki, S. Sakaguchi, H. Konno, S. Baba: A new technique for avoiding difficulty during reconstruction of the superior mesenteric vein. Surg. Gynec. Obstet. 177 (1993) 521–523.
16. Sakaguchi, S., S. Nakamura: Surgery of the portal vein in resection of cancer of the hepatic hilus. Surgery 99 (1986) 344–349.
17. Sobel, S., M.J. Kaplitt, L. Popowitz, R.E. Girardet, R.J. Adamsons: Omphalocaval shunt: a new procedure for portal decompression. Surgery 68 (1970) 456–460.
18. Tashiro, S., R. Uchino, T. Hiracka, T. Tsuji, S. Kawamoto, N. Saitoh, K. Yamasaki, Y. Miyauchi: Surgical indication and significance of portal vein resection in biliary and pancreatic cancer. Surgery 109 (1991) 481–487.
19. Warshaw, A.L.: Conservation of the spleen with distal pancreatectomy. Arch. Surg. 123 (1988) 550–553.

12
Nierenzellkarzinom mit Befall der Vena cava inferior

Z. Chaoui und G. Heyn

1 Einleitung

Der Befall der V. cava inferior (V.c.i.) durch exogene Tumoren ist seit langem bekannt. Bereits im Jahr 1688 beschrieb Blancardus eine untere Hohlvene mit steatomatöser neoplastischer Fülung (zit. bei [22]). 1822 berichtet Netzel über die venöse Ausbreitung eines Nierenkarzinoms [22]. Durch Cavotomie wurde sie vollständig entfernt, aber der Patient verstarb nach dem Eingriff.

Im Jahr 1900 verwendet Rosenstein den Begriff „Geschwulstthrombose" [21]. 1913 gelingt es Berg, die erfolgreiche Extraktion des tumorösen Cavazapfens eines Nierentumors nach Cavotomie durchzuführen [2]. Rehn führt 1922 eine suprarenale partielle Resektion der Venenwand mit Reanastomosierung der kontralateralen Nierenvene mit der V.c.i. durch [19]. Arkedani et al. berichten 1971 über die erfolgreiche Intoto-Entfernung eines bis zum rechten Vorhof reichenden Cavazapfens unter Verwendung der extrakorporalen Zirkulation [1].

Ein Meilenstein war im Jahr 1972 die Arbeit von Skinner et al. [24]: Bei 11 Patienten wurde die Tumornephrektomie mit Entfernung eines tumorösen Cavazapfens durchgeführt. Die 5-Jahres-Überlebensrate lag bei 55%. Die Autoren schlußfolgerten, daß die Prognose solcher Tumoren bei Fehlen von Metastasen relativ gut ist, wenn die Entfernung des Tumorzapfens gelingt.

Seitdem ist ein aggressiveres Verhalten in der chirurgischen Therapie des Nierenzellkarzinoms (NCC) beobachtet worden. Die Tumorausbreitung in die V.c.i., ja bis oberhalb des Zwerchfells wird an sich nicht mehr als prognostisch ungünstiger Faktor angesehen. In der europäischen sowie in der amerikanischen Literatur der letzten 15 Jahre findet man eine Reihe Arbeiten über die erfolgreiche Behandlung zahlreicher Fälle von NCC mit thorakalen und kardialen Tumorzapfen [1, 3, 7, 15, 17, 22, 23, 25]. Im folgenden wird auf die spezielle Problematik der Chirurgie der V.c.i. bei Vorliegen eines NCC aus der Sicht des Gefäßchirurgen eingegangen.

Diese seltene, gefährliche, a priori prognostisch nicht ungünstige Situation ist eine Herausforderung an Urologen, Gefäß- und Herzchirurgen.

2 Häufigkeit

Das NCC macht ca. 3,8% aller soliden Tumoren des Erwachsenenalters aus und betrifft 85% aller malignen Nierentumoren. Es tritt am häufigsten zwischen 5.–7. Lebensjahrzehnt auf und befällt Männer zweimal häufiger als Frauen.

Eine familiäre Häufung wird beobachtet, ebenso eine höhere Inzidenz bei Patienten mit polyzystischen Nieren [6].

Der Einwuchs des Tumorzapfens in die V. cava findet man häufiger von der rechten als von der linken Niere aus. Topographisch-anatomisch liefert die Kürze der rechten Nierenvene eine Erklärung dafür.

17 000 bis 20 000 neue Fälle von NCC werden jährlich in den USA diagnostiziert, davon ca. 1 000 mit Befall der Vc.i. Der Befall der Nierenvenen wird bei 30–40% beobachtet. In der V.c.i. ist in 4–10% ein Tumorzapfen zu finden. Die Extension bis zum rechten Herzen wird in 0,5–1% beobachtet [3, 6, 17, 25].

Im eigenen Krankengut war die V.c.i. bei 15 Patienten (6,7%) von 221 Patienten mit einem NCC befallen. 30,8% wiesen einen Wuchs des Tumors in die Nierenvenen auf, und 62,4% der Tumoren waren ohne Venenbeteiligung.

3 Klinik und Symptomatik

Das NCC gehört zu den symptomarmen Tumoren, wobei die Symptomatik recht atypisch ist. Die oft beschriebene Triade: Schmerz, Makrohämaturie und Abdominaltumor ist wohl in erster Linie für ein fortgeschrittenes Stadium der Erkrankung zutreffend und heute dank fortschrittlicher Diagnostik nur selten anzutreffen. Fieber, nächtliches Schwitzen, Gewichtsverlust, Hypertension und Hyperkalziurie sind atypische Zeichen, die bei NCC-Patienten gefunden werden.

Klinische Hinweise für die Beteiligung der Nierenvene bzw. der V.c.i. mit oder ohne Appositionsthrombose können das plötzliche Auftreten einer Varikozele oder die Schwellung im Bereich der unteren Extremität sein (DD: Beckenvenenthrombose). Die klinischen Zeichen des Cavabefalls sind jedoch selten (7% bei Cherrie [5]) oder fehlen überhaupt [4]. Die Erklärung hierfür ist die unvollständige Obstruktion des Cavalumens sowie die ausreichende venöse Kollateralbildung.

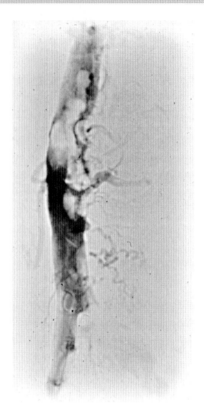

Abb. 12-1 Cavographie.
Typisches Bild eines in die V.c.i. wachsenden Zapfens eines linksseitigen NCC.

4 Diagnostik

Die guten Ergebnisse der chirurgischen Therapie des NCC sind nicht zuletzt auf die großen Fortschritte auf dem Gebiet der Diagnostik zurückzuführen. Bedeutend sensibler und aussagekräftiger als die klassische i.v. Pyelographie sind Sonographie und Computertomographie. Seitdem sie eine breite Anwendung in der alltäglichen Praxis gefunden haben, ist die Erfassung von NCC im Frühstadium signifikant gestiegen.

Jaschke und Mitarbeiter fanden eine **CT-Sensitivität** in 91% mit Befall der Nierenvene und in 97% mit Cavabefall [10]. Mit diesem diagnostischen Verfahren, vor allem bei Spritzen eines i.v. KM-Bolus ist nach Meinung von de Kernion und Mitarbeitern die Erfassung der Tumorausbreitung in die Nierenvenen bzw. in die V. cava so adäquat, daß die Cavographie eine „Kann-Entscheidung", ja überflüssig wird [6].

Ein thorako-abdominales CT-Scanning erlaubt eine genaue Beurteilung des gesamten Verlaufes eines langen Cavazapfens [6].

Wir halten aus gefäßchirurgischer Sicht die **Cavographie**, im Einzelfall bis zur Kontrastdarstellung des rechten Vorhofes, trotzdem für notwendig, insbesondere im Hinblick auf eine exakte Operationsplanung (Abb. 12-1).

Bei kardialer Tumorausbreitung halten Laas und Mitarbeiter die **transösophageale Echokardiographie** für sehr hilfreich bei der genauen Beurteilung der Tumorspitze [16].

In neueren Arbeiten wird die Sensitivität der MRT-Untersuchung sehr hoch geschätzt und gilt als zur Zeit sensibelste Methode [8, 11, 16]. Jedoch bleibt die Computertomographie angesichts der Verfügbarkeit und der Kostenfrage eine ebenso verläßliche und aussagekräftige Untersuchung.

Richie verglich CT und Angiographie in der Diagnostik des NCC [20]: Beide Verfahren erlauben eine gute Beurteilung der Tumorgröße und Beteilgung der Nierenvene (95% bzw. 85%). Im CT ist jedoch die Möglichkeit gegeben, die regionalen Lymphknoten, Tumorausbreitung und Metastasen zu beurteilen. Die Angiographie hat nur bedingt einen Wert in der Diagnostik des NCC. Sie gewinnt dann an Bedeutung, wenn seitens der behandelnden Urologen eine präoperative Embolisation der betroffenen Nierenarterie geplant wird [13].

5 Prognose

Der Befall der regionalen Lymphknoten, die Tumorausbreitung jenseits der Gerota-Faszie, das infiltrative Wachstum in die benachbarten Organe und besonders Fernmetastasen sind eine schlechte Prognose beim NCC.

Seit den 1972 veröffentlichten guten Langzeitergebnissen von Skinner und Mitarbeitern wird der Tumorbefall der V.c.i. an sich nicht mehr als prognostisch ungünstig gesehen [24]. In den Ergebnissen von Claymann und Mitarbeitern war die 1-Jahres-Überlebensrate nach Nephrektomie und Ausräumung eines Cavazapfens bei 75% [4].

Viele ermutigende Veröffentlichungen in den letzten 20 Jahren über gute Überlebensraten bei Patienten mit NCC mit Nierenvenenbefall, auch mit Ausbreitung bis zum rechten Herzen, haben immer mehr Operateure zu einem aggressiveren interdisziplinären Herangehen bewegt [1, 3, 7, 15, 16, 17, 22, 23, 25].

Insgesamt kann man aber sagen, daß die Überlebensraten bei abdominalem Cavazapfen deutlich besser sind als bei supradiaphragmaler und kardialer Ausbreitung [15, 25]. Dies hängt insgesamt von dem Metastasierungs- und Ausbreitungsgrad des Tumors ab. In den Ergebnissen von Freed und Mitarbeitern betrug die 5-Jahres-Überlebensrate von NCC mit atrialen Tumorzapfen 0% und mit intrahepatischem Venenbefall 20% [7].

6 Therapie

Die einzige effektive Therapie des chemo-, hormon- und radiotherapieresistenten NCC ist die inzwischen als Standardmethode geltende **Tumornephrektomie mit regionaler Lymphadenektomie**. Im Rahmen dieser Therapie wird auch der tumoröse Befall von V. renalis und V.c.i. operativ angegangen.

Unabhängig vom Radikalitätsgrad der Nephrektomie bestehen rein technische gefäßchirurgische Probleme bei der Behandlung des Cavazapfens, die hier eine ausführliche Betrachtung verdienen (s. Abschnitt 7).

Der mögliche tumoröse Befall der Cavawand, die nach kranial erfolgte Ausbreitung eines intracavalen Tumorzapfens und die Bildung eines Appositionsthrombus kaudal des Abgangs der befallenen Nierenvene erfordern oft die Freilegung der V.c.i. von der Gabelung bis zur Leberpforte. Durch das schonende Freipräparieren und Anzügeln der Vene oberhalb der Spitze des Zapfens wird die intraoperative Gefahr einer Lungenembolie wesentlich reduziert.

7 Zur Operationstechnik

(Fallbeispiele; jeweils mit Cavographie: Abb. 12-2 bis 12-4 sowie Abb. 12-5 und 12-6)

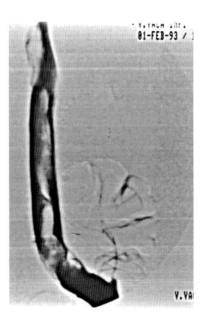

Abb. 12-2 Fallbeispiel: 52jähriger Patient; in der Anamnese Lungenembolie und Venenthrombose des rechten Beines.
Cavographie: flottierender Thrombus, aus der rechten Beckenvene bis in die V.c.i. wachsend. Das Thrombusende ist in Höhe der Nierenvenenmündung. Auffällig ist ein aus der rechten Nierenvene in die V.c.i. sich entwickelnder "Thrombus".

12 Nierenzellkarzinom mit Befall der Vena cava inferior

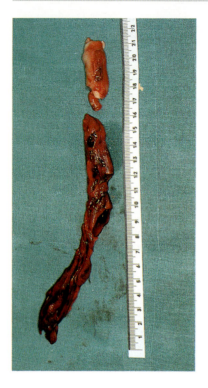

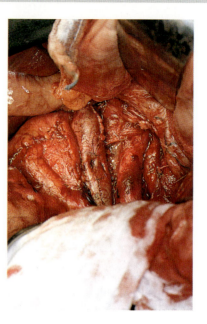

Abb. 12-3   Gleicher Patient wie in Abbildung 12-2; **Op-Präparat**.
Intraoperativ wird ein 5 cm langer Tumorzapfen aus der V.c.i. in Höhe der Mündung der rechten Nierenvene entfernt. Zusätzliche Thrombektomie der V.c.i. und der rechten Beckenvene. (Paraneoplastisches Syndrom!!)

Abb. 12-4   Gleicher Patient wie in Abbildung 12-2; **Op-Situs**.
Da keine vollständige Ausräumung der Thromben gelingt, wird nach Verschluß der Vene eine Plikatur der V.c.i. zur Lungenemboliprophylaxe durchgeführt.

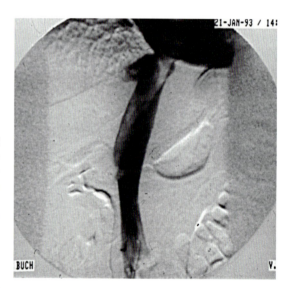

Abb. 12-5   Fallbeispiel: 67jährige Patientin; klinisch auffällig geworden wegen Rechtsherzinsuffizienz und rezidivierenden Lungenembolien.
Cavographie: "thrombotischer" Zapfen in der V.c.i., bis in den rechten Vorhof reichend. Echokardiographisch: intermittierende Verlegung der Trikuspidalklappe durch den "flottierenden Thrombus". Das erklärt die Symptomatologie (wie bei Lungenembolie).

7.1 Zugang

Bei Befall der Nierenvenen und Cavabeteiligung wird immer transperitoneal operiert. Über eine quere Oberbauchlaparotomie ist die Voraussetzung geschaffen, neben der tumorbezogenen Niere auch die gesamte V.c.i. in ihrem subdiaphragmatischen Verlauf und die regionalen Lymphknoten zu erreichen.

Bei **rechtsseitigem Nierentumor** wird das Duodenum nach Kocher mobilisiert, ggf. einschließlich der Mobilisierung der rechten Kolonflexur und nach Medianverlagerung des Darms, sind Nierentumor, Nierenarterie und -venen, V. cava und Aorta abdominalis übersichtlich darzustellen.

Bei **linksseitigem Nierentumor** erfolgt der gleiche Zugang zur V. cava und zu den Nierengefäßen und nach zusätzlicher Mobilisation der linken Kolonflexur der Zugang zum linken Nierentumor.

Bei Ausdehnung eines **Tumorzapfens in der V. cava** bis in Höhe der Lebervenenmündungen oder darüber hinaus bis oberhalb des Zwerchfells oder bis zum rechten Vorhof ist weiterhin eine **rechtsseitige Thorakotomie** oder **mediane Sternotomie** erforderlich. Auch der thorako-abdominale Kombinationszugang zum kontrollierten Anschlingen der suprahepatischen V. cava wird empfohlen [25].

7.2 Tumorzapfen in der V. cava

Ziel ist in jedem Falle die Anschlingung der V. cava oberhalb des Tumorzapfens, der auch manchmal bröcklig zerfallen kann, um embolische Komplikationen in die Lungenarterien zu vermeiden. Befindet sich der Tumorzapfen bereits im rechten Vorhof, operieren Suggs und Mitarbeiter mit kardiopulmonalem Bypass zur sicheren Entfernung des Tumors aus dem Vorhof [25]. Andere Autoren wenden grundsätzlich die Herz-Lungen-Maschine an und entfernen den Tumor unter den Bedingungen einer Kardioplegie und Hypothermie [16]. Auch wir sind der Ansicht, daß bei Ausdehnung des Tumors in das rechte Herz mit dem Herzchirurgen und seinen personellen und technischen Möglichkeiten die Operation zu planen und durchzuführen ist. Montie fand 1991 in der Literatur weniger als 60 Fälle von NCC, die mit kardiopulmonalem Bypass operiert wurden [17].

Die Verfechter der extrakorporalen Zirkulation und der Hypothermie führen als Hauptargument die unter Sicht und Bluttrockenheit erfolgende Entfernung des Tumors an [15, 25]. Wir hatten Gelegenheit, im Team von Herz- und Gefäßchirurgen und Urologen einen Fall von NCC erfolgreich unter solchen Bedingungen zu operieren. Hier war der Tumorzapfen bis zur Valvula tricuspidalis gewachsen, und erst aufgrund der kardialen Symptomatik kam die Patientin zur Diagnostik und Behandlung.

Im Hinblick auf eine möglichst sichere vorausschauende Operationsplanung schlagen Neves und Mitarbeiter eine Einteilung des Befalles der V. cava beim NCC in 4 Gruppen vor (Mayo-Clinic-Klassifikation [18]):
- **Gruppe I:** Tumorzapfen in der V. renalis mit einem Befall von bis zu 2 cm vor der Mündung der V. renalis in die V.c.i. hinein.
- **Gruppe II:** subhepatisch mit einem Zapfen länger als 2 cm vom Ostium der Nierenvene bis unterhalb der Vv. hepaticae.
- **Gruppe III:** intrahepatisch mit einem Befall des intrahepatischen Abschnitts der V. hepatica.
- **Gruppe IV:** supradiaphragmal oder atrial.

Das Risiko der Embolisation eines Tumorzapfens soll vorwiegend in den Gruppen I und II hoch sein [17]. Kurze, kolbig aufgetriebene Tumorzapfen im Cavalumen sind manchmal zusätzlich mit alten und frischen Appositionsthromben bedeckt, sie sind wenig vaskularisiert und oft sehr bröcklig. Manipulationen an der tumortragenden Niere und der Nierenvene können bereits ein Abschwemmen mit den fatalen Folgen einer Lungenarterienembolisation bewirken.

Operatives Vorgehen. Wir gehen deshalb grundsätzlich so vor, daß als erster Schritt die Anschlingung der V.c.i. subhepatisch oberhalb des Tumorzapfens erfolgt. Erst dann wird die V. cava im Tumor- und Nierenvenenbereich vollständig präpariert. Der nächste Schritt ist die Ligatur der zugehörigen Nierenarterie. Nach dieser Phase erfolgt eine allgemeine Heparinisierung (2 mg/kg Körpergewicht) des Patienten und anschließend die übliche Ausklemmung aller im betroffenen Cavagebiet mündenden größeren und kleineren Venen. Durch Cavotomie lateral über der Mündung der Nierenvenen wird der Tumorzapfen enukleiert und die restliche Wand der Nierenvene abgetrennt.

Die Versorgung des nun mehr oder weniger großen Cavawanddefektes ist der nächste Schritt. War die Tumorzapfenenukleation komplikationslos und ohne Beteiligung der Cavawand am tumorösen Prozeß, dann erfolgt nach

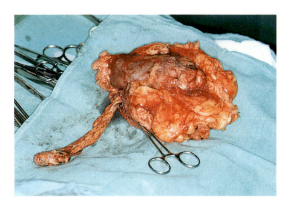

Abb. 12-6 Gleiche Patientin wie in Abbildung 12-5; **Op-Präparat**.
Es gelingt die Tumornephrektomie mit Entfernung in toto des langen homogenen (da vaskularisiert!) Tumorzapfens eines NCC.

Anlage einer entsprechenden tangentialen Klemme mit teilweiser Freigabe des Cavablutstromes und des Blutstromes der gesunden Nierenvene die übliche fortlaufende Cavawandnaht. Die Heparinisierung wird dann antagonisiert und erst jetzt erfolgt urologischerseits die radikale Tumornephrektomie mit regionaler Lymphadenektomie.

Bei 15 eigenen Fällen mit Cavabeteiligung war dieses Vorgehen 7mal typisch. In zwei weiteren Fällen, bei denen der flottierende Tumorzapfen sehr lang war und bis zur Leber reichte, gelang dessen Entfernung ebenfalls problemlos. Allerdings mußte hier die V.c.i. sehr hoch präpariert werden und konnte erst nach Ligatur von zwei Vv. hepaticae accessoriae angeschlungen werden, um die Tumorzapfenspitze zu sichern.

Montie et al. berichten über eine größere Fallzahl von NCC mit Befall der V.c.i. [17]. Bei ihren 68 Fällen mit Cavazapfen mußte in 24 Fällen (35%) der Zapfen stückweise entfernt werden. Wir hatten diese Situation zweimal. Einmal war der Tumorzapfen mit der Cavawand im Ostiumbereich der Nierenvene verwachsen, und bei dem zweiten Fall war ein alter Thrombus als Appositionsthrombus vom Tumorzapfen ausgehend in der Cavawand organisiert verwachsen. In beiden Fällen gelang die Tumorentfernung nur stückweise, und es mußte ein Teil der Cavawand reseziert werden (Abb. 12-7 und 12-8).

Bei drei weiteren Patienten gelang zwar die Tumorzapfenentfernung in toto, jedoch nur unter Resektion eines Teils der Cavawand. In solchen Situationen muß entschieden werden, ob eine Direktnaht des entstandenen Cavadefektes noch möglich oder eine Erweiterungsplastik

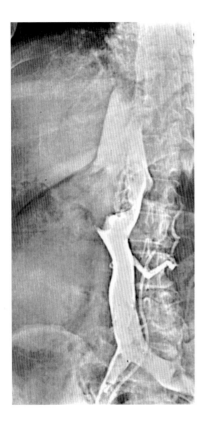

Abb. 12-7 Cavographie.
NCC mit Cavazapfen und mit Befall der Cavawand (selten).
Operatives Vorgehen: Enukleation und Teilresektion der Cavawand.

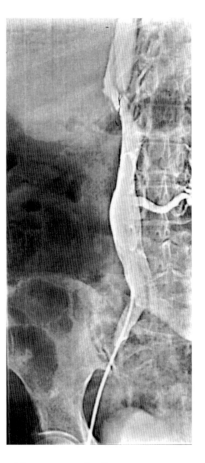

Abb. 12-8 Gleicher Patient wie in Abbildung 12-7.
Postoperative Cavographie zur Kontrolle: Eine Reduzierung bis zu 50% des originären Cavalumens wird gut toleriert.

notwendig ist. Letztere wird als Patchplastik mittels PTFE oder falls vorhanden mittels eines autologen Venenstücks durchgeführt. Eine Reduzierung des Cavalumens um bis zu 50% soll komplikationslos vertragen werden [14].

7.3 Tumoröse Adhäsionen der Cava-Zirkumferenz

Wenn tumoröse Adhäsionen die Cava-Zirkumferenz betreffen, muß eine Resektion dieses Cavateils erfolgen. Obwohl diese Situation bei NCC sehr selten ist, aber bei anderen exogenen Tumoren mit Cavabefall bzw. beim primären Leiomyosarkom der Cava angetroffen wird, soll darauf kurz eingegangen werden.

Wenn der Tumorbefall eine Resektion der Cava-Zirkumferenz zwingend macht, wird primär versucht, die Vene nach kranial und kaudal so zu mobilisieren, daß die primäre End-zu-End-Anastomose beider Cavaenden möglich ist. Nach Schechter und Kieffer ist dies beim NCC in manchen Fällen möglich [14, 23].

Wenn der Substanzdefekt nach der Resektion des tumortragenden Segments der V.c.i. ausgedehnter ist, muß die Interposition einer Kunststoffrohrprothese erfolgen. In solchen Fällen wird eine ringverstärkte PTFE-Rohrprothese verwendet. Die Ringverstärkung vermeidet das Zusammenklappen des Kunststoffrohrs infolge des abdominellen Druckes [9, 14]. Die aufwendige zeitraubende Herstellung eines passenden Interponats aus der V. saphena magna wird somit überflüssig. Wenn die Einmündung der kontralateralen Vene der erhaltenen Niere mitreseziert werden muß, wird diese V. renalis direkt in die Cava oder in die interponierte Rohrprothese reinseriert (Details bei [23]).

7.4 Thrombose durch den tumorösen Cavazapfen

Bei Patienten, bei denen es infolge des tumorösen Cavazapfens zur Thrombose in der V.c.i. und/oder den Beckenvenen gekommen ist, muß die Sanierung dieses Zustands ebenfalls angestrebt werden. Wir beobachteten zweimal zusätzliche Phlebothrombosen. Einmal war lediglich die V.c.i. unterhalb des Tumors betroffen, und im anderen Fall war eine vorausgegangene Lungenembolie Anlaß zur Diagnose Nierenkarzinom mit Cavabefall.

In solchen Fällen wird nach Enukleation des Tumors entweder direkt nach Darstellung der V.c.i. bis zum Zusammenfluß der Beckenvene der Thrombus entfernt oder indirekt unter Zuhilfenahme des venösen Thrombektomiekatheters versucht, eine möglichst vollständige Thrombektomie aus den Beckenvenen zu erreichen. Sollte die Thrombektomie nur unvollständig möglich sein und die Gefahr einer Rezidivphlebothrombose bestehen – besonders wenn anamnestisch eine Lungenembolie vorausgegangen war –, dann ist die Plikatur der Cava indiziert (s. Abb. 12-4).

8 Zusammenfassung

Zusammenfassend kann gesagt werden, daß die immer weiter gestellte Indikation zur chirurgischen Therapie des NCC mit Befall der V.c.i. oft die Zusammenarbeit von Urologen, Gefäß- und Herzchirurgen herausfordert. Besteht im Rahmen der Diagnostik der Verdacht auf einen Befall der V.c.i., muß diese Situation mittels CT, Cavographie oder, wenn verfügbar, MRT genauestens erfaßt werden. Die Schnittführung und das Ausmaß der Cavapräparation hängen damit eng zusammen.

Eine tumorbefallene Cavawand muß reseziert werden. Der Substanzdefekt kann mit 50% in Kauf genommen werden. Ein PTFE-Patch oder eine beringte Rohrprothese müssen in einzelnen Fällen verwendet werden.

Auch wenn die Urologen mit solchen Situationen routiniert sind, muß beim supradiaphragmalen Befall immer thorakotomiert und bei infradiaphragmalen Cavazapfen der Gefäßchirurg herangezogen bzw. in „stand-by" gehalten werden.

Literatur

1. Arkedani, R.B., J.A. Hunter, A. Thomson: Hidden hypernephroma simulating right atrial tumor. Ann. thorac. Surg. 11 (1971) 371–375.
2. Berg, A.A.: Malignant hypernephroma of the kidney. Surg. Gynec. Obstet. 17 (1913) 463–471.
3. Bintz, M., T.H. Cogbill, A.S. Klein: Surgical treatment of renal cell carcinoma involving the inferior vena cava. Vasc. Surg. 6 (1987) 566–571.
4. Claymann, R.V., R. Gonzalez, E.E. Fraley: Renal cell carcinoma invading the inferior vena cava: Clinical review and anatomical approach. J. Urol. (Baltimore) 123 (1980) 157–163.

5. Cherrie, R.J., D.G. Goldmann, A. Lindner, J.B. de Kernion: Prognostic implications of vena cava extension of renal cell carcinoma. J. Urol. (Baltimore) 128 (1982) 910–912.
6. De Kernion, J.B., A. Belldegrun: Renal tumors. In: Walsh, P.C., A.B. Retik et al. (eds.): Campbell's Urology II; pp. 1053–1093. Saunders, Philadelphia 1992.
7. Freed, S.Z., M.L. Gliedmann: The removal of renal carcinoma thrombus extending into the right atrium. J. Urol. (Baltimore) 113 (1975) 163–165.
8. Goldfarb, D.A., A.C. Novick, R. Loving: Magnetic resonance imaging for assessment of vena cavae tumor thrombus: a comparative study with vena cavography and computerized tomography scanning. J. Urol. (Baltimore) 144 (1990) 1100–1104.
9. Heinemann, M., J. Laas, R. Pichlmayr, F. Sidari: Vollständiger Ersatz der Vena cava inferior mit PTFE-Rohrprothese. Angio 11 (1989) 59–62.
10. Jaschke, W., G. van Kaick, S. Peter, H. Palmtas: Accuracy of computed tomography in staging of kidney tumors. Acta radiol. Diagn. (Stockh.) 23 (1982) 593–597.
11. Kallmann, D.A., F.B. Kind, R.R. Hattery, W. Charbonneau, R.L. Ehmann, A. Gathmann, M.L. Blute: Renal vein and inferior vena cava tumor thrombus in renal cell carcinoma: CT, US MRI and vena cavography. J. comput. assist. Tomogr. 16 (1992) 240–247.
12. Katz, N.M., I.J. Sperce, R.B. Wallace: Reconstruction of the inferior vena cava with a polytetrafluoroethylene tube graft after resection for hypernephroma of the right kidney. J. thorac. cardiovasc. Surg. 84 (1984) 791–797.
13. Kaufmann, G.W., G.M. Richter: Embolisation der Niere. In: Günther, R.W., M. Thelen (Hrsg.): Interventionelle Radiologie; S. 171–184. Thieme, Stuttgart 1988.
14. Kieffer, E., A. Bahnini, F. Koskas: Non thrombotic disease of the inferior vena cava. In: Bergan, J.J., J.S.T. Yao (eds.): Venous Disorders; pp. 501–516. Saunders, Philadelphia 1991.
15. Laas, J., C. Schmid, E. Allhoff: Zur Chirurgie der Vena cava inferior. Z. Herz Thorax Gefäßchir. 6 (1992) 264–268.
16. Laas, J., C. Schmid, E. Allhoff, H.G. Borst: Tumor-related obstruction of the inferior vena cava extending into the right heart – a plea for surgery in deep hypothermic circulatory arrest. Europ. J. cardiothorac. Surg. 5 (1991) 653–656.
17. Montie, J.E., R. el Ammar, J.E. Pontes, S.V. Medendorf, A.C. Novick, S.B. Streem, R. Kay, D.K. Montague, D.M. Cosgrove: Renal cell carcinoma with inferior vena cava tumor thrombi. Surg. Gynec. Obstet. 173 (1991) 107–115.
18. Neves, R.J., H. Zincke: Surgical treatment of renal cancer with vena cava extension. Brit. J. Urol. 59 (1987) 390–395.
19. Rehn, E.: Gefäßkomplikationen und ihre Beherrschung bei dem Hypernephrom. Z. urol. Chir. 10 (1922) 326–332.
20. Richie, J.P., M.B. Garnick, S. Seltzer, M.A. Bettman: Computerized tomography scan for diagnosis and staging of renal cell carcinoma. J. Urol. (Baltimore) 129 (1983) 1114–1117.
21. Rosenstein, A.: Arch. klin. Chir. 60 (1900) 596.
22. Staehler, G., B. Liedl, E. Kreuzer, W. Sturm, E. Schmiedt: Nierenkarzinom mit Cavazapfen: Einteilung, Operationsstrategie und Behandlungsergebnisse. Urologe 26 (1987) 46–50.
23. Schechter, D.C.: Cardiovascular surgery in the management of exogenous tumors involving the vena cava. In: Bergan, J.J., J.S.T. Yao (eds.): Surgery of the Veins; pp. 393–412. Grune and Stratton, Orlando 1985.
24. Skinner, D.G., R.F. Pfister, R. Colvin: Extension of renal cell carcinoma into the vena cava: The rationale for aggressive surgical management. J. Urol. (Baltimore) 107 (1972) 711–713.
25. Suggs, W.D., R.B. Smith, T.F. Dodson, A.A. Salam, S.D. Graham: Renal cell carcinoma with inferior vena cava involvement. Vasc. Surg. 14 (1991) 413–418.

13
Tumorbedingte Rekonstruktionen des cavo-iliacalen Segmentes

J. Alemany, H. Görtz, H. Montag und G. Wozniak

1 Einleitung

Die rekonstruktive Chirurgie des cavo-iliacalen Segmentes war für lange Zeit auf die Ligatur, die Resektion oder die seitliche Übernähung begrenzt [7]. Erst die Fortschritte der radikalen Tumorchirurgie sowie die Einführung alloplastischer Gefäßtransplantate haben dazu geführt, daß die Anzahl erfolgreicher Rekonstruktionen des cavo-iliacalen Segmentes in den letzten Jahren zugenommen hat [6, 7, 9, 12]. Die dennoch im Vergleich zu arteriellen Rekonstruktionen relativ geringe Zahl der Eingriffe, die häufig schlechte Prognose infolge maligner Grunderkrankungen sowie die zurückhaltende Indikationsstellung bei der Benutzung alloplastischen Venenersatzes erklären die doch teilweise widersprüchlichen Meinungen in bezug auf die Indikationsstellung sowie die operative Vorgehensweise [13].

Nierenzellkarzinome führen beispielsweise bei 4–12% aller Patienten zum Einbruch des Tumors in die V. renalis und in die V. cava inferior (V.c.i.) [9]. Dies wurde früher als Zeichen der Inoperabilität gewertet. Die meisten dieser Patienten starben innerhalb eines Jahres. Zahlreiche Beobachtungen haben jedoch gezeigt, daß der Tumoreinbruch in die V. cava häufig auf die Einmündung der V. renalis begrenzt ist. Durch partielle Cavotomie gelingt bei vielen dieser Patienten die vollständige Entfernung des Tumorzapfens, ohne daß diese Erweiterung des Eingriffs mit einer Erhöhung der perioperativen Komplikationsrate und Letalität einhergehe. Die Lebenserwartung jedoch kann signifikant verlängert werden [6, 7].

Selbst in den Fällen, in denen die **Wand der V.c.i. von Tumormassen infiltriert** worden ist, ist es möglich, durch En-bloc-Resektion mit gleichzeitigem Cavaersatz eine signifikante Verlängerung der Überlebensrate sowie eine Verbesserung der Lebensqualität zu erzielen. Verschlüsse der infrarenalen V.c.i. infolge gutartiger, aber auch bösartiger retroperitonealer Tumoren mit niedrigem Malignitätsgrad können bei dieser Vorgehensweise sogar kurativ operiert werden [9, 12].

Unilaterale, tumorbedingte Okklusionen der Beckenvenen können bei entsprechenden hämodynamischen Veränderungen mittels der Operation nach Palma oder eines suprapubischen Crossover-Bypass unter Verwendung eines alloplastischen oder autologen Gefäßtransplantates umgangen werden [4, 5, 10].

Die **Dilatation** sowie die Einführung **endoluminaler Prothesen** (Stents) haben weitere Möglichkeiten zur Wiederherstellung stenosierender oder okkludierender Tumorprozesse des cavo-iliacalen Abschnittes eröffnet.

2 Material, Methodik und Ergebnisse

Von 1982 bis 1993 führten wir 630 Operationen am cavo-iliacalen Segment durch. Bei 28 Patienten war in 30 Fällen der Eingriff im Zusammenhang mit einem malignen Grundleiden erforderlich. Diese 30 Operationen wurden hinsichtlich

Tab. 13-1 Häufigkeitsverteilung der Tumoren in bezug zu den betroffenen Venenabschnitten im eigenen Patientengut.

Rekonstruktionen im Abschnitt	Tumorherkunft	Anzahl
A	Hypernephrom	3
	Nebennierenmetastase eines Hypernephroms	1
	Metastasen eines Seminoms	1
B	Metastasen kolorektaler Tumoren	3
	Metastasen eines Urothelkarzinoms	1
	Malignes Lymphom	3
C	Metastasen kolorektaler Tumoren	2
	Metastasen urogenitaler Tumoren	3
	Metastasen gynäkologischer Tumoren	4
	Malignes Lymphom	6
	Leiomyosarkom	1

Tab. 13-2 Ergebnisse der Rekonstruktionen an den Nierenvenen und an deren Einmündungsbereich in die V.c.i (Gruppe A).

OP-Verfahren	Anzahl	verstorben	nach 6 Monaten		nach 12 Monaten	
			offen	zu	offen	zu
• Exstirpation des Tumorzapfens und Nephrektomie	3	0	3	0	3	0
• Exstirpation des Tumorzapfens und Adrenalektomie	1	0	1	0	–	–
• Autologer Ersatz der V. renalis und Lymphadenektomie	1	0	1	0	1	0

ihrer Indikationsstellung, der operativen Vorgehensweise sowie ihrer Ergebnisse aufgearbeitet.

Hierbei konnten entsprechend der betroffenen Venenabschnitte drei Gruppen unterschieden werden (Tab. 13-1):
- **Gruppe A:** Rekonstruktionen an den Nierenvenen und an deren Einmündungsbereich in die V.c.i.
- **Gruppe B:** Rekonstruktionen der V.c.i. im infrarenalen Anteil.
- **Gruppe C:** Rekonstruktionen der Vv. iliacae.

2.1 Gruppe A: Rekonstruktionen an den Nierenvenen

Die Indikation zur Rekonstruktion der Nierenvenen oder des angrenzenden Anteils der V.c.i. wurde gestellt bei:

1. Nierenmalignomen mit Tumoreinbruch in die V. renalis und die V.c.i.;
2. Nebennierenmalignomen mit Tumoreinbruch in die V. suprarenalis und über die V. renalis links bis in die V.c.i.;
3. einem iatrogenen Verschluß der linken V. renalis sowie der rechten A. renalis im Rahmen einer retroperitonealen Lymphadenektomie.

Eigenes Patientengut (Ergebnisse Tab. 13-2). Drei Patienten mit einem Nierenzellkarzinom rechts wurden operiert. Der Tumoreinbruch in die V. cava war auf die Einmündung der V. renalis begrenzt. Nach Durchführung der Nephrektomie gelang durch Cavotomie und distale Abklemmung der V. cava die Entfernung des Tumorzapfens. Die Kontinuität der V. cava wurde mittels direkter Naht oder Venenerweiterungsplastik erhalten (Abb. 13-1).

2 Material, Methodik und Ergebnisse

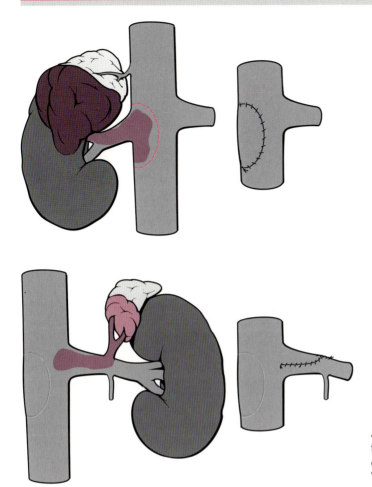

Abb. 13-1 Die Rekonstruktionstechniken an der V. renalis sowie in deren Einmündungsbereich an der V.c.i. (schematische Darstellung).

Bei einem Patienten fanden wir eine Metastase eines Nierenzellkarzinoms in der linken Nebenniere. Elf Jahre zuvor war eine Nephrektomie rechts wegen eines Hypernephroms durchgeführt worden. Ein Tumorzapfen ragte von der V. suprarenalis über die V. renalis bis zur Einmündung in die V.c.i. Die V. renalis sowie die V.c.i. selbst waren jedoch nicht infiltriert, so daß nach Exstirpation der Nebenniere und Entfernung des Tumorzapfens auf eine Resektion der Einzelniere verzichtet und somit dem Patienten die Dauerdialyse erspart werden konnte. Tumorembolien, Rezidive oder Cavathrombosen konnten innerhalb der ersten Jahre nicht nachgewiesen werden.

Ein Patient wurde 24 Stunden nach einer retroperitonealen Lymphadenektomie, die wegen eines embryonalen Karzinoms des Hodens vorgenommen worden war, mit einem thrombotischen Verschluß der V. renalis links sowie der A. renalis rechts zu uns verlegt. Die V. renalis mußte in einer Ausdehnung von 3 cm reseziert werden. Nach Entfernung eines Appositionsthrombus, der bis zur V.c.i. reichte, erfolgte die Rekonstruktion mit Hilfe eines autologen Interponats, das aus vier V.-saphena-magna-Segmenten angefertigt worden war. Gleichzeitig wurde trotz des großen Zeitintervalls die Revaskularisation der rechten Niere mittels eines aortorenalen V.-saphena-Interponats vorgenommen. Ferner konnten in gleicher Sitzung noch weitere vergrößerte, paraaortale Lymphknoten entfernt werden, die bis zum Abgang der A. mesenterica superior reichten. Vier Wochen nach dem Eingriff kam es zu einer Normalisierung der Diurese. Die Funktion der linken Niere war unauffällig, rechtsseitig konnte trotz des Zeitintervalls noch eine Teilperfusion erreicht werden.

Dieser Patient wurde bisher zwei Jahre lang postoperativ nachkontrolliert. Eine zu diesem Zeitpunkt durchgeführte Computertomographie zeigt eine normale Kontrastmittelanfärbung der linken Niere und eine leicht reduzierte Anfärbung der rechten Niere. Metastasen des embryonalen Karzinoms konnten nicht gefunden werden. Der junge Patient ist mittlerweile in seinen Beruf wieder voll integriert.

2.2 Gruppe B: Rekonstruktionen der infrarenalen V.c.i.

Eine Indikation zur Rekonstruktion der V.c.i. ist gegeben bei:
1. Ummauerung, Kompression und Thrombosierung der infrarenalen V. cava, bedingt durch gut- oder bösartige retroperitoneale Geschwülste;
2. En-bloc-Resektionen im Rahmen ausgedehnter tumorchirurgischer Eingriffe.

Eine Kontraindikation zur Rekonstruktion der infrarenalen V.c.i. sehen wir bei schwerer postthrombotischer Schädigung der Iliakalvenen oder dann, wenn die Beckenvenenstrombahn ihre Leitfähigkeit verloren hat. Eine absolute Operationsindikation besteht bei Tumoren jeglicher Dignität, die als Folge der Gefäßkompression trotz konservativer Therapie zu einer schweren venösen Insuffizienz und mit daraus folgender Bedrohung der peripheren Mikrozirkulation bis hin zur venösen Gangrän geführt haben.

Eigenes Patientengut. Siebenmal wurde die infrarenale V.c.i. wegen eines stenosierenden Tumors bei gleichzeitiger Thrombosierung operiert. Zweimal konnte nach Exstirpation des Tumors mit anschließender Thrombektomie und Erweiterungsplastik die Kontinuität der Vene erhalten bleiben. In vier Fällen wurde eine Teilresektion der V.c.i. vorgenommen (Abb. 13-2). Dreimal wurde anschließend die Rekonstruktion mittels eines alloplastischen Gefäßtransplantats (beringte PTFE-Prothese) im Sinne eines Interponats vorgenommen. Bei einem Patienten wurde nach Exstirpation eines großen

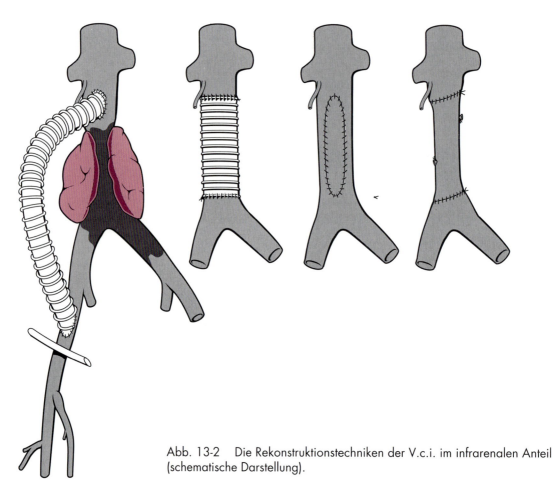

Abb. 13-2 Die Rekonstruktionstechniken der V.c.i. im infrarenalen Anteil (schematische Darstellung).

2 Material, Methodik und Ergebnisse

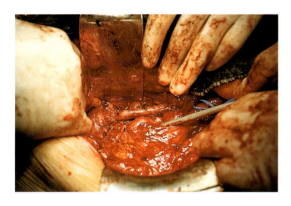

Abb. 13-3 Operationssitus nach Rekonstruktion der V.c.i. mittels V. femoralis superficialis als Gefäßtransplantat.

2.3 Gruppe C: Rekonstruktionen der Vv. iliacae

Die Indikation zur operativen Behandlung tumorbedingter Beckenvenenverschlüsse sehen wir immer dann gegeben, wenn die Abflußbehinderung zu einer Bedrohung der Zirkulation bis hin zu einer Phlegmasia coerulea dolens mit drohender venöser Gangrän geführt hat.

Die Revaskularisation der Beckenvenen als Folge von Tumorkompression der Beckenvenen wurde 18mal bei 16 Patienten durchgeführt. Hierzu stehen drei Operationsmethoden zur Verfügung:

1. Tumorexstirpation und direkte Rekonstruktion mittels autologen oder alloplastischen Gefäßtransplantats;
2. Dilatation der Vene und Implantation eines Stents zur Erhaltung der Durchgängigkeit der Vene;
3. Crossover-Technik mit Umleitung des venösen Abflusses in die gesunden Beckenvenen der Gegenseite.

Die direkte Rekonstruktion mittels Tumorexstirpation, Gefäßresektion und Protheseninterposition ist meistens nicht möglich und sehr risikoreich. Die Dilatation benötigt zur Erhaltung der Gefäßkontinuität in aller Regel die Anlage einer endovaskulären Prothese. Hierbei wurde der Stent nach Gianturco verwendet.

retroperitonealen Tumors und Mitnahme der V.c.i. auch eine Teilresektion des ummauerten Ureters rechts erforderlich. Wegen des erhöhten Infektionsrisikos haben wir als ultima ratio die V. femoralis superficialis als Gefäßtransplantat und Cavaersatz benutzt (Abb. 13-3).

Bei einem weiteren Patienten, bei dem eine Fibrosierung der V.c.i. im Mündungsbereich der Iliakalvenen zur Cavathrombose geführt hatte, mußte die Wiederherstellung des venösen Abflusses mit Hilfe eines iliaco-cavalen PTFE-Bypass vorgenommen werden. Die Anlage des iliaco-cavalen Bypass führte zum Frühverschluß. Ein Cava-Interponat mit PTFE war nach sechs Monaten thrombosiert. Die übrigen Rekonstruktionen waren nach einem Jahr noch offen (Tab. 13-3).

Bei sechs Patienten wurde dieses Verfahren durchgeführt. Fünfmal konnte die Dilatation von peripher her nicht erreicht werden. Es mußte die direkte Befreiung der Beckenvenen aus dem Tumor auf dem Wege eines zusätzlichen retroperitonealen Zugangs erfolgen. Die Ergebnisse dieser Methode sind erfolgversprechend

Tab. 13-3 Ergebnisse der Rekonstruktion der V.c.i. im infrarenalen Anteil (Gruppe B).

OP-Verfahren	Anzahl	verstorben	nach 6 Monaten		nach 12 Monaten	
			offen	zu	offen	zu
• Exstirpation des Tumors und Thrombektomie mit Patchplastik	2	0	2	0	2	0
• Exstirpation des Tumors und V.-cava-Ersatz mit PTFE	3	0	2	1	2	1
• Exstirpation des Tumors und V.-cava-Ersatz mit V. femoralis superficialis	1	0	1	0	1	0
• Umgehung des Tumors mit iliaco-cavalem Bypass (PTFE)	1	0	0	1	–	–

13 Tumorbedingte Rekonstruktionen des cavo-iliacalen Segmentes

Tab. 13-4 Ergebnisse der Rekonstruktionen der Beckenvenen – Dilatation (Gruppe C).

OP-Verfahren	Anzahl	verstorben	nach 6 Monaten		nach 12 Monaten	
			offen	zu	offen	zu
• Dekompression der Beckenvene durch Dilatation mit Stent-Implantation	1	0	1	0	1	0
• Dekompression der Beckenvene durch Freilegung und Dilatation mit Stent-Implantation	5	0	5	0	4	1

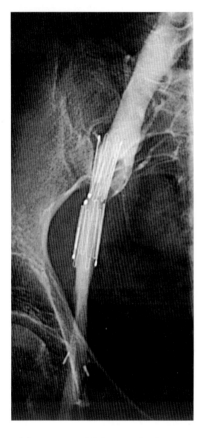

Abb. 13-4 Phlebographiekontrolle vier Wochen nach Stent-Implantation in die V. iliaca.

(Tab. 13-4). Nach einem Jahr waren fünf von sechs Rekonstruktionen durchgängig. Eine klinische Symptomatik im Sinne einer ausgeprägten chronisch venösen Insuffizienz bestand nicht (Abb. 13-4).

Crossover-Technik. Wenn eine Dilatation nicht durchgeführt werden konnte, haben wir zur Dekompression des bedrohten Beines und somit zur Verbesserung der bedrohten Mikrozirkulation die Crossover-Technik angewandt. Die klassische Palma-Operation bietet gelegentlich eine unzureichende Drainage des venösen Abflusses infolge eines ungenügenden Durchmessers der V. saphena magna. Der sog. hohe Palma unter Verwendung alloplastischen Gefäßersatzes bietet ein höheres Durchflußvolumen und wird heute der klassischen Palma-Operation vorgezogen (Abb. 13-5). Bei Rezidiveingriffen in der Leiste oder bei erhöhter Infektionsgefahr haben wir zwei weitere operative Methoden angewandt:
1. autologer ilio-femoraler Bypass,
2. Crossover-Bypass mit V. femoralis superficialis.

Die V. iliaca externa ist selten von perivaskulären Tumoren betroffen. Sie wurde dann in diesen Fällen in einer Ausdehnung von 6–8 cm mobilisiert, unmittelbar unterhalb des Tumors abgetrennt, vorverlagert und nach Tunnelierung mit der V. femoralis communis bzw. V. iliaca externa der kontralateralen Seite anastomosiert. Ist die Länge der mobilisierten V. iliaca nicht ausreichend, so wird das Gefäß mit einem Segment der V. femoralis superficialis der gesunden Seite verlängert (Abb. 13-6).

Als alternatives Verfahren steht die alleinige Benutzung der V. femoralis superficialis als Gefäßtransplantat zur Verfügung. Welches Verfahren gewählt wird, hängt von den anatomischen Gegebenheiten ab. Beide Techniken des autologen Crossover-Bypass unter Benutzung der tiefen Bein- und Beckenvenen bieten neben den Vorteilen eines autologen Gefäßtransplantats immer auch ein sehr großes Durchflußvolumen (Abb. 13-7). Die Venenklappen bleiben zudem bei Benutzung als Non-reversed-Transplantat funktionstüchtig.

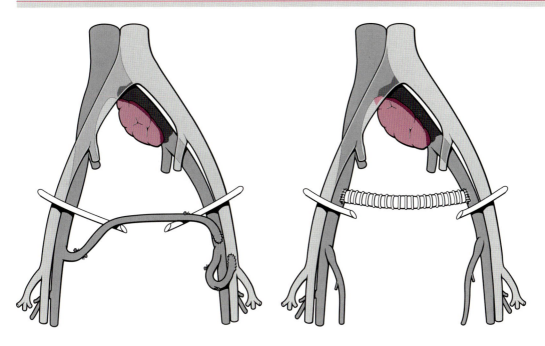

Abb. 13-5 Klassischer Crossover-Bypass nach Palma mit V. saphena magna sowie der „hohe Palma" mit PTFE-Prothese (schematische Darstellung).

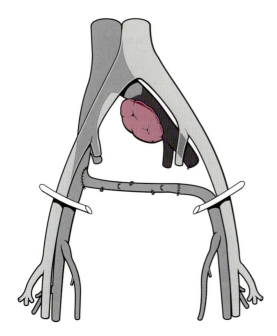

Abb. 13-6 Der autologe Crossover-Bypass unter Verwendung der V. iliaca externa der betroffenen und der V. femoralis superficialis der gesunden Seite (schematische Darstellung).

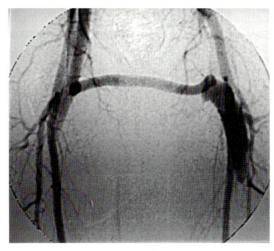

Abb. 13-7 Kontroll-DSA vier Wochen nach Anlage eines autologen Crossover-Bypass unter Verwendung der V. femoralis superficialis als Gefäßtransplantat – hier mit Anlage einer arterio-venösen Fistel.

Zwölfmal wurde bei zehn Patienten die Crossover-Technik angewandt. Dreimal wurde ein „hoher Palma" unter Verwendung eines PTFE-Gefäßtransplantats angelegt. Bei fünf Patienten wurde die klassische Technik nach Palma angewandt. In zwei Fällen kam es am ersten und am dritten Tag nach dem Eingriff infolge eines geringen Durchmessers der V. saphena magna zu einer Thrombosierung mit erneuter Bedrohung der peripheren Mikrozirkulation. Wegen des hohen Infektionsrisikos infolge von Hämatombildung im Bereich der Operationswunde wurde auf die Benutzung eines alloplastischen Transplantats verzichtet.

Zur Erhaltung der bedrohten Extremität wurde die V. femoralis superficialis des gesunden Beines als Gefäßersatz zur Anlage eines femoro-femoralen Crossover-Bypass benutzt. In zwei weiteren Fällen wurde ein Crossover-Bypass unter Benutzung der V. iliaca externa der betroffenen Seite angelegt. Da die Länge der Transplantatvene nicht ausreichend war, wurde sie mit der V. femoralis superficialis der gesunden Seite verlängert. Postoperativ kam es bei allen diesen Patienten zu einer raschen Abschwellung der Extremität.

Verlaufsbeobachtung. Ein Patient mit einem metastasierenden Prostata- und Blasenkarzinom verstarb 25 Tage postoperativ mit einem offenen Bypass. Nach einem Jahr waren ein Crossover-Bypass mit ringverstärkter PTFE-Prothese und ein klassischer Bypass nach Palma verschlossen. Jeder Crossover-Bypass, bei dem die V. femoralis superficialis oder die V. iliaca externa als Transplantat diente, ist bis zu einer Kontrollzeit von zwei Jahren offen (Tab. 13-5). Die Klappen dieser in Non-reversed-Technik transplantierten Gefäße sind nach Durchführung von Kontrollphlebographien, Farbduplexsonographien sowie Plethysmographien voll funktionstüchtig (Abb. 13-8).

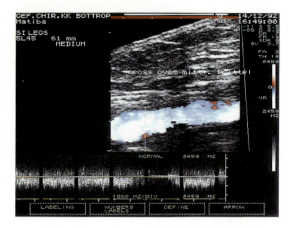

Abb. 13-8 Die Farbduplexsonographie zeigt zwölf Monate nach OP eine freie Durchgängigkeit des autologen Bypass mit V. femoralis superficialis sowie einen Klappenschluß beim Valsalva-Versuch.

3 Diskussion

Bis vor einigen Jahren haben die hohe Versagerquote der zeitaufwendigen cavo-iliacalen Rekonstruktionen sowie die schlechte Allgemeinprognose maligner Tumoren dazu geführt, daß die Indikation zu diesen Eingriffen nur sehr selten gestellt worden ist. Die Einführung neuer diagnostischer Methoden – insbesondere die der Computertomographie und Kernspintomographie –, die Verbesserungen der Operationstechnik und vor allem des Venenersatzmaterials haben in den letzten Jahren jedoch neue Perspektiven eröffnet. Gutartige, aber auch bösartige Tumoren niedrigen Malignitätsgrads sind im Frühstadium kurativ operabel [3, 11].

Tab. 13-5 Ergebnisse der Rekonstruktionen der Beckenvenen – Crossover-Bypass (Gruppe C).

OP-Verfahren	Anzahl	verstorben	nach 6 Monaten		nach 12 Monaten	
			offen	zu	offen	zu
• Klassischer Palma (V. saphena magna)	3	0	2	1	2	1
• Hoher Palma (PTFE)	5	1	2	2	2	2
• Crossover-Bypass mit V. femoralis superficialis	2	0	2	0	2	0
• Crossover-Bypass mit V. iliaca ext. und V. femoralis superficialis	2	0	2	0	2	0

3.1 Tumoren mit Einbruch in die V.c.i.

Nieren- und Nebennierentumoren mit Einbruch in die V.c.i. können durch die Erweiterung des Eingriffs, der in der Regel in der Hand des Erfahrenen risikoarm ist, radikaler angegangen werden. Zudem ermöglicht dies dem Patienten durch die Gefäßrekonstruktion eine bessere Lebensqualität.

Auch Tumoren des Retroperitoneums mit Kompression oder Einbruch in die V.c.i. können radikaler operiert werden, wenn das Gefäß en bloc mit dem Tumor reseziert werden kann. Der radikalen operativen Intervention kommt bei diesen Geschwülsten eine besondere Bedeutung zu, da es sich meist um Malignome handelt, die durch Chemo- oder Strahlentherapie oft nur schlecht behandelbar sind. Auch wenn das ideale Transplantat heute noch nicht zur Verfügung steht, so ist es doch möglich, mit autologem Gefäßersatz, aber auch mit PTFE-Prothesen akzeptable Ergebnisse zu erreichen. Die Transplantatinterposition vermeidet die schweren Folgen der früher üblichen Ligaturchirurgie. Voraussetzungen für die Rekonstruktion der V. cava sind jedoch eine freie Durchgängigkeit der Beckenvenen sowie eine Lebenserwartung von mehr als sechs Monaten [9, 12].

3.2 Phlegmasia coerulea dolens

Bei Bedrohung der peripheren Mikrozirkulation im Sinne einer Phlegmasia coerulea dolens ist eine Wiederherstellung des venösen Abstroms unumgänglich. Die Rekonstruktion durch Gefäßdilatation mit Stent-Implantation ermöglicht in ausgewählten Fällen eine bessere Lebensqualität trotz ungünstiger Prognose der Grunderkrankung. Durch retroperitoneale Freilegung konnte die Dilatation in vielen Fällen ermöglicht werden. Die 1-Jahres-Ergebnisse zeigen eine ermutigende Durchgängigkeitsrate. Die Angabe von Langzeitergebnissen ist bei der Natur der Grunderkrankung nicht möglich.

Wenn die Anwendung dieses Verfahrens nicht möglich ist, so stellt die Crossover-Technik bei gesundem Venensystem der Gegenseite eine wertvolle Alternative dar, zumal eine direkte Rekonstruktion im Becken meist nicht möglich und zudem sehr risikoreich ist. Die klassische Operation nach Palma führt unserer Erfahrung nach infolge des zu geringen Durchmessers der V. saphena magna oft zu einer unzureichenden Drainage mit Frühverschlüssen. Der „hohe Palma" unter Verwendung großlumiger, ringverstärkter PTFE-Prothesen erreicht eine gute Früh- und Langzeitdurchgängigkeitsrate [4, 5, 13].

3.3 Alloplastischer Gefäßersatz bei Rezidiveingriffen

Die Verwendung alloplastischen Gefäßersatzes bei Rezidiveingriffen mit noch nicht abgeschlossener Wundheilung ist unseres Erachtens nach wegen der Infektionsgefahr sehr risikoreich. In diesen Fällen, die mit der Bedrohung der Extremität im Sinne einer venösen Gangrän einhergehen, kann die Revaskularisation unter Verwendung der V. iliaca externa der betroffenen Seite und/oder der V. femoralis superficialis der gesunden Seite eine Alternative bieten [8].

Diese Technik hat sich bei unseren Patienten bewährt. Die Entnahme der V. femoralis superficialis zwischen Adduktorenkanal und Einmündung der V. profunda femoris führt zu keiner wesentlichen Abflußbehinderung. Die Anlage einer arterio-venösen Fistel ist wegen des großen Lumens des autologen Transplantats nicht erforderlich. Als weiterer Vorteil muß die Funktionstüchtigkeit des Klappenapparates bei Implantation als Non-reversed-Bypass angesehen werden [1, 2, 11].

4 Zusammenfassung

Obwohl die Indikation zu Eingriffen am cavoiliacalen Segment immer noch relativ selten gestellt wird, ist die Rekonstruktion in einigen ausgewählten Fällen doch gerechtfertigt.

Besonders erfolgversprechend sind **Rekonstruktionen der V. cava**, in die Tumorzapfen eines Nieren- oder Nebennierentumors eingebrochen sind. Hier kann nicht nur eine Verbesserung der Lebensqualität, sondern bei fortgeschrittenem Tumorwachstum auch eine Verlängerung der Überlebensrate erreicht werden.

Der **Ersatz der unteren Hohlvene** stellt nach wie vor noch ein größeres Problem dar. Er ist unter Verwendung alloplastischen Gefäßersatzes nur in Fällen schwerster venöser Insuffizienz gerechtfertigt und nur bei einer freien Beckenstrombahn erfolgversprechend.

Dilatationen mit anschließender Stent-Implantation ermöglichen bei tumoröser Ummauerung der Beckenvenen eine bessere Lebensqualität bei nur geringem operativem Risiko.

Falls diese Technik keine Anwendung finden kann, bietet der **Crossover-Bypass** gute Ergebnisse. Eine Alternative zur klassischen Palma-Operation bzw. dem „hohen Palma" bietet ein autologer Bypass unter Verwendung der vorverlagerten V. iliaca externa der betroffenen Seite bzw. der V. femoralis superficialis der gesunden Seite. Die Vorteile dieser Technik sind ein hohes Durchflußvolumen, bessere Inkorporation mit geringer Infektionsgefahr sowie die Transplantation eines intakten Klappenapparates.

Literatur

1. Alemany, J., H. Montag: Die Verwendung der Vena femoralis superficialis bei femorocruralen Rekonstruktionen: Methodik – Indikation – Ergebnisse. In: Zehle A. (Hrsg.): Der crurale Gefäßverschluß; S. 121–124. Zuckschwerdt, München 1990.
2. Alemany, J., H. Montag, H. Görtz, G. Wozniak: Die tiefen Beinvenen als Gefäßersatz bei femorocruralen Rekonstruktionen: Indikation, Früh- und Spätergebnisse. Angio Archiv 21 (1991) 98–101.
3. Bollinger, A.: Funktionelle Angiologie; S. 213–220. Thieme, Stuttgart–New York 1979.
4. Clowes, A.W.: Extraanatomical bypass of the iliac vein obstruction. Use of a synthetic (expanded PTFE) graft. Arch. Surg. 115 (1980) 767–769.
5. Gruss, J.D., D. Bartels, H. Vargas-Montano: Rekonstruktion des unilateralen Beckenvenenverschlusses. Langenbecks Arch. Chir. (suppl.) 2 (1988) 181–186.
6. Katz, N.M., I.J. Spence, R.B. Wallace: Reconstruction of the inferior vena cava with a polytetrafluoroethylene tube graft after resection for hypernephroma of the right kidney. J. thorac. cardiovasc. Surg. 87 (1984) 791–769.
7. Kieffer, E., A. Bahnini, F. Koskas: Non thrombotic disease of the inferior vena cava. Surgical management of 24 patients. In: Bergan J.J., J. Yao, (eds.): Venous Disorders; pp. 501–516. Saunders, Philadelphia 1991.
8. Kistner, R.L.: Autogenous iliofemoral bypass. In: Bergan J.J., R.L. Kistner (eds.): Atlas of Venous Surgery; pp. 187–190. Saunders, Philadelphia 1992.
9. Okada, Y., K. Kumada, T. Habuch, K. Nishimura, O. Yoshida: Total replacement of the suprarenal inferior vena cava with an expanded polytetrafluoroethylene tube graft in 2 patients with tumor thrombi from renal cell carcinoma. J. Urol. (Baltimore) 141 (1989) 111–114.
10. Palma, C.E., R. Esperon: Vein transplants and grafts in the surgical treatment of postphlebitic syndrome. J. cardiovasc. Surg. (Torino) 1 (1960) 94–107.
11. Schulman, M.L., M.R. Badhey, R. Yatco, G. Pillan: An 11 year experience with deep leg veins as femoropopliteal bypass grafts. Arch Surg. 121 (1986) 1010–1015.
12. Vekemans, K.M., F.H. Schroder: Prosthetic replacement of the inferior vena cava in renal cell carcinoma. Surg. Europ. Urol. 19 (1991) 262–266.
13. Vollmar, J., H. Loeprecht, S. Hutschenreiter: Rekonstruktive Eingriffe am Venensystem. Chirurg 49 (1978) 296–302.

IV Erweiterte Tumorchirurgie mit Gefäßresektion und -ersatz an Hals und Thorax

14 Carotisersatz bei Tumorresektion im HNO-Bereich
M. Staudacher, M. Burian und M. Grasl

1 Einleitung 123
2 Material und Methode 123
3 Diagnostik 124
4 Diskussion und Operationstechnik 125
5 Konklusion 127
6 Zusammenfassung 128
   Literatur 128

15 Resektion und Rekonstruktion an großen Gefäßen bei thorakalen Tumorresektionen
H. Wertzel, J. Hasse, L. Swoboda und J. Kessel

1 Einleitung 129
2 Pathologisch-anatomische Aspekte 129
3 Technische Aspekte 131
  3.1 A. pulmonalis 131
  3.2 Truncus pulmonalis 132
  3.3 Aorta 132
  3.4 V. cava superior 133
  3.5 Sonstige Gefäßresektionen 133
4 Spezifische Aspekte der postoperativen Intensivbehandlung und -überwachung 133
5 Eigene Erfahrungen 134
6 Diskussion 136
7 Zusammenfassung 137
   Literatur 137

14
Carotisersatz bei Tumorresektion im HNO-Bereich

M. Staudacher, M. Burian und M. Grasl

1 Einleitung

Das erbarmungswürdige Schicksal von Patienten mit Lymphknotenrezidiven im Halsbereich nach Karzinomen des Larynx und/oder Hypopharynx veranlaßte uns, über neue, radikalere Maßnahmen nachzudenken, die es ermöglichen könnten, bei diesen Patienten lebensverlängernd oder zumindest lebensqualitätsverbessernd einzugreifen.

Es hat sich herausgestellt, daß bei jedem vierten Patienten nach einer radikalen Lymphknotenentfernung inklusive Carotis-Resektion ein Schlaganfall mit Hemiparese auftritt und daß von diesen Patienten fast jeder an den Folgen dieses Schlaganfalls verstirbt [8]. Es sollte doch möglich sein, diesen Patienten durch Carotis-Resektion und damit verbundener Ausdehnung der Radikalität einerseits sowie durch Gefäßrekonstruktion und Wiederherstellung der Gehirndurchblutung andererseits deutlich zu helfen. Aus diesem Grund haben wir uns entschlossen, bei einigen wenigen geeigneten Patienten die Lymphknotenrezidive und Halsgefäße gesamt zu resezieren und diese Gefäße durch Transplantate zu ersetzen.

2 Material und Methode

Im Zeitraum Januar 1986 bis April 1992 zeigten sich bei drei Patienten mit Plattenepithelkarzinomen des Larynx oder Hypopharynx Rezidivgeschwülste der Lymphknoten im Halsbereich.

Alle drei Patienten sind in der Zwischenzeit verstorben.

Bei dem Befund des ersten Patienten handelte es sich um ein Stimmlippenkarzinom rechts, bei welchem 1985 eine Larynxteilresektion durchgeführt und 1987 ein Halslymphknotenrezidiv festgestellt worden war. Dieses Lymphknotenrezidiv wurde durch eine Neck-Dissection mit Resektion der linken A. carotis interna und Gefäßersatz durch ein Stück der V. saphena magna behandelt. Der Patient verstarb drei Jahre nach der Erstoperation.

Bei dem zweiten Patienten, bei dem 1983 eine Larynxteilresektion wegen eines Epiglottiskarzi-

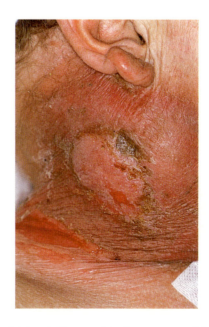

Abb. 14-1 Fallbeispiel 2: Patient mit Halslymphknotenrezidiv, teilweiser Ulcusbildung und Hautveränderungen nach primärer Nachbestrahlung.

noms ausgeführt worden war, kam es zum Lymphknotenrezidiv im Halsbereich rechts (Abb. 14-1), und es wurde drei Jahre später eine Neck-Dissection mit Carotisersatz auf der rechten Seite ebenfalls mit einem Venen-Interponat durchgeführt. Dieser Patient verstarb vier Jahre nach der Erstoperation.

Bei dem dritten Patienten wurde im April 1992 ein Plattenepithelkarzinom des Larynx durch eine totale Laryngektomie und radikale Neck-Dissection rechts unter Mitnahme der A. carotis communis reseziert. In diesem Fall wurde ein PTFE-Transplantat (Gore-Tex®) eingesetzt. Die A. carotis externa wurde in dieses PTFE-Transplantat implantiert. Dieser Patient ist ein Jahr später verstorben.

Einen Sonderfall stellt ein vierter Patient dar, bei welchem anläßlich der Rezidivoperation bei Larynxkarzinom (ein Jahr nach Erstoperation) die mit dem Tumor unlösbar verwachsene V. jugularis interna auf der rechten Seite mitreseziert und durch ein im Querschnitt 8 mm messendes PTFE-Transplantat (Gore-Tex®) ersetzt wurde. Dieser Patient ist ein Jahr später an allgemeiner Metastasierung verstorben.

3 Diagnostik

Die *Ultraschalluntersuchung* von Patienten mit Lymphknotenrezidiven am Hals nach Plattenepithelkarzinom des Larynx oder Hypopharynx ist eine obligate Untersuchung, um die Ausdehnung des Tumorbefalls der Lymphknoten und eventuelle Wandinfiltrationen der Aa. carotis communis, externa oder interna und auch der V. jugularis interna zu erkennen (Abb. 14-2).

Unterstützt werden kann diese Suchmethode noch zusätzlich durch eine *intraarterielle digitale Subtraktionsangiographie*, die ebenfalls eine Wandinfiltration erkennen läßt (Abb. 14-3). Aufgrund des Ergebnisses dieser Angiographie

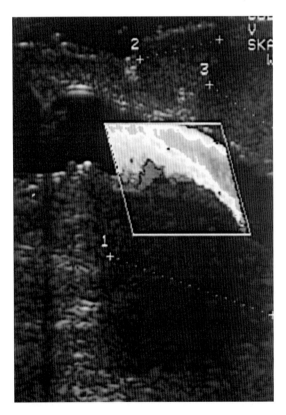

Abb. 14-2 Ultraschalluntersuchung der Halsregion: Infiltration der Carotiswand durch Tumorgewebe (s. Pfeil).

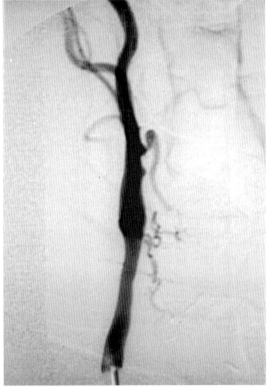

Abb. 14-3 Digitale Subtraktionsangiographie: Infiltration der Wand der A. carotis communis knapp unterhalb der Carotisgabel (s. Pfeil).

4 Diskussion und Operationstechnik

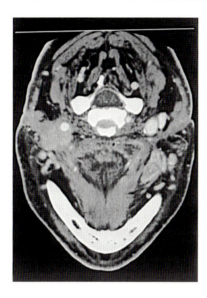

Abb. 14-4 Computertomographie der Halsregion: Tumorgewebe untrennbar mit der Carotiswand verwachsen (s. Pfeil).

Aufgrund der hier vorgestellten drei Patienten wird – bei der sehr eingeschränkten Prognose fortgeschrittener Larynxkarzinome – die Möglichkeit der Lebensverlängerung durch Carotis-Resektion und Gefäßersatz durchaus für möglich gehalten [15]. Dies ist vor allem dann wichtig, wenn bereits durch intraoperative Schnellschnittuntersuchung eine Tumorinvasion der Carotiswand festgestellt werden kann [5].

Hat sich nun durch die Voruntersuchungen herausgestellt, daß eine **Tumorinfiltration** in die großen Gefäße erfolgt ist, so empfiehlt sich folgende Vorgehensweise:

Wir empfehlen, die V. saphena magna vom Oberschenkel zu entnehmen (und daher diesen Entnahmevorgang in die Operationsplanung einzubeziehen), da sie im Durchmesser der A. carotis communis bzw. interna am ehesten entspricht. Wir raten dazu, die Vene in „reversed" Position einzusetzen, wie es auch die meisten Autoren mit einer Ausnahme [5] angeben. Die A. carotis externa kann dabei unterbunden werkann auch eine gemeinsame Operationsplanung der Operateure der Hals-Nasen-Ohren-Klinik und der Gefäßchirurgen erfolgen.

Zusätzlich nützlich ist hier die *Computertomographie*, die ebenfalls die Diagnose einer Wandinfiltration der großen Halsgefäße zuläßt (Abb. 14-4).

4 Diskussion und Operationstechnik

Es soll diskutiert werden, ob die forcierte chirurgische Vorgehensweise unter Mitnahme der A. carotis und eine mögliche Nachbestrahlung eine Lebensverlängerung für die Patienten bedeutet. Einige Mitteilungen im Schrifttum [1, 5, 6, 11, 17] haben uns dabei geholfen, unsere Vorgangsweise zu rechtfertigen [15].

Eine Literaturübersicht von Snyderman [14] läßt den Schluß zu, daß die Ligatur der A. carotis im Zusammenhang mit der Tumorresektion – und zwar in 17% – mit erheblichen neurologischen Komplikationen einhergeht, aber doch eine bessere lokale Radikalität erlaubt und daß ein Tumorbefall der Gefäßwand keine schlechtere Prognose darstellt als bei Fällen ohne Tumorbefall.

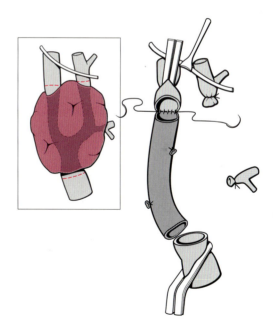

Abb. 14-5 Operationszeichnung: großer Lymphknotentumor, der die Carotisgabel umwächst.
Tumor en bloc mit Carotisgabel reseziert, atraumatische Klemmung der A. carotis communis und interna; Herstellung der peripheren, hirnwärts gelegenen Anastomose zwischen V.-saphena-magna-Interponat und A. carotis interna.

Tab. 14-1 Neurologisches Defizit nach Tumorresektion und Gefäßersatz (Urken und Biller gleiche Arbeitsgruppe).

	Jahr	n	Graft	Neurologische Defizite
Urken et al.	1986	10	V. saphena	10%
Citrin et al.	1988	1	V. saphena	0
Biller et al.	1988	26	V. saphena	7%
Karam et al.	1990	2	V. saphena	0
Reilly et al.	1992	2	V. saphena	0
Staudacher et al.	1993	3	2x V. saphena 1x PTFE	0

den, und die Überbrückung des wegfallenden Carotis-communis- bzw.-interna-Segments erfolgt durch eine End-zu-End-Interposition mit dem vorher vorbereiteten Venenstück. Für die Anastomosen werden am besten monofile Nähte (Prolene®, Deklene®) verwendet (Abb. 14-5).

Das relativ seltene Auftreten neurologischer Komplikationen nach einer Carotis-Klemmung und Gefäß-Interposition erlaubt wohl, die Operation ohne Shunt durchzuführen, da hier doch eine technische Erschwerung besteht. Der Shunt müßte dann im Lumen der zu transplantierenden Vene liegen, was die Operation technisch erschweren würde und zur Endothelbeschädigung führen könnte. Auch die Shunt-Entfernung vor Vollendung der zweiten (unteren) Anastomose ist in einem solchen Fall sicherlich schwierig.

Man sollte immerhin versuchen, mit einer Carotis-Klemmzeit unter 30 Minuten auszukommen – wenn auch diese Grenze willkürlich gesetzt wurde. Immerhin gibt es Mitteilungen [1, 17] über eine Anzahl von neurologischen Defiziten nach einer solchen En-bloc-Resektion mit Gefäß-Interposition (Tab. 14-1). Auf eine hypertone Kreislaufsituation während der Carotis-Klemmung sollte geachtet werden.

Vermutlich ist durch die vorherige (langsam entstandene) Tumorkompression der Halsschlagader schon eine gewisse Kollateralisierung der seitenentsprechenden Hirngefäße aufgetreten, die eine mehr oder weniger lange Carotis-Klemmzeit erlaubt.

Genauere Aussagen über die Gehirndurchblutung präoperativ erlaubt der Matas-Test [10, 16]. Hier kann durch SPECT-Messung die kollaterale Durchblutungsreserve des Gehirns nach Kompression der tumorbefallenen Gefäßseite erkannt und bei der Operationsplanung über eine Carotisligatur oder die Notwendigkeit des Gefäßersatzes entschieden werden.

Vor der atraumatischen Klemmung der A. carotis communis erfolgt eine Gabe von 5000 Einheiten Heparin intravenös. Eine antibiotische Abschirmung empfiehlt sich prinzipiell schon wegen der verstärkten Infektionsgefahr durch die zerfallenden tumorösen Lymphknoten.

Zur Frage des Einsatzes von **PTFE-Prothesen** ist folgendes zu sagen:

Generell ist autologem Material (wie auch in der femoro-poplitealen Gefäßstrecke) der Vorzug zu geben. Ist aber bei einem Patienten keine V. saphena magna vorhanden (varikös verändert, thrombotisch verschlossen oder schon vorher entfernt), so kann auch eine Prothese eingesetzt werden. Grundsätzliche Untersuchungen [4] haben gezeigt, daß diese Prothese auch als Ersatzgefäß für die Halsgefäße geeignet ist [5].

Die Verwendung von PTFE-Prothesen für den Halsarterienersatz wird auch für arteriosklerotische Prozesse und vor allem für Rezidivstenosen angegeben, wenn auch mit dem (geringen) Risiko von neuerlichen Rezidivstenosen [3, 13]. Unsere Erfahrungen mit der Verwendung von PTFE-Streifenimplantaten (Patches) in der Chirurgie der degenerativ veränderten und stenosierten A. carotis sowie des Carotisersatzes bei einigen echten und falschen Aneurysmen der Halsschlagader sind sehr günstig [9]. Darüber hinaus ist die Infektionsrate der Gefäßchirurgie in der Halsregion außerordentlich gering und verringert die Sorge vor einer Infektion der Gefäßprothese prinzipiell.

In geeigneten Fällen, wie bei einem unserer Patienten, kann auch einmal der periphere Stumpf der A. carotis externa in die PTFE-Prothese implantiert werden (Abb. 14-6 und 14-7), was zu einer Verbesserung der Wundheilung führen mag.

Es stellt sich die Frage, ob und inwieweit eine **postoperative Strahlentherapie** mit ionisieren-

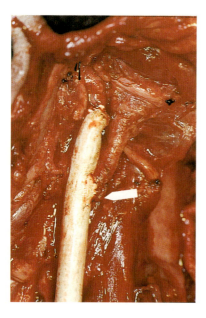

Abb. 14-6 Operationsphoto: Zustand nach Implantation einer PTFE-Prothese, End-zu-End-Anastomose zwischen der Prothese und der A. carotis interna;
durch Pfeil markiert: End-zu-Seit-Anastomose zwischen Prothese und A. carotis externa.

den Strahlen zu einer Irritation des Kunststoffgewebes führen kann. Grundsätzliche Untersuchungen [2, 12] lassen den Schluß zu, daß die beim Menschen angewandten Strahlendosen niemals die Höhe der Strahlendosis erreichen, die zu einer Schädigung des Kunststoffgewebes führen können (im allgemeinen Telekobaltbestrahlung in einer Dosierung bis 70 Gy).

Im Spätstadium bei „ausoperierten" und „ausbestrahlten" Patienten nach Larynx- oder Hypopharynxkarzinom kommt es in einigen Fällen zur gefürchteten **Carotisruptur** [7]. Mitteilungen über die erfolgreiche Behandlung solcher Carotisrupturen durch gefäßchirurgische Maßnahmen liegen nicht vor. Hier bleibt wohl nur noch die Möglichkeit der Carotisligatur [8] – wenn man überhaupt noch rechtzeitig dazu kommt. In unserem Krankengut wurden im Beobachtungszeitraum zwei solche Carotisrupturen beobachtet. Bei diesen Patienten handelte es sich ebenfalls um solche mit Halslymphknotenmetastasen und Infiltration sowie Arrosion der Halsgefäße. Beide Patienten sind an dieser Carotisruptur verstorben.

5 Konklusion

Nach der schon zitierten Zusammenstellung von Maves et al. [8] ist die ausschließliche Carotisligatur im Zusammenhang mit der Tumorresektion mit einer zu hohen Schlaganfall- und Todesrate verknüpft und kann daher nicht mehr als das Verfahren der Wahl angegeben werden. Wir kommen daher mit den zitierten Autoren zu dem übereinstimmenden Schluß, daß bei ultraradikalem Vorgehen unter Resektion von Halslymphknoten, welche nach Plattenepithelkarzinom der Halsregion die Wand der Gefäße infiltrieren, eine totale Resektion dieser Gefäße mit Gefäßersatz – sei es nun Vena saphena magna oder PTFE-Interponat – indiziert ist und eine Lebensverlängerung bedeutet. Auch große venöse Halsgefäße können durch solche PTFE-Prothesen ersetzt werden.

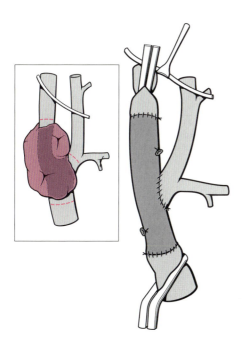

Abb. 14-7 Operationszeichnung: Zustand nach Resektion des Tumors und Implantation einer PTFE-Prothese, End-zu-End-Anastomosen im Bereich der Aa. carotis communis und interna, Neueinpflanzung der A. carotis externa.

6 Zusammenfassung

Lymphknotenrezidive im Halsbereich nach Plattenepithelkarzinom des Larynx oder Hypopharynx mit Befall der großen Halsgefäße sollten nicht nur durch eine Carotis- und Tumorresektion und Ligatur, sondern durch zusätzlichen Ersatz der carotidalen Gefäße (autologe Vene oder PTFE-Transplantate) behandelt werden. Anhand der Krankengeschichte von drei Patienten wird die Diagnostik und operative Technik beschrieben und mit den Mitteilungen im Schrifttum in Beziehung gesetzt. Die radikale Operationsmethode kann zur Lebensverlängerung der Patienten führen.

Literatur

1. Biller, H.F., M. Urken, W. Lawson, M. Haimov: Carotid artery resection and bypass for neck-carcinoma. Laryngoscope 89 (1988) 181–183.
2. Boyce, B.: Physical characteristics of expanded polytetrafluoroethylene grafts. Biologic and Synthetic Vascular Prostheses 33 (1982) 553–561.
3. Castellani, L., A.C. Benhamou, F. Angel, D. Garces, T. Al Kassar: Resection and reconstruction of the carotid bifurcation with polytetrafluoroethylene grafts; operative technique. J. cardiovasc. Surg. 32 (1991) 426–435.
4. Chignier, E., J. Guidollet, Y. Heynen, M. Serres, G. Clendinnen, P. Louisot, R. Eloy: Macromolekular, histological, ultrastructural and immunocytochemical characteristics of the neo intima developed within PTFE vascular grafts. Experimental study in dogs. J. biomed. Mater. Res. 17 (1983) 623–636.
5. Citrin, P., HL. Fleisher 3rd, RW. Barnes: Replacement of the carotid artery using non reversed saphenous vein. Surg. Gynecol. Obstet. 167 (1988) 155–157.
6. Karam, F., S. Schaefer, D. Cherryholmes, F.J. Dagher: Carotid artery resection and replacement in patients with head and neck malignant tumors. J. cardiovasc. Surg. 31 (1990) 697–701.
7. Kleinsasser, D.: Tumoren des Larynx und des Hypopharynx; S. 141, 241. Thieme, Stuttgart–New York 1987.
8. Maves, M.D., M.D. Bruns, M.J. Keenan: Carotid artery resection for head and neck cancer. Ann. Otol. Rhinol. Laryngol. 101 (1992) 778–781.
9. Müller, M.R., M. Vodraczka, M. Staudacher: Aneurysma der Arteria carotis nach Carotisoperation. Angio. Archiv. 20 (1991) 254–256.
10. Overbeck, B., F. Rosanowski, F. Grunwald, A. Bockisch, C. von Itter, H.J. Biersack, C. Herberhold: HMPAO-SPECT unter Karotiskompression (Matastest) in der Diagnostik vor zervikalen Tumoreingriffen mit möglicher Karotisbeteiligung. Laryngorhinootologie 70 (1991) 422–425.
11. Reilly, M.K., E.O. Perry, J.L. Netterville, P.W. Meacham: Carotid replacement in conjunction with resection of squamous cell carcinoma of the neck. J. cardiovasc. Surg. 33 (1992) 127–128.
12. Seydel, H.G., M.G. Loomus, J.S. Krohmer, Ch.J. Mac Lean: The effect of irradiation in the therapeutic dose-range on vascular-graft material. Radiol. 146 (1983) 815–816.
13. Sise, M.J., M.E. Ivy, Rose Malanche, K.R. Ranbarger: Polytetrafluoroethylene interposition grafts for carotid reconstruction. J. Vasc. Surg. 16 (1992) 601–608.
14. Snyderman, C.H., F. D-Amico: Outcome of carotid resection for neoplastic disease: a meta-analysis. Amer. J. Otolaryngol. 13 (1992) 373–380.
15. Staudacher, M., M. Grasl, M. Burian: Carotisersatz bei Tumorresektion im HNO-Bereich. Angio. 15 (1993) 203–208.
16. Takeuchi, Y., T. Numata, A. Konno, H. Suzuki, T. Hino, T. Kaneko, S. Kobayashi: Evacuation of brain collateral circulation by the transcranial color doppler-guided Matas-test. Ann. Otol. Rhinol. Laryngol. 102 (1993) 35–41.
17. Urken, M., H.F. Biller, W. Lawson, M. Haimov: Radical surgery for recurrent neck-carcinoma after multi-modality therapy. Head Neck Surg. 8 (1986) 332–342.

# 15
Resektion und Rekonstruktion an großen Gefäßen bei thorakalen Tumorresektionen

H. Wertzel, J. Hasse, L. Swoboda und J. Kessel

1 Einleitung

Tumorinvasion in große Gefäße des Thoraxraums und der Lunge stellt entweder die technische Operabilität überhaupt in Frage oder kann zu einer funktionell kritischen Operationsausdehnung führen. Sie wird deshalb nicht selten Anlaß zur frustranen „Probethorakotomie" sein. Alternativ können in geeigneten Fällen unter Einsatz gefäßchirurgischer Techniken Resektionen mit plastischer oder prothetischer Wiederherstellung in Betracht kommen, die jedoch entsprechende Ausbildung und Erfahrung voraussetzen. Nutzen und Risiken derartiger Maßnahmen in der onkologischen Chirurgie müssen dabei allerdings kritisch bewertet werden. Die nachfolgenden Ausführungen sollen dazu dienen, Möglichkeiten und Grenzen solcher komplexen Eingriffe darzustellen, technische Lösungen und spezifische intra- und postoperative Probleme zu erörtern sowie Resultate des eigenen Kollektivs darzustellen.

2 Pathologisch-anatomische Aspekte

Die Dominanz des Bronchialkarzinoms in der thorakalen Tumorchirurgie erklärt, daß auch bei den vaskulärchirurgischen Erweiterungen diese Primärdiagnose weit überwiegt. Zwei Operationskategorien müssen hierbei unterschieden werden:

Die Chirurgie der intrapulmonalen Gefäßabschnitte zur Begrenzung des Resektionsausmaßes, d.h. Vermeidung der Pneumektomie. Entsprechend der pulmonal-arteriellen Gefäßanatomie mit sequentiellem Ursprung der Segmentarterien aus einem sich verjüngenden Stamm würden Infiltrationen im Bereich der Oberlappenäste zur zentralen Absetzung und damit zum Verlust des Lungenflügels führen. Tangentiale oder segmentale Resektion (Abb. 15-1) mit Rekonstruktion der Gefäßbahn durch Patch-Plastik bzw. durch End-zu-End-Anastomose ermöglicht die Erhaltung der/des nachgeschalteten Lappen/s.

Die enge anatomische Beziehung zum Bronchialsystem ist dafür verantwortlich, daß meistens auch eine Bronchusresektion entweder zur Erzielung der Radikalität oder zur Approximation der Gefäßstümpfe bei zirkulären Anastomosen erforderlich ist. Wir bezeichnen dies als bronchovaskuläre Manschettenresektion (Abb. 15-2). Gleiches kann in seltenen Fällen auch für metastasenchirurgische Eingriffe zutreffen, bei denen das Gebot der parenchymsparenden Technik weniger durch primär funktionelle Einschränkungen diktiert wird, sondern durch die stets zu bedenkende Möglichkeit erneuter Entwicklung von latenten Metastasen. Rekonstruktionen von Lungenvenen sind hingegen praktisch nie erforderlich, da die venöse Drainage erst auf Vorhofniveau fusioniert und eine Tumorinvasion hier keine konservative Option offenläßt.

15 Resektion und Rekonstruktion an großen Gefäßen bei thorakalen Tumorresektionen

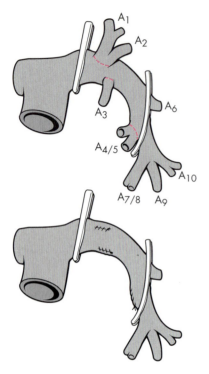

Abb. 15-1 Operationszeichnung: Ausklemmen der Pulmonalarterie zur Tangentialresektion der Segmentgefäße.

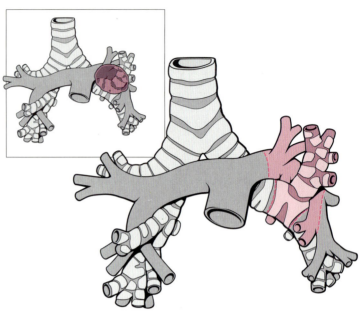

Abb. 15-2 Schemazeichnung der Doppelmanschettenresektion: Resektion des linken Oberlappens mit Stammbronchus und Pulmonalarterie.

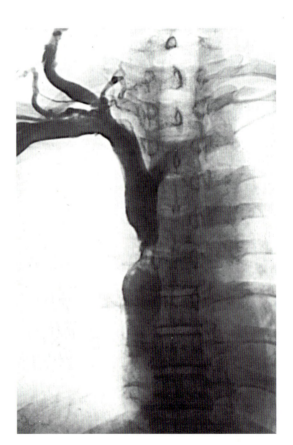

Abb. 15-3 Cavographie: Tumorimpression der V. cava superior.

Die Resektion extrapulmonaler Gefäße zur Erzielung der vollständigen Tumorresektion. Wiederum führt das Bronchialkarzinom unter den Indikationen zu derartigen Resektionserweiterungen. Am häufigsten ist bei linksseitigen zentralen Karzinomen die **Bifurkation des Truncus pulmonalis** betroffen, während entsprechend der langen intraperikardialen und retrokavalen Strecke rechts hier meist eine ausreichende Distanz für die konventionelle Versorgung der A. pulmonalis zur Verfügung steht.

Invasionen der Vorhofwand bei Tumoren, die entlang der Lungenvenen in das Vorhofmyokard infiltrieren, sind gleichmäßig verteilt.

Bei linksseitigen Karzinomen besteht die Möglichkeit der **Infiltration der Aortenwand**, wenngleich erfahrungsgemäß die Pleura mediastinalis lange Zeit eine anatomische Barriere und einen Schutz der Adventitia darstellt. Die häufigste Lokalisation einer Aortenwandinfiltration ist der Isthmusbereich und der angrenzende Abschnitt der Aorta descendens. Resektionen der Aorta werden – zum mindesten im Fall von Bronchialkarzinomen – selten durchgeführt und bedürfen spezieller technischer Vorkehrungen, die später Erwähnung finden werden.

Auf der rechten Seite kann die **V. cava** durch den zentral wachsenden Tumor oder auch durch Lymphknotenmetastasen invadiert werden, so daß die Indikation für eine partielle oder segmentale Resektion geprüft werden muß (Abb. 15-3).

Die sogenannten **Pancoast-Tumoren**, d.h. periphere Tumoren der Lungenspitze, welche durch die apikale Pleura in die Nachbarstrukturen der oberen Thoraxapertur einbrechen, zwingen auch hier gelegentlich zu einer Gefäßresektion und -rekonstruktion. Da es sich meist um langsam wachsende Adeno- und Plattenepithelkarzinome handelt, sind die venösen Gefäße häufiger bereits vom Tumor verbraucht und kollateralisiert, so daß ihre Wiederherstellung kaum je erforderlich ist.

Für die selteneren **primären Malignome der Lunge** wie Sarkome, Karzinosarkome, Hämangioperizytome sowie für gelegentlich zur Operation anstehende rasch proliferierende **Solitärmetastasen** gelten die vorstehenden Überlegungen gleichermaßen.

Bei malignen **Tumoren der Thoraxwand** – beispielsweise bei ausgedehnten örtlichen Rezidiven nach Mammakarzinom und bei primären oder sekundären Brustwandtumoren – sind es wiederum eher die Bogenäste sowie der Konfluens der großen oberen Körpervenen, deren Resektion erforderlich sein kann.

3 Technische Aspekte

3.1 A. pulmonalis

Insbesondere beim älteren Patienten und bei Patienten mit fixiert oder passiv erhöhtem pulmonalarteriellem Druck ist eine besonders subtile Behandlung der A. pulmonalis essentiell. Bereits geringe Traumatisierung beim Anlegen der Gefäßklemmen führt leicht zu Wandhämatomen der im Niederdrucksystem schwach entwickelten Adventitia. Die atraumatisch zu handhabenden Gefäßklemmen sollen nur in bis zur Bluttrockenheit ausreichendem Maß geschlossen werden.

Die Durchführung einer Patch-Plastik an kaliberkräftigen Abschnitten der Pulmonalarterie läßt sich gewöhnlich leicht mit einem ovalen Perikardflicken bewerkstelligen, welcher mittels Doppelendernaht der Stärke 5-0 oder 6-0 fortlaufend überwendlich eingenäht wird. Die Entlüftung erfolgt durch Entfernung der distalen Klemme. Reicht die Rekonstruktion nahe an Ostien peripherer Segmentarterien heran, kann es zweckmäßig sein, auf die distale Gefäßabklemmung zu verzichten und ersatzweise die zugeordnete Lungenvene mittels Umschlingung oder Klemme zu verschließen und damit die retrograde Blutfüllung zu verhindern.

Nach segmentären Resektionen mit einer anschließenden End-zu-End-Anastomose sind verschiedene Regeln zu beachten: Wegen der bereits erwähnten geringen Widerstandsfähigkeit der Pulmonalarterienwand vertragen End-zu-End-Anastomosen keinen Zug an dem feinen Nahtmaterial. Spannungsfreiheit läßt sich nur beschränkt durch Mobilisierung der zentralen und peripheren Gefäßstrecke erreichen. Im Fall einer Bronchusresektion kann allerdings die Annäherung der Gefäßstümpfe meist zwanglos erreicht werden, zumal es möglich ist, durch die Mobilisierung des zu reanastomosierenden Unterlappens links bzw. des Unter-/Mittellappens rechts Spannung sowohl von der bronchialen wie von der vaskulären Anastomose zu nehmen. Hierzu wird die Umschneidung der perikardialen Umschlagfalte am Vorhof empfohlen. Sowohl aus Gründen der besseren Übersicht wie auch zur Schonung der Anastomose vor Zugkräften folgt die Gefäßnaht nach der Bronchusanastomose. In bezug auf die vaskuläre Anastomosentechnik kann die Naht der abgewandten Zirkumferenz nach der sog. Blalock-Technik als fortlaufende U-Naht empfohlen werden. Mit ihr lassen sich auch Kaliberdifferenzen wenigstens partiell kompensieren. Die Opferung eines pulmonalarteriellen Segments ohne Manschettenresektion am Bronchus erfordert ein Interponat.

In einer kürzlich publizierten Untersuchung von Reed et al. [8] wird über 6 Fälle berichtet, bei denen je zur Hälfte V.-saphena-magna- bzw. 18-mm-PTFE-Prothese implantiert wurden. Die Autoren weisen auf die Verkürzung der Gefäßstrecke links nach Wegfall des Oberlappenbronchus hin, welchen die Pulmonalarterie bei regelrechter Anatomie dorsal kreuzt. Die mit nicht-resorbierbarem Nahtmaterial angefertigte Gefäßanastomose muß vor Infektion mit dann drohender Insuffizienz geschützt werden. Hierzu können gestielte Perikard- oder Pleuralappen interponiert werden.

Unterschiedlich wird die Frage der intraoperativen **Prophylaxe einer Frühthrombosierung** beurteilt. Während hierzu von Toomes und Vogt-Moykopf [9, 10, 11] sowie von anderen Autoren nicht Stellung genommen wird, applizieren wir vor Gefäßabklemmung je nach Körpergewicht unter oder über 75 kg 5000 bzw. 10000 Einheiten Heparin intravenös.

3.2 Truncus pulmonalis

Tangentialresektion am Truncus pulmonalis. Die schon erwähnte Ausdehnung zentraler Tumoren der linken Lunge bis an den Truncus pulmonalis kann ein absolutes Kriterium der Inoperabilität sein. In besonders erfahrenen Händen kann dennoch die Prüfung einer erweiterten Resektion dieser T4-Ausdehnung eines Tumors sinnvoll sein.

Hierzu ist in jedem Fall die Eröffnung des Perikards erforderlich. Die obere Lungenvene muß intraperikardial kontrolliert werden. Die Präparation in Richtung Tumor wird sodann an der Hinterwand des Truncus pulmonalis communis in kranialer Richtung begonnen, bis zentral vom Tumor eine Unterfahrung von dorsal durch das enge Spatium zwischen trachealer und pulmonalarterieller Bifurkation erreicht ist. Es kann dann gelingen, eine Gefäßklemme tangential über Truncus und rechte Pulmonalarterie zu plazieren. Tritt unter diesem Manöver eine signifikante arterielle Hypotension auf, so muß von dem weiteren Versuch einer erweiterten Pneumektomie abgesehen werden.

Wird die Exklusion toleriert, kann man sich zur Resektion entschließen. In diesem Fall gehen wir so vor, daß nach der Absetzung der Lungenvenen in atypischer Folge der linke Hauptbronchus durchtrennt wird. Dies erlaubt eine allseitige Kontrolle der pulmonalarteriellen Gefäßexklusion. Erst nach Plazierung von teflongepolsterten Doppelender-Prolene-Nähten® der Stärke 3-0 erfolgt die tangentiale Gefäßabsetzung mit dem sofortigen Wegfall des Pneumektomiepräparats. Bei jetzt guter Übersicht erfolgt die definitive Gefäßnaht entweder peripher der Abklemmung mit fortlaufender U-Naht und anschließender Überwendlingsnaht in Gegenrichtung oder zentral mit beidseits auf Teflonfilz gepolsterten einzelnen U-Nähten sowie durch die Polsterung greifender Überwendlingsnaht nach Entfernung der exkludierenden Gefäßklemme.

3.3 Aorta

Die Resektion von Aortenwandsegmenten bei linksseitigen zentralen Karzinomen oder Sarkomen kann sicher nur in Ausnahmefällen empfohlen werden. Dies hängt damit zusammen, daß zumeist gleichzeitig entweder eine Infiltration des benachbarten Ösophagus vorliegt und/oder Lymphknotenmetastasen des Mediastinums die Gesamtprognose der vorliegenden Tumorsituation derartig verschlechtern, daß die mit einer Aortenresektion verbundene Risikoerhöhung nicht gerechtfertigt werden kann.

Entschließt man sich dennoch zu einem derartigen Schritt, so müssen entsprechende Vorbereitungen getroffen werden. Wir haben in einem Fall der semizirkulären Resektion am Aortenisthmus diese und die anschließende Korrektur bei Abklemmung des distalen Bogens und der Aorta descendens unter kontrollierter Hypotension vorgenommen. Hierbei handelte es sich um einen erst 50jährigen Patienten, der die insgesamt 18minütige Ischämie der distalen Körperhälfte ohne neurologische Ausfälle toleriert hat.

Ersatzweise kommen als protektive Maßnahmen insbesondere bei längerer Rekonstruktionszeit der atrio-femorale Bypass oder die Installation eines heparinisierten GOTT-Shunts zwischen Aortenbogen und distaler Aorta in Betracht.

In einem zweiten Fall mit Invasion der Aorta descendens im mittleren Abschnitt ließ sich die Invasionszone durch eine longitudinale Exklusion mit ca. 30% Restlumen durchführen. Auch hierbei handelte es sich um einen jungen Patienten ohne Aortenwandpathologie.

3.4 V. cava superior

Bei umschriebener Infiltration der Venenwand und/oder Vorhofeinmündung kann es genügen, nach Exzision eine Wiederherstellung unter Verwendung von Perikard vorzunehmen, das in fortlaufender Nahttechnik implantiert wird. Die hierzu erforderliche Abklemmung wird nach eigenen Erfahrungen nicht immer toleriert, sondern führt durch Reduktion des Preloads zu einem Blutdruckabfall. In diesem Fall gibt es die Möglichkeit, einen Heparin-imprägnierten Shunt über eine Stichinzision mit Tabakbeutelnaht am rechten Vorhof einzuleiten. Eine andere Möglichkeit ist die Anastomosierung einer 20-mm-PTFE-Prothese zwischen V. anonyma und rechtem Vorhof [3]. Nach Freigabe kann die Hohlvene reseziert oder im Fall einer nur palliativen Maßnahme auch belassen werden.

3.5 Sonstige Gefäßresektionen

Eine Invasion der A. subclavia oder anderer Bogengefäße findet sich in seltenen Fällen von Pancoast-Tumoren. Tumorummauerung haben wir darüber hinaus bei Sarkomen der Thoraxwand gesehen, bei denen zwar die Absetzung der A. mammaria und/oder A. vertebralis erforderlich waren, mit einer Ausnahme die A. subclavia selbst jedoch erhalten werden konnte.

Bei zentralem Tumorwachstum kann es erforderlich sein, die Pulmonalvene(n) tangential oder i.S. einer Vorhof-Teilresektion abzusetzen (Abb. 15-4 und 15-5).

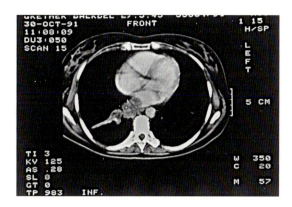

Abb. 15-4 Computertomographie des Thorax: Das Bronchialkarzinom infiltriert den linken Vorhof.

4 Spezifische Aspekte der postoperativen Intensivbehandlung und -überwachung

Gefäßchirurgische Erweiterungen im Rahmen der onkologischen Thoraxchirurgie beeinflussen die Phase der postoperativen Behandlung nicht grundlegend. Die Prinzipien, Nachbeatmung nur bei respiratorischer Insuffizienz vorzusehen und auch nach erweiterten Eingriffen mit der Patientenmobilisierung am Abend des Operationstages zu beginnen, behalten ihre Gültigkeit. Über die Thromboembolie-Prophylaxe mit Heparin – 3 × 5000 Einheiten subkutan – hinaus wird keine zusätzliche antithrombotische Maßnahme getroffen.

Besondere Aufmerksamkeit mit engmaschigen auskultatorischen und radiologischen Kontrollen erfordern Patienten mit **bronchovaskulären**

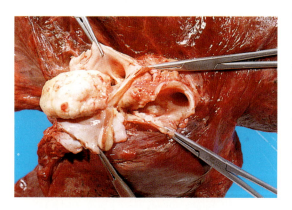

Abb. 15-5 Operationsphoto: Pneumektomiepräparat mit Vorhofanteilen.

Manschettenresektionen. Hierbei gilt es, Sekretretentionen zu erfassen bzw. zu vermeiden, die als Folge einer Schleimhautschwellung im Anastomosenbereich und durch die nach Denervation aufgehobene Ziliarfunktion leicht eintreten können. Auf diese Weise entstehende Atelektasen lösen eine Minderperfusion der reanastomosierten Lunge aus und begünstigen über die Flußverlangsamung eine Thrombosierung der pulmonalarteriellen Strombahn. Dieser Vorgang kann dadurch aggraviert werden, daß infolge der Atelektase eine Dislokation mit zusätzlicher mechanischer Abknickung eintreten kann. Wird dieser Pathomechanismus nicht erkannt, drohen Infarzierung und Infektion an der bronchialen Anastomose sowie deren Übergreifen auf die vaskuläre Anastomose. Diese verhängnisvolle Kausalkette kann in tödlicher Hämorrhagie oder dem Versuch einer belastenden Restpneumektomie enden.

Bei Verdacht auf eine beginnende bronchiale Obstruktion ist liberal von der postoperativen fiberbronchoskopischen Kontrolluntersuchung Gebrauch zu machen. Bei unauffälliger Klinik, afebrilem Verlauf, auskultatorisch freier Belüftung und regelrechtem Röntgenbild sind häufige Bronchoskopien nicht zu empfehlen.

5 Eigene Erfahrungen

Patientencharakteristika. In einem Zeitraum von 6 Jahren 1986 bis 1992, wurde bei 44 Patienten ein vaskulärchirurgischer Eingriff im Rahmen vollständiger oder palliativer Tumorresektion durchgeführt. Entsprechend dem Überwiegen der Bronchialkarzinome handelte es sich in der Mehrzahl um Resektionen an der Pulmonalarterie, insbesondere um bronchovaskuläre Manschettenresektionen. In zwei Fällen war der vaskulärchirurgische Eingriff mit einer Resektion der trachealen Bifurkation kombiniert. Das Durchschnittsalter betrug 58,4 Jahre

Tab. 15-1 Indikationen.

Bronchialkarzinom	n =	34
Bronchialkarzinom-Rezidiv	n =	1
Lungenmetastasen	n =	3
Karzinoide	n =	2
Morbus Hodgkin	n =	1
Entzündliche Veränderung	n =	3

(31–73 Jahre). Geschlechtsverteilung: 34 Männer, 10 Frauen.

Angioplastische und broncho-angioplastische Eingriffe bezifferten sich auf 5,8% der in diesem Zeitraum durchgeführten Tumorresektionen (Tab. 15-1 bis Tab. 15-5). Tangentialabsetzung der V. pulmonalis bzw. Vorhofteilresektion wurden in dieser Untersuchung nicht berücksichtigt.

Im o.g. Zeitraum wurden insgesamt 55 dieser Eingriffe durchgeführt.

Tumorlokalisationen. Abbildung 15-6 zeigt die Lokalisationen der verschiedenen Tumoren bzw. entzündlichen Prozesse. Auffällig ist das Überwiegen der Resektionen im Bereich des linken Oberlappens, bedingt durch die enge Topographie von Arterie und Bronchus.

Operative Eingriffe. Insgesamt wurden 10 ausschließliche Gefäßplastiken und 34 Gefäß- und Bronchialplastiken durchgeführt. Patienten mit Resektionen an den Vorhöfen und am Truncus pulmonalis sind in dieser Übersicht nicht erfaßt (s. Tab. 15-2 und 15-3). Bei insgesamt 33 Resektionen infolge Tumorerkrankung war in 25 Fällen eine R0-Resektion möglich, in einem Fall eine R1- und in 5 Fällen eine R2-Resektion.

Hinsichtlich der Komplikationen und der 30-Tage-Letalität gibt Tabelle 15-4 eine Übersicht. Bis auf einen Patienten (Kreislaufversagen bei präoperativ nicht bekannter Myokarditis) wiesen alle Patienten ein weit fortgeschrittenes Tumorstadium auf.

Tab. 15-2 Angioplastische Eingriffe.

		kombiniert mit:	
A.-pulmonalis-Plastik	(n = 3)	Lobektomie	(n = 6)
A.-pulmonalis-Manschette	(n = 4)	Bilobektomie	(n = 1)
V.-cava-Plastik	(n = 1)	Pneumektomie	(n = 2)
Aorten-Plastik	(n = 2)	Tumorresekt. Mediastinum	(n = 1)

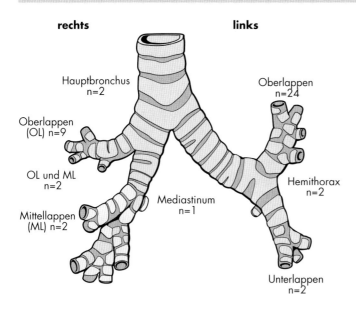

Abb. 15-6 Lokalisationen der verschiedenen Tumoren bzw. entzündlichen Prozesse.

Tab. 15-3	Broncho-angioplastische Eingriffe.						
			kombiniert mit:				
A.-pulmonalis-Plastik	(n = 16)	Bronchusplastiken	(n = 11)	Lobektomie	(n = 30)		
A.-pulmonalis-Manschette	(n = 12)	Bronchusmanschetten	(n = 23)	Bilobektomie	(n = 1)		
V.-cava-Plastik	(n = 6)	(2mal Bifurkation)		Pneumektomie	(n = 3)		

Tab. 15-4 Komplikationen, 30-Tage-Letalität und Tumorstadium.

Bronchusanastomoseninsuffizienz*	n = 1	pT2N2M0
Bronchusstumpfinsuffizienz + Lungenembolie*	n = 1	pT4N0M0
Hämoptoe 1x *	n = 2	pT4N1M0*
Aneurysma-Bildung mit Blutung	n = 1	
Respiratorische Insuffizienz/Beatmung	n = 1	
Lungenembolie*	n = 1	pT2N2M0
Herzversagen bei Myokarditis*	n = 1	pT2N1M0
Nachblutung mit Re-Thorakotomie	n = 1	
Nierenversagen*	n = 1	pT3N2M1 + R2

* = verstorben;   (n = 6, d.h. 13,6 %).

Tumorstadien (s. Tab. 15-5). Die Abbildung 15-7 zeigt eine Gegenüberstellung der Tumorstadien und der jeweiligen Eingriffe.

Langzeitergebnisse. Die Fraktionierung der Fallzahl in heterogene Diagnosen und Tumorstadien läßt eine statistische Auswertung unter Angabe der 5-Jahres-Überlebensraten nicht sinnvoll erscheinen.

Tab. 15-5 Tumorstadien.
Gesamtzahl: n = 36; da Lungenmetastasen, Morbus Hodgkin und entzündliche Veränderungen ausgeschlossen wurden.

Stadium I	n = 5
Stadium II	n = 3
Stadium III a	n = 12
Stadium III b	n = 9
Stadium IV	n = 7

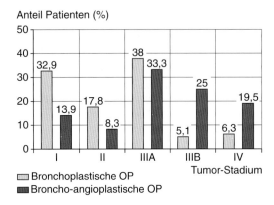

Abb. 15-7 Gegenüberstellung der Tumorstadien bei bronchoplastischen und broncho-angioplastischen Eingriffen (die bronchoplastischen Eingriffe betreffen Patienten des gleichen Zeitraums, n = 97).
Die Gegenüberstellung zeigt, daß die broncho-angioplastischen Eingriffe sich zumeist gegen fortgeschrittenere Tumorstadien richteten als die nur bronchoplastischen Eingriffe, d.h. die Stadien III a, III b und IV.

Sechs der 44 Patienten sind perioperativ verstorben; 23 Patienten verstarben im weiteren Verlauf an der Grundkrankheit nach einer mittleren Überlebenszeit von 8,8 Monaten (8–36 Monate); 15 Patienten leben noch; ihre mittlere Überlebenszeit beträgt z.Z. 24 Monate (2–71 Monate).

6 Diskussion

Die eigene Untersuchung wie auch die Mitteilungen der Literatur zeugen davon, daß für die Langzeitprognose auch bei bronchovaskulären Resektionen das Tumorstadium von übergeordneter Bedeutung ist.

Eingriffe an den großen Gefäßen des Thorax und der Lunge bereichern die Tumorchirurgie dieser Region und können im individuellen Fall zu substantieller Verbesserung der Überlebensaussichten und höherer Lebensqualität beitragen [1, 2, 4, 5, 6, 7]. Es darf jedoch nicht verkannt werden, daß vaskulärchirurgische Maßnahmen auch mit der Möglichkeit spezifischer Komplikationen belastet sind, insbesondere der Gefahr der Nahtinfektion bei Heilungsstörungen einer benachbarten Bronchusnaht oder Bronchusanastomose.

Weiter muß berücksichtigt werden, daß man es mit einer negativen Selektion innerhalb des Kollektivs der Tumorpatienten zu tun hat, welche durch ein hohes Tumorstadium und/oder durch ausgeprägte kardio-respiratorische Funktionseinschränkungen charakterisiert ist. Es überrascht deshalb nicht, daß die Letalität für Operationen dieser Kategorie gegenüber dem Gesamtkollektiv das 2,5- bis 3fache erreicht. Dies kommt auch in Publikationen der Arbeitsgruppe um Vogt-Moykopf [9, 10, 11] zum Ausdruck, welche über die vermutlich größten Erfahrungen mit vaskulärchirurgischen Erweiterungen beim Bronchialkarzinom verfügt. Bei großen Fallzahlen zeigt sich, daß die Operationsletalität insbesondere der Kombination bronchoplastischer mit angioplastischen Operationen bis zu 17% erreicht, während sich die 5-Jahres-Überlebensraten invers verhalten. Wenig ermutigende Ergebnisse wurden im allgemeinen auch bislang mit der operativen Behandlung von zentralen Gefäßinvasionen erzielt. Deshalb gilt die präoperativ bekannte T4-Situation, d.h. die Invasion von Abschnitten des Herzens und der herznahen Gefäße, allgemein als ein Kriterium der Inoperabilität. Wird eine derartige Situation aber unerwartet am offenen Thorax angetroffen, so darf und muß geprüft werden, ob die Resektion auch unter palliativen Aspekten durchführbar ist.

Gewöhnlich existiert für die hier zur Diskussion stehenden Patienten keine therapeutische Alternative mit Aussicht auf wirksame Beeinflussung des Tumorverlaufs. Hingegen kann auch bei nicht erreichter Vollständigkeit der Resektion durch das sogenannte Debulking die Voraussetzung für eine Strahlentherapie geschaffen oder drohende Spontankomplikationen wie schwere Hämorrhagie, Lungengangrän u.a. verhindert werden.

Dennoch wären diagnostische Möglichkeiten zu begrüßen, mit denen die präoperative Diagnostik insbesondere der T4-Läsionen zuverlässig gelingt. Die diesbezüglich größte Unsicherheit besteht nach unserer Erfahrung in bezug auf die linksatriale Vorhofinvasion (die Invasion des rechten Vorhofs ist vergleichsweise wesentlich seltener) und die Frage der Aorteninvasion.

Während auch das Computertomogramm häufig die Vorhofinvasion nicht vermuten läßt, finden wir in bezug auf die Tumorbeziehung zur Aorta eher gegenteiligen Verdacht, der sich unter einer Operation dann häufig nicht bestätigt.

Deshalb werden auch zukünftig Eingriffe am pulmonalvaskulären System und an den großen Gefäßen des Thorax zum Repertoire des onkologisch tätigen Thoraxchirurgen gehören und in der Gesamtbilanz Vorteile für die Patienten erreichen.

7 Zusammenfassung

Vaskuläre Eingriffe bei Tumoren der Lunge und des Mediastinums bestehen in Tangentialresektionen, Patch-Plastik oder Querresektionen der A. pulmonalis, der V. cava superior oder der Aorta descendens. In der Mehrzahl der Fälle ist eine gleichzeitige bronchoplastische, d. h. keilförmige, oder Manschettenresektion nötig.

Gefäßoperationen an der A. pulmonalis sind wegen ihrer engen topographischen Beziehung zum Lappenbronchus bei Oberlappentumoren der linken Seite häufiger. Ihre Begründung liegt meistens in der kritisch erniedrigten Lungenfunktion; ihr Ziel ist die Vermeidung der Pneumonektomie. In der Mehrzahl der Fälle liegt ein fortgeschrittenes Tumorstadium (III und IV) primärer Bronchialkarzinome vor. Bei zentralem Tumorwachstum im Bereich der Pulmonalvenen ist die Resektion der Vorhofeinmündung erforderlich.

Die 30-Tage-Letalität beträgt in dem vorgestellten Kollektiv 13,6%. Die Prognose ist trotz des hohen technischen Aufwands unsicher. Zum Teil ist a priori von einer palliativen intraoperativen Indikation auszugehen. Dennoch werden in Einzelfällen Überlebenszeiten von mehr als 5 Jahren registriert.

Literatur

1. Bennet, W.F., R. Abbey-Smith: A twenty-year analysis of the results of sleeve resection for primary bronchogenic carcinoma. J. thorac. cardiovasc. Surg. 76 (1978) 840–845.
2. Belli, L., M.D. Meroni, G. Rondinara, C.A. Beati: Bronchoplastic procedures and pulmonary artery reconstruction in the treatment of bronchogenic cancer. J. thorac. cardiovasc. Surg. 90 (1985) 167–171.
3. Fuentes, P.: Persönliche Mitteilung.
4. Gundersen, A.E.: Segmental resection of the pulmonary artery during left upper lobectomy. J. thorac. cardiovasc. Surg. 54 (1965) 582–585.
5. Maggi, G., C. Casadio, F. Pischedda, R. Cianci, E. Ruffini, P. Filosso: Bronchoplastic and angioplastic techniques in the treatment of bronchogenic carcinoma. Ann. thorac. Surg. 55 (1993) 1501–1507.
6. Naruke, T.: Bronchoplastic and bronchovascular procedures of the tracheobronchial tree in the management of primary lung cancer. Chest 96 suppl. 1 (1989) 53–56.
7. Pichlmaier, H., F. Spelsberg: Organerhaltende Operation des Bronchuscarcinoms. Langenbecks Arch. Chir. 328 (1971) 221–234.
8. Reed, R.C., S. Ziomek, T.J. Ranval, J.F. Eidt, J.C. Gocio, R.F. Schaefer: Pulmonary artery sleeve resection for abutting left upper lobe lesions. Ann. thorac. Surg. 55 (1993) 850–854.
9. Toomes, H., I. Vogt-Moykopf: Conservative resection for lung cancer. In: International Trends in General Thoracic Surgery. Vol, 1, 88–99.
10. Vogt-Moykopf, I.: Gefäßplastiken bei Bronchusmanschettenresektion. Prax. Klin. Pneumol. 28 (1974) 1030–1035.
11. Vogt-Moykopf, I., T.H. Fritz, H. Bülzebruck, N. Merkle, G. Daskos, G. Meyer: Bronchoplastische und angioplastische Operationen beim Bronchialcarcinom. Langenbecks Arch. Chir. 371 (1987) 85–101.

V Erweiterte Tumorchirurgie an den Extremitäten

16 Taktisches Konzept in der orthopädischen Tumorchirurgie
A. Eisenschenk, M. Mayer und U. Weber

1	Einleitung	141
2	Weichteiltumoren	141
	2.1 Indikationen zur operativen Entfernung	141
	2.2 Besonderheiten der Therapie	142
3	Knochentumoren	142
	3.1 Besonderheiten der Therapie	143
4	Gliedmaßenerhaltende Chirurgie	144
	4.1 Tumorresektion ohne Defektrekonstruktion	144
	4.2 Tumorresektion mit endoprothetischer Defektrekonstruktion	144
	4.3 Rotationsplastiken	145
	4.4 Tumorresektion mit knöcherner Rekonstruktion	146
5	Eigenes Krankengut	147
	5.1 Ergebnisse	147
	5.2 Durchblutungskontrolle des Transplantats	147
6	Zusammenfassung	149
	Literatur	150

17 Ersatz der distalen Arteria femoralis superficialis durch die Vena femoralis superficialis nach En-bloc-Resektion eines komprimierenden Non-Hodgkin-Lymphoms
G. Wozniak, H. Montag, H. Görtz und J. Alemany

1	Einleitung	151
2	Kasuistik	152
	2.1 Befunde bei stationärer Aufnahme	152
	2.2 Weitere diagnostische Maßnahmen	152
	2.3 Operatives Vorgehen	153
	2.4 Chemotherapie und Strahlentherapie	154
	2.5 Verlauf	154
3	Diskussion	155
	Literatur	155

18 Pulsierende Tumoren des Gesäßes
M. Wojtanowski, A. Dorobisz, D. Patrzalek,
J. Garcarek und A. Rucinski

1	Einleitung	157
2	Persistierende Arteria ischiadica	157
3	Pulsierende metastatische Tumoren	157
4	Fallberichte	158
5	Schlußfolgerung	159
	Literatur	159

16 Taktisches Konzept in der orthopädischen Tumorchirurgie

A. Eisenschenk, M. Mayer und U. Weber

1 Einleitung

Mit einer Inzidenz von 2/100 000 für die Weichteilsarkome und 1/100 000 für maligne Knochentumoren sind diese auf das Gebiet der orthopädischen Onkologie entfallenden Neoplasien zu den selteneren Tumorerkrankungen zu zählen. So sind nur 0,7% aller malignen Erkrankungen Weichteilsarkome und nur 0,2% Knochentumoren [6].

Somit wird ein osteologisch interessierter Arzt, wenn er außerhalb eines speziellen Zentrums tätig ist, in seinem Berufsleben gar nicht oder nur extrem selten mit der Primärdiagnostik eines malignen Knochentumors konfrontiert.

Wegen der sehr kleinen Anzahl dieser Patienten und der damit verbundenen mangelnden Erfahrung im Umgang mit diesen Tumoren war trotz radikaler Lokaltherapie die Prognose der Patienten bis vor weniger als 20 Jahren sehr schlecht (nur jeder 6.–8. Patient überlebte seine Erkrankung für mehrere Jahre). Erhebliche Fortschritte in der Orthopädie, Biomechanik, Radiologie und Pathologie sowie der gezielte Einsatz der Zytostatika zur Behandlung von z.B. Osteosarkomen haben im letzten Jahrzehnt dazu geführt, daß heute die Mehrzahl der Patienten mit Ewing- oder Osteosarkom durch eine multimodale Therapie von ihrer Krankheit befreit, wahrscheinlich sogar geheilt werden können. Dieses setzt jedoch die frühzeitige Kooperation von Orthopäden, Onkologen, Radiologen, Gefäßchirurgen, Nuklearmedizinern, Pathologen und Radiotherapeuten in der Diagnostik und Therapie maligner Knochentumoren voraus.

In der orthopädischen Tumorchirurgie wird im wesentlichen zwischen Weichteil- und Knochentumoren differenziert.

2 Weichteiltumoren

In Anlehnung an die WHO werden vereinbarungsgemäß derzeit unter Weichteiltumoren alle Geschwulstbildungen zusammengefaßt, die sich von den nichtepithelialen, extraskelettären Geweben mit Ausnahme des retikulo-endothelialen Systems, der Glia und der Stützgewebe spezifischer Organe und Eingeweide herleiten.

Das **therapeutische Vorgehen** ist bei Weichteiltumoren von anatomischen, biologischen und funktionellen Besonderheiten der Geschwulst abhängig. Zum Ausschluß eines Malignoms muß eine diagnostische Biopsie gefordert werden. Liegt dann ein Malignom vor, gilt die Biopsiewunde als grundsätzlich kontaminiert und muß vollständig bei der Tumorexstirpation entfernt werden.

2.1 Indikationen zur operativen Entfernung

Indikationen zur operativen Entfernung (vorzugsweise extrakapsulär) eindeutig **gutartiger** Veränderungen können z.B. subjektive Beschwerden, kosmetische Beeinträchtigungen und eingetretene oder drohende Funktionsbehinderungen sein. Mit der Ausnahme von subkutanen Lipomen haben Enukleationen unter Belassung der Tumorkapsel häufig Rezidive zur Folge.

Bei sog. **semimalignen** Weichteilgeschwülsten im engeren Sinne wird die Geschwulst mit Sicherheitsabstand entfernt – soweit möglich unter Vermeidung verstümmelnder Eingriffe und mit intraoperativer (histologischer) Kontrolle der Resektionsränder. Bei manchen semimalignen Tumoren, wie z.B. bei der abdominalen Fibromatose, wird eine Nachbestrahlung empfohlen.

Bei den **Weichteilsarkomen** wird zwischen radikaler und nichtradikaler Tumorchirurgie unterschieden – therapeutische Besonderheiten liegen beim malignen Lymphangioendotheliom, beim Kaposi-Sarkom und beim kindlichen Rhabdomyosarkom vor. Für alle bösartigen Weichteilgeschwülste muß grundsätzlich eine radikale Tumorchirurgie gefordert werden. Hierbei findet die onkologische Radikalität folgende Definition: „vollständige Entfernung des Primärtumors im Gesunden."

Als Erfolgskriterium muß das Fehlen lokoregionaler Rezidive bei ausreichend langem Nachbeobachtungszeitraum gelten.

2.2 Besonderheiten der Therapie

Als onkologisch unradikale Therapieverfahren bei Weichteilsarkomen sind die Inzisionsbiopsie, die Enukleation, die Exzisionsbiopsie, die sogenannte weite Exzision und die transstrukturelle Amputation zu nennen.

Als onkologisch radikale Therapieverfahren kommen dagegen die Monoblock-Kompartment-Resektion (radikale Resektion) und die extrastrukturelle Amputation (radikale Amputation) in Frage.

Weichteilsarkome besitzen eine Pseudokapsel, die aus Tumorgewebe besteht oder von Tumorgewebe durchsetzt ist. Die Kapsel ist von einer sog. Marginalzone reaktiven Gewebes umgeben, in der je nach Tumortyp und Tumorgröße in bis zu 80% Tumorsatelliten nachgewiesen werden können. Weichteilsarkome sind darüber hinaus durch ein besonderes Wachstums- und Ausbreitungsverhalten gekennzeichnet.

Die Forderung nach Radikalität bei Weichteilsarkomen scheitert häufig an den anatomischen Gegebenheiten. Radikale Resektionsbehandlung ist nur bei kleineren Geschwülsten möglich (Durchmesser unter 5 cm, günstige Lokalisation fern vom Gefäß- und Nervenhauptstamm). Bei Weichteilsarkomen an Kopf, Hals und Stamm kann immer nur eine begrenzte Resektion durchgeführt werden.

Im Gegensatz zur Behandlung von Knochensarkomen ist eine **adjuvante Chemotherapie** bei Weichteilsarkomen nicht allgemein eingeführt. Eine Ausnahme bildet hier das kindliche Rhabdomyosarkom. Die klassische Indikation zur Chemotherapie bei Weichteilsarkomen ist die nachgewiesene Metastasierung bei aggressivem Tumortyp und gutem Allgemeinzustand des Tumorträgers.

Eine **Strahlentherapie** von Weichteilsarkomen erscheint grundsätzlich gerechtfertigt, weil für die überwiegende Mehrzahl der Weichteilsarkome angenommen werden muß, daß sie auf eine Strahlentherapie mehr oder weniger gut ansprechen. Die Strahlentherapie kann wie die Chemotherapie mit unterschiedlicher Zielsetzung zur Anwendung kommen:
– Die primäre Strahlentherapie als alternative Maßnahme zur lokalen chirurgischen Therapie kommt nur ausnahmsweise, z.B. beim Kaposi-Sarkom, in Betracht.
– Durch die additive Strahlentherapie wird eine Absenkung der lokalen Rezidivrate beabsichtigt.
– Bei der komplementären Strahlentherapie wird die Strahlenanwendung komplementär auf ein größeres Gewebevolumen als die chirurgische Primärtherapie ausgedehnt.
– Eine palliative Strahlenbehandlung kann bei primär inoperablen Weichteilsarkomen angezeigt sein [13].

3 Knochentumoren

Unter Knochentumoren werden definitionsgemäß alle Geschwulstbildungen zusammengefaßt, die in unmittelbarer topographischer Beziehung zum Skelettsystem entstehen. Primäre Knochengeschwülste gelten als selten. Der Anteil der Knochentumoren an allen Geschwülsten wird mit etwa 1% angenommen.

Die mit Abstand häufigste primäre maligne Knochengeschwulst ist mit etwa 60–70% das Plasmozytom. Die Inzidenz aller übrigen primären malignen Knochengeschwülste wird für Mitteleuropa mit etwa 15 Neuerkrankungen pro Jahr pro 1 Mill. Einwohner angenommen.

Die Prognose maligner Knochentumoren ist in erster Linie von der Anwesenheit oder dem Fehlen von Fernmetastasen zum Therapiebeginn, in zweiter Linie von Tumorart und Differenzierungsgrad, darüber hinaus von weiteren Faktoren, wie Tumorgröße, Tumorlokalisation, Patientenalter usw., abhängig.

Die tumorfreie 5-Jahres-Überlebensquote wird für Chondrosarkome, Fibrosarkome und maligne Riesenzelltumoren mit etwa 30% angenommen. Vor Einführung der modernen Polychemotherapie betrug die 5-Jahres-Überlebenszeit für Ewing-Sarkome 0–20%, für Osteosarkome 20%. Derartige Behandlungsresultate sind mittlerweile durch die Polychemotherapie entscheidend verbessert; für das Osteosarkom werden tumorfreie 5-Jahres-Überlebensquoten von über 60% angegeben.

3.1 Besonderheiten der Therapie

Es gibt nur wenige, allerdings häufig **gutartige** Knochengeschwülste und geschwulstartige Veränderungen, die keines Therapieverfahrens bedürfen. Hierzu zählen die Geschwülste, die keine Beschwerden verursachen, nicht zu Sekundärkomplikationen führen, in der Regel spontan ausheilen und nie maligne entarten. Klassischer Vertreter dieser Gruppe ist das nichtossifizierende Fibrom, das zudem in aller Regel eine eindeutige klinisch/radiologische Diagnose ohne Biopsie zuläßt.

Therapie der Wahl bei den übrigen gutartigen Geschwülsten ist die operative Behandlung. Die Auswahl des Therapieverfahrens ist von der Tumorart abhängig. Häufig sind bei gutartigen Knochentumoren radikale Operationen nicht notwendig (geplanter unradikaler Eingriff). Hierzu zählen z.B. Kürettagen mit oder ohne Defektauffüllung.

Bei sog. **semimalignen** Geschwülsten sollte die Geschwulst primär komplett entfernt werden (Resektion mit Sicherheitsabstand).

Für **bösartige** Knochengeschwülste ist prinzipiell eine radikale Tumorchirurgie erforderlich. Radikalität im onkologischen Sinne liegt definitionsgemäß vor „bei vollständiger Entfernung der Primärgeschwulst im Gesunden". Dieses wäre im Einzelfall lediglich an langfristigen Kontrollen durch Ausbleiben eines lokoregionalen Rezidivs nachzuweisen.

In der Vergangenheit war wegen der bekannten schlechten Prognose maligner Knochentumoren die kurativ ablative Chirurgie die Methode der Wahl. In den letzten 15 Jahren hat sich dank der Erfolge der Polychemotherapie die Überlebensprognose drastisch verbessert. Für den erfahrenen orthopädischen Chirurgen sollte deshalb die Gliedmaßenerhaltung im Vordergrund seiner lokaltherapeutischen Bemühungen stehen. Natürlich gibt es auch heute noch immer wieder Indikationen zu einer Amputation, sei es aus Gründen der notwendigen onkologischen Radikalität, sei es aus funktioneller Überlegung.

Die **extremitätenerhaltenden** Eingriffe bei z.B. Osteosarkomen müssen einer Reihe risikobehafteter Aspekte Rechnung tragen: der Biopsie, der Tumorausdehnung im Markkanal, der peri- und intravaskulären Invasionstendenz und der Ausdehnung in Gelenkstrukturen [2].

Biopsie. Nach einer chirurgischen Biopsie müssen die während der Biopsie eröffneten Haut- und tieferen Gewebsschichten entfernt werden. Dieses kann den chirurgischen Eingriff erschweren; es kann zu ischämischen Hautnekrosen kommen, die mitunter dazu zwingen, Haut- und Muskellappenplastiken einzusetzen. Der Bereich des Biopsiekanals muß zusammen mit dem Tumor vollständig entfernt werden.

Bildgebende Verfahren. Die Ausdehnung des Tumors und das eventuelle Vorliegen von Skip-Metastasen im Markkanal können mit den heute zur Verfügung stehenden bildgebenden Verfahren nahezu immer erfaßt werden. Zu diesen Verfahren gehören die Röntgenuntersuchung, die Computertomographie, die Kernspintomographie und die Szintigraphie. Wenn erforderlich kann eine Angiographie vorgenommen werden oder auch eine zusätzliche Biopsie angezeigt sein. Für die Beurteilung der Ausdehnung des Tumors im Knochenmarkkanal stellt die Kernspintomographie die zuverlässigste Methode dar [2].

Gefäßbeteiligung. Der direkte Kontakt zu großen Blutgefäßen ist selten. Wenn ein solcher Kontakt besteht, ist häufig die Amputation der betroffenen Extremität unvermeidlich. In Ausnahmefällen ist durch den Gefäßchirurgen eine Resektion mit Bypass-Rekonstruktion des resezierten Gefäßabschnitts möglich.

Die **Strahlentherapie** kommt bei gutartigen Knochentumoren und geschwulstartigen Veränderungen nicht zur Anwendung. Die meisten Knochensarkome gelten als wenig strahlensensibel. Deshalb spielt die Strahlentherapie zum Teil nur beim Ewing-Sarkom, Plasmozytom und bei einigen seltenen Tumoren eine Rolle.

Die **Chemotherapie** als adjuvante Polychemotherapie stellt derzeit beim Osteosarkom und Ewing-Sarkom neben der lokalen Tumorkontrolle die entscheidende Behandlungsmaßnahme dar [12].

4 Gliedmaßenerhaltende Chirurgie

Unter dem Oberbegriff der gliedmaßenerhaltenden Chirurgie versteht man die Tumorresektion ohne Defektrekonstruktion, die Tumorresektion mit resultierender knöcherner oder endoprothetischer Defektüberbrückung sowie als eigenständiger Bereich die Rotationsplastiken bei malignen Tumoren des Femurs oder der Tibia (Abb. 16-1).

4.1 Tumorresektion ohne Defektrekonstruktion

Maligne Tumoren im Bereich der sog. komplett oder teilweise entbehrbaren Knochen, z.B. der Fibula, dem Schulterblatt, der Clavicula oder den Rippen, benötigen nach der Resektion keine knöcherne oder endoprothetische Rekonstruktion.

Zum Beispiel kann nach Resektion des gesamten Schulterblatts der Oberarmkopf am lateralen Ende der Clavicula fixiert werden. Der Versuch einer Erhaltung des Glenoids und somit des Schultergelenks ist zum einen verbunden mit dem höheren Risiko eines Lokalrezidivs, zum anderen sind die funktionellen Ergebnisse nicht wesentlich besser als nach vollständiger Schulterblattresektion.

4.2 Tumorresektion mit endoprothetischer Defektrekonstruktion

Die Endoprothetik in der Onkologie geht zeitlich parallel mit der Entwicklung der Endoprothetik. Erste Fallberichte über Metall-Tumorprothesen liegen von Moore und Bohlman [8] bzw. über Acryl-Kunststoff- oder Plexiglas-Prothesen von Creysell [3], Salmon [10] bzw. Witt [15] aus den 40er und 50er Jahren vor.

Mit der Weiterentwicklung der Endoprothetik der großen Gelenke kamen auch relativ bald Tumor-Resektionsprothesen in den Handel (z.B. Krückstockprothesen). In der Folge entstanden eine Vielzahl von Tumorprothesen-Modellen, zumeist als individuelle Anfertigungen. Diese individuellen Tumorprothesen sind in der Herstellung zeitintensiv und kostspielig. Es kommt auch vor, daß derartige Prothesen intraoperativ nicht passen oder man aus Radikalitätsgründen unerwartet eine Amputation durchführen muß.

Eine Weiterentwicklung stellt der Tumorprothesen-Baukasten dar; das heißt, die Prothese kann prä- sowie intraoperativ unter verschiedenen Gesichtspunkten zusammengesetzt werden. Es stehen heute mehrere Baukasten-Systeme für den Humerus sowie den Femur bzw. die proximale Tibia zur Verfügung.

Indikationen für eine Tumorprothese sind primär maligne Tumoren, aggressiv wachsende benigne Tumoren und vor allem auch Knochenmetastasen im Bereich der Extremitäten. Bei der Indikationsstellung sind Lebensalter, onkologische und funktionelle Gesichtspunkte zu berücksichtigen.

Die Implantation einer verlängerbaren sog. Wachstums-Prothese fordert während des Wachstums mehrfache zusätzliche Eingriffe und erhöht das Risiko einer Protheseninfektion. Es liegen auch noch keine Langzeitergebnisse nach Implantation einer Wachstums-Prothese vor, die eine Aussage über das funktionelle Endergebnis nach Implantation der endgültigen Tumorprothese zulassen.

Weichteilrefixation. Problematisch ist nach wie vor die Weichteilrefixation, so z.B. der Rotatorenmanschette bei proximalen Humerusprothesen, die Fixation der Glutealsehnen bei proximalen Femurprothesen und insbesondere die Refixation bzw. Rekonstruktion des Lig. patellae bei proximalen Tibiaprothesen.

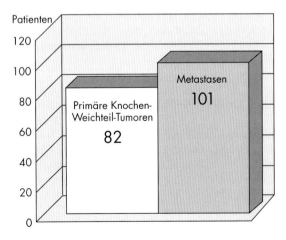

Abb. 16-1 Anzahl der malignen Knochen-Weichteiltumoren, die vom 1.9.1988 bis 1.4.1994 in unserem Hause therapiert wurden.

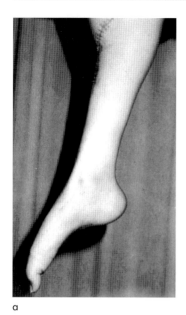 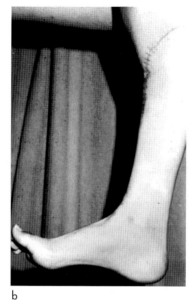 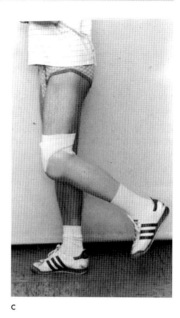

Abb. 16-2 Funktionsaufnahmen.
a und b Nach Rotationsplastik im oberen Sprunggelenk als Kniegelenk. c Nach Orthesenversorgung.

4.3 Rotationsplastiken

Das wesentliche Ziel bei der Rotationsplastik ist, daß mit dem nach hinten gedrehten Fuß bzw. dem oberen Sprunggelenk eine Kniegelenksfunktion geschaffen werden soll (Abb. 16-2 a bis c). Diese Idee wurde erstmalig 1927 von Borggreve [1] bei einer Patientin durchgeführt, bei der infolge einer Tuberkulose im Kindesalter eine zu kurze und im Kniegelenk versteifte Gliedmaße verblieben war. Van Nes wandte die Methode 1950 erstmalig für einen Patienten mit einem kongenitalen Femurdefekt an [9]. Salzer führte 1976 zur Behandlung maligner Tumoren des distalen Femurs die Rotationsplastik ein [11]. Zwischenzeitlich wurde die Methode modifiziert bzw. erweitert, so daß es heute möglich ist, praktisch für jede Tumorlokalisation im Bereich des Femurs und der proximalen bis mittleren Tibia eine Rotationsplastik durchzuführen. Die Rotationsplastik ist gedacht als alternative Operation zu einer Amputation.

Bei jeder dieser Operationen wird der tumortragende Bereich segmental reseziert. Voraussetzung ist, daß die großen Beinnerven erhalten werden können. Durch Hinzuziehung des Gefäßchirurgen werden die großen Beingefäße segmental reseziert und End-zu-End anastomosiert. Die Rotationslappenplastiken können in den Typ A (sog. Rotationsplastik) und den Typ B (sog. Hüft-Rotationsplastik) unterteilt werden.

Der **Typ A der Rotationsplastik** ist für bösartige Tumoren im Bereich des distalen Femurs bzw. der proximalen bis proximal-medialen Tibia gedacht.

Der **Typ A I** wird angewendet bei malignen Tumoren des distalen Femurs (Salzer-Rotationsplastik). Nach segmentaler Resektion des tumortragenden Femuranteils, des Kniegelenks sowie des proximalen Unterschenkels wird nach 180-Grad-Rotation die Tibia osteosynthetisch mit dem proximalen Femur verbunden. Das Hüftgelenk ist anatomisch und funktionell normal. Die Bewegungen des oberen Sprunggelenks sowie des Fußes erfolgen durch die normalen Muskeln des Unterschenkels und des Fußes.

Bei malignen hochproximalen Tibiatumoren kann man eine ähnliche Rotationsplastik durchführen. Das Problem ist nur, daß mit der segmentalen Resektion auch große Anteile des proximalen Unterschenkelmuskels mit reseziert werden müssen, was sich natürlich nachteilig auf die Funktion des oberen Sprunggelenks bzw. des Fußes auswirkt.

Für maligne Tumoren im Bereich der proximalen bis mittleren Tibia wurde die Methode modifiziert. Das Segmentresektat beinhaltet den knöchernen distalen Femur, das Kniegelenk sowie den proximalen und mittleren Unterschenkelanteil. Nach 180-Grad-Rotation wird die distale Tibia mit dem Femur osteosynthetisch verbunden. Bei dieser Methode verbleibt das Hüftgelenk anatomisch und funktionell normal.

Aus Radikalitätsgründen ist es möglich, auch die Unterschenkelmuskeln mit zu resezieren. Die Funktion des oberen Sprunggelenks erfolgt durch die Naht der Quadrizepssehne mit der Achillessehne und die Naht der Kniebeugesehnen mit den Fußhebersehnen. Diese Art der Rotationsplastik kann nicht durchgeführt werden, wenn ein dorsolaterales extraossäres Tumorwachstum vorliegt (Trifurkation der Unterschenkelgefäße). Hier kann keine segmentale Resektion durchgeführt werden.

Galten die bisher aufgeführten Rotationsplastiken als Alternativen zur Kniegelenksexartikulation bzw. Oberschenkelamputation, so stellt die Hüft-Rotationsplastik die Alternative zur Hüftexartikulation bzw. Hemipelvektomie dar.

Typ B Hüft-Rotationsplastik. Sind bei einem malignen proximalen Femurtumor im distalen Oberschenkel- bzw. Femurbereich Skip-Metastasen nicht nachweisbar, so ist das Bein ab dem distalen Oberschenkelbereich gesund. Können zusätzlich der N. ischiadicus und der N. femoralis freipräpariert werden, so ist eine segmentale Oberschenkel-Beckenresektion einschließlich Gefäßresektion möglich. Wenn man nach 180-Grad-Rotation den distalen Femur seitlich an der Beckenschaufel festschraubt, kommt das Kniegelenk etwa in Höhe des kontralateralen Hüftgelenks zu liegen. Es funktionieren nun das obere Sprunggelenk bzw. der nach hinten gedrehte Fuß als Kniegelenkersatz und das Kniegelenk als Hüftgelenkersatz. Es bleibt die gesamte Unterschenkelmuskulatur erhalten, so daß die Funktion für das obere Sprunggelenk in normaler Weise gewährleistet ist. Die Hüftbeugung erfolgt durch den M. gastrocnemius, darüber hinaus kann man ihn unterstützen, indem man den M. iliopsoas mit den Kniebeugesehnen vernäht. Die Hüftstreckung wird dadurch erreicht, daß man die Glutealmuskulatur mit der Quadrizepssehne vernäht.

Die Hüft-Rotationsplastik **Typ B I** wird für maligne proximale Femurtumoren ohne Hüftgelenkbeteiligung angewendet.

Typ B II findet Anwendung für maligne proximale Femurtumoren mit Hüftgelenkbeteiligung bzw. mit Tumorinfiltration in die das Hüftgelenk umgebenden Muskeln bis in den unteren Beckenbereich. Bei dieser Tumorausdehnung muß also neben der segmentalen proximalen Oberschenkelresektion auch noch eine untere, innere Hemipelvektomie durchgeführt werden. Beim Typ B I wird normalerweise auch der N. femoralis etwa in Höhe des Durchtritts unter dem Leistenband durchtrennt, da man den M. quadriceps nicht mehr benötigt.

Typ B III der Hüft-Rotationsplastik ist indiziert, wenn das ganze Femur entfernt werden muß (z.B. Skip-Metastasierung). Der Unterschenkel wird nach 180-Grad-Rotation durch eine Hüftprothese gelenkig mit dem Becken verbunden [14].

4.4 Tumorresektion mit knöcherner Rekonstruktion

In diesem Abschnitt wird die freie, gefäßgestielte autologe Knochentransplantation behandelt. Weitere in Frage kommende Verfahren stellen unter Berücksichtigung einer genauen Indikationsstellung die Kallusdistraktion und die homologe Knochentransplantation dar.

Der **mikrovaskuläre** Knochengewebetransfer zur Überbrückung von Knochendefektstrecken stellt eine deutliche Bereicherung in der reparativen sowie rekonstruktiven Tumorchirurgie dar. Durch den Einsatz mikrochirurgischer Techniken besteht die Möglichkeit der Transplantation freier, gefäßgestielter Knochen oder Knochenabschnitte.

Die **autologe avaskuläre Spongiosaplastik** kann bei gut durchbluteten umliegenden Weichteilen zur Rekonstruktion langer Röhrenknochen mit Defekten von bis zu ca. 6 cm erfolgreich eingesetzt werden. Der Erfolg der zeitgerechten Einheilung des avaskulären Knochentransplantats hängt jedoch wesentlich von additiven pathologischen Einflüssen im Sinne eines geschwächten Transplantatlagers, wie z.B. Vernarbung, bakterielle Kontamination, avaskuläre Nekrosen, Zustand nach Radiatio und/oder simultaner Chemotherapie usw., ab. Ebenfalls erhöht sich die Quote des Mißerfolges bei Knochendefektstrecken über 6 cm [4, 7].

Bei der Verwendung eines **gefäßgestielten Knochentransplantats** erfolgt die Einheilung nach den Gesetzmäßigkeiten der Frakturheilung, da es sich um einen vitalen und mit eigenständiger endostaler und periostaler Blutzirkulation ausgestatteten Knochen handelt [7].

Spenderregionen. Für den freien autologen Knochentransfer stehen im wesentlichen folgende Spenderregionen für den Menschen zur Verfügung: Fibula-, Beckenkamm-, Metatarsal-,

Rippenknochen, der laterale Rand der Scapula, Teile des Humerus sowie des Radius und Abschnitte der Zehenphalangen [5, 16].

Der gefäßgestielte Beckenkammspan ist aufgrund des hohen Anteils an spongiösem Knochen biologisch den anderen Transplantaten überlegen, kann jedoch nur bei Defektstrecken bis zu ca. 10 cm zum Einsatz kommen. Bei Defektstrecken über 10 cm wird fast ausschließlich die freie gefäßgestielte Fibulatransplantation gewählt. Die hauptsächlich aus kortikalen Anteilen bestehende Fibula gilt als Methode der Wahl, wenn hohe Längsstabilität gefordert wird und große Defektstrecken, bis zu 28 cm Länge, vorliegen. Hieraus ergibt sich, daß die am häufigsten zur Anwendung kommenden Transplantate die letztgenannten sind.

5 Eigenes Krankengut

Im Zeitraum von Januar 1988 bis Dezember 1993 wurden in der Orthopädischen Klinik und Poliklinik der Freien Universität Berlin im Oskar-Helene-Heim 23 freie, gefäßgestielte Knochentransplantationen zur Überbrückung von Knochendefekten nach Tumorresektionen durchgeführt. Hierbei wurde 13mal eine freie gefäßgestielte Fibulatransplantation und 10mal eine freie gefäßgestielte Beckenkammtransplantation vorgenommen.

Das **Fibulatransplantat** fand im Bereich der oberen Extremität 7mal und im Bereich der unteren Extremität 6mal seine Anwendung. Im einzelnen wurden Humerusdefekte 5mal (Abb. 16-3 a bis e), Radius-/Ulnadefekte 2mal und Femurdefekte 6mal versorgt.

Der **mikrovaskuläre Beckenkammspan** war in insgesamt 10 Fällen indiziert (1mal Oberarm, 4mal Oberschenkel und 5mal Unterschenkel). Bei 10 von 33 Patienten wurde ein osteokutanes Knochentransplantat gehoben (9mal Fibula, 1mal Beckenkamm).

5.1 Ergebnisse

- Im bisherigen Beobachtungszeitraum erfolgte eine röntgenologische proximale wie distale knöcherne Heilung bei allen 23 Patienten.
- Die angiographische Kontrolle der Gefäßdurchgängigkeit nach 3 Monaten wies in allen Fällen eine Durchgängigkeit der Anastomose auf.
- Bis zum jetzigen Zeitpunkt wurde der postoperative Heilungsverlauf durch eine Ermüdungsfraktur verlängert (zusätzliche Gipsruhigstellung für 6 Wochen; Ausheilung mit großer Kalluswolke).
- Es wurden insgesamt 16 zusätzliche primäre Spongiosaplastiken durchgeführt.
- In einem Fall erlebte eine 56jährige Patientin nach Resektion eines Riesenzelltumors im Bereich des Unterarms und des Handgelenks ein Trauma mit Plattenverbiegung und Fraktur am proximalen Fibulaende. Eine Reosteosynthese mit Spongiosaplastik führte in der weiteren Verlaufsbeobachtung zur röntgenologisch knöchernen Heilung.

(Übersichtsdarstellung in Tabelle 16-1).

5.2 Durchblutungskontrolle des Transplantats

Bei der postoperativen Durchblutungskontrolle freier gefäßgestielter Knochentransplantate muß zwischen der frühen Überwachung, dem sog. Monitoring der Durchblutung, und der späten, in regelmäßigen Intervallen stattfindenden Kontrolluntersuchung unterschieden werden. Die **Knochensequenzszintigraphie** mit 99m-Tc-MDP kann bis zu einer Woche postoperativ zur Überwachung der Vitalität des Knochentransplantats eingesetzt werden. Somit handelt es sich hierbei um eine Methode, die in der frühen Phase, also unmittelbar postoperativ, genutzt werden kann. Die Sequenzszintigraphie kann jedoch nur in Abständen von 24 Stunden durchgeführt werden und eignet sich daher nicht zum ständigen Monitoring.

Auch die **Angiographie** kann keine ständige Kontrolle der Durchblutungssituation gewährleisten, da die einzuhaltenden Abstände zwischen den Untersuchungen zu groß wären.

Die **Hebung einer Hautinsel**, welche über das Knochentransplantat mit Blut versorgt wird, also eine direkte Abhängigkeit zur Anastomosendurchgängigkeit aufweist, erlaubt eine kontinuierliche Beurteilung des Hautkolorits und somit der Durchblutungssituation. Jegliche Veränderungen der Hautfarbe werden registriert, bei zweifelhaften Durchblutungssituationen muß die schnelle operative Intervention und Revision erfolgen. Wir streben bei jeder freien gefäßgestielten Knochentransplantation die Hebung einer Hautinsel zum postoperativen Monitoring an.

16 Taktisches Konzept in der orthopädischen Tumorchirurgie

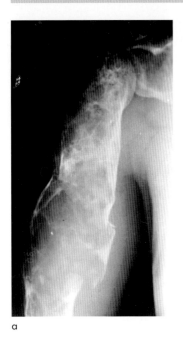
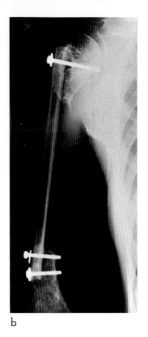
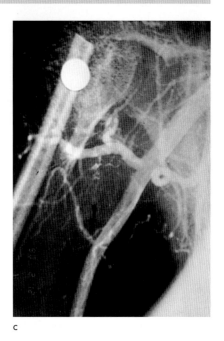

a b c

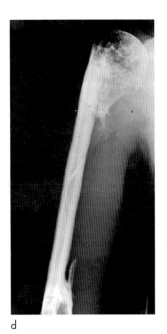
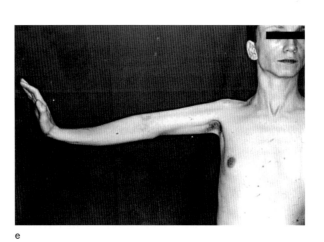

d e

Abb. 16-3 21jähriger Patient mit polyostotischer Form einer fibrösen Dysplasie.
a Röntgenaufnahme Oberarm li. (ca. die 14. Fraktur).
b Röntgenaufnahme 3 Monate postoperativ nach Teilresektion des Oberarms und Überbrückung des Knochendefekts mit einer 26 cm langen freien, vaskularisierten Fibula.
c 3 Monate postoperativ: Angiographie mit Nachweis der Anastomosendurchgängigkeit.
d 4 Jahre postoperativ: gute Einheilung sowie Dickenzunahme.
e Funktionsaufnahme der oberen Extremität (keine Einschränkung im Alltag).

Tab. 16-1 Knochendefektüberbrückung durch freie gefäßgestielte Knochentransplantate nach Tumorresektion im Bereich der Extremitäten (eigenes Krankengut).
Alterangabe bezieht sich auf den Zeitpunkt der Operation.
Abkürzungen: OA = Oberarm, UA = Unterarm, OS = Oberschenkel, US = Unterschenkel.

Pat.-Nr.	Alter (Jahre)/ Geschlecht	Knochendefekt (Diagnose)	Extremitätenregion	Transplantatlänge (cm)	Knöcherne Heilung proximal/distal	Beobachtungszeit (Monate)	Transplantatform
1	20/m	Fibröse Dysplasie	OA	26	+/+	75	Fibula
2	28/w	Fibröse Dysplasie	UA	12	+/+	22	Beckenkamm
3	28/m	Fibröse Dysplasie	UA	10	+/+	33	Beckenkamm
4	53/w	Fibröse Dysplasie	UA	12	+/+	27	Fibula
5	24/w	Chondrosarkom	OS	22	+/+	43	Fibula
6	32/m	Chondrosarkom	OS	19	+/+	28	Fibula
7	36/w	Chondrosarkom	OS	18	+/+	26	Fibula
8	29/w	Chondrosarkom	OS	17	+/+	31	Fibula
9	46/w	Chondrosarkom	OA	16	+/+	20	Fibula
10	52/w	Chondrosarkom	OA	14	+/+	23	Fibula
11	36/w	Adamantinom	US	10	+/+	26	Beckenkamm
12	50/w	Desmoplast. Fibrom	US	10	+/+	37	Beckenkamm
13	10/m	Ewing-Sarkom	OS	15	+/+	4	Fibula
14	21/m	Riesenzelltumor	OA	12	+/+	46	Beckenkamm
15	56/w	Riesenzelltumor	UA	22	+/+	51	Fibula
16	34/m	Riesenzelltumor	OA	13	+/+	45	Fibula
17	25/m	Riesenzelltumor	US	9	+/+	34	Beckenkamm
18	9/m	Osteosarkom	OA	17	+/+	19	Fibula
19	16/w	Osteosarkom	OS	14	+/+	17	Fibula
20	41/m	Aneurysmat. Knochenzyste	OS	8	+/+	61	Beckenkamm
21	22/m	Aneurysmat. Knochenzyste	OS	9	+/+	47	Beckenkamm
22	21/w	Aneurysmat. Knochenzyste	OS	10	+/+	39	Beckenkamm
23	29/m	Aneurysmat. Knochenzyste	OS	9	+/+	32	Beckenkamm

Die **routinemäßigen Kontrolluntersuchungen** umfassen eine Angiographie 3 Monate postoperativ sowie die monatliche röntgenologische Kontrolle der Knochenheilung bis eine röntgenologisch solide knöcherne Vereinigung sowohl proximal als auch distal stattgefunden hat. Der Zeitraum von 3 Monaten ist deshalb von Bedeutung, da zu diesem Zeitpunkt röntgenologisch zwischen einem vitalen bzw. einem eventuell avitalen Transplantat unterschieden werden kann und hiervon unter anderem das weitere postoperative Management abhängt.

6 Zusammenfassung

Durch die Möglichkeit der freien, vaskularisierten Knochentransplantationen können Defektzustände zur Erhaltung der oberen wie der unteren Extremität bis zu einer Länge von 28 cm überbrückt werden. Um die Vorteile eines vaskularisierten Knochenspans durch die hohe biologische Aktivität optimal nutzen zu können, bedarf es nicht nur der exakt ausgeführten Operation mit fundierten anatomischen Kenntnissen, sondern auch eines gut strukturierten postoperativen Managements. Die Kombination beider Bereiche gewährleistet den erfolgreichen Einsatz der mikrochirurgischen Technik im Rahmen der reparativen und rekonstruktiven orthopädischen Tumorchirurgie.

Eine optimale Tumortherapie setzt die frühzeitige Kooperation von Orthopäden, Onkologen, Radiologen, Gefäßchirurgen, Nuklearmedizinern, Pathologen und Radiotherapeuten in der Diagnostik und Therapie voraus.

Literatur

1. Borggreve, W.: Kniegelenkersatz durch das in der Beinlängsachse um 180 Grad gedrehte Fußgelenk. Arch. Orthop. Unfall-Chir. 28 (1930) 175.
2. Campanacci, M., P. Ruggieri: Das Osteosarkom. Z. Orthop. 130 (1992).
3. Creysell, J.: Reconstruction prothétique d'un fémur après résection de la moitié supérieure pour ostéosarcome. Rev. Chir. orthop. 36 (1950) 309.
4. Eisenschenk, A., M. Lehnert, U. Weber: Die freie gefäßgestielte Knochentransplantation. Chirurg 64 (1993) 964–968.
5. Gerwin, M., A.J. Weiland: Vascularized bone graft to the upper extremity. Microsurgery 8 (1992) 509.
6. Malawer, M.M., M.P. Link, S.S. Donaldson: Sarcomas of bone. In: DeVita, V.T., S. Hellman, S.A. Rosenberg (Hrsg.): Cancer. Principles and Practice of Oncology; pp. 1418–1468. Lippincott, Philadelphia 1989.
7. Manktelow, R.T.: Mikrovaskuläre Wiederherstellungschirurgie; Kapitel Knochentransplantation. Springer, Berlin–Heidelberg–New York 1988.
8. Moore, A.T., H.R. Bohlman: Metal hip joint. A case report. J. Bone Jt Surg. 25 (1945) 688.
9. Nes, C.P. van: Functional results after rotations plastic. J. Bone Jt Surg. (Brit.) 32 (1950) 12–16.
10. Salmon, M.: Chondrosarcoma de l'extrémité supérieure du fémur. Radiothérapie, résection de l'épiphyse, prothèse en acrylic, résultat tardif (6 ans). Rev. Chir. orthop. 42 (1956) 621.
11. Salzer, M., M. Salzer Huntschick, H. Arbes: Chirurgische Behandlung des Osteosarkoms. Orthop. Praxis 12 (1976) 993–995.
12. Weber, U.: Tumoren. In: Weber, U., H. Zilch (Hrsg.): Orthopädie. De Gruyter, Berlin–New York 1989.
13. Weber, U., K. Müller: Periphere Weichteiltumoren. Thieme, Stuttgart–New York 1983.
14. Winkelmann, W.: Orthopädisch-chirurgische Therapie primärer und sekundärer Tumoren der Extremität. In: Venbrooks, R. (Hrsg.): Jahrbuch der Orthopädie 1991/1992. Biermann, Zülpich 1991.
15. Witt, A.N.: Zum Problem des Knochenersatzes durch Endoprothesen. Z. Orthop. 91 (1959) 193.
16. Wood, M.B., Cooney, W.P.: Sceletal reconstruction by vascularized bone transfer: Indication and results. Mayo Clin. Proc. 60 (1985) 729.

ID # 17

Ersatz der distalen Arteria femoralis superficialis durch die Vena femoralis superficialis nach En-bloc-Resektion eines komprimierenden Non-Hodgkin-Lymphoms

G. Wozniak, H. Montag, H. Görtz und J. Alemany

1 Einleitung

Die gute Kooperation von verschiedenen Fachdisziplinen wie Orthopädie oder Chirurgie mit der Radiologie, der onkologisch ausgerichteten Inneren Medizin und der Gefäßchirurgie erbrachte in den letzten Jahren eine erhöhte Rate an Extremitätenerhaltung in der Behandlung von malignen Weichteil- und Knochentumoren [1, 2, 3].

Maligne Lymphome im Bereich der Extremitäten, speziell Non-Hodgkin-Lymphome, sind eher selten und bedürfen nur in wenigen Fällen einer chirurgischen Therapie [4, 5, 6]. Die Notwendigkeit eines gefäßchirurgisch-rekonstruktiven Vorgehens kann sich jedoch durch die spezielle extranodale Lokalisation oder durch die Symptomatik mit Kompression oder Verdrängung ergeben [5, 16]. Soll eine gefäßchirurgisch-rekonstruktive Operation nach radikaler Lymphomresektion durchgeführt werden, ist die Rekonstruktionsmethode sowohl im Hinblick auf mögliche Lokalrezidive als auch im Hinblick auf die anschließend unbedingt notwendige Chemotherapie und Bestrahlung von großer Bedeutung [7, 8, 9, 10]. Es muß berücksichtigt werden, daß der gewählte Gefäßersatz bei einer In-situ-Rekonstruktion im Bereich der Tumorhöhle nicht nur der Bestrahlung ausgesetzt ist, sondern auch einem verstärkten Infektionsrisiko durch die Tumorresektion selbst und die potentielle Gefährdung durch Ausbildung eines Strahlenulkus [8, 10, 11]. Ebenfalls müssen die Gefäßverhältnisse, die Lokalisation der Anastomosen und eine mögliche Gelenküberschreitung in Anlehnung an die eigenen und die in der Literatur publizierten Ergebnisse für die Wahl der Rekonstruktionstechnik und des Gefäßersatzmaterials bedacht werden [12, 13, 14, 15].

Fallorientiert wird das Vorgehen bei einer 65jährigen Patientin mit einem histologisch gesicherten Non-Hodgkin-Lymphom hohen Malignitätsgrades dargestellt. Es handelte sich um ein sekundär transformiertes zentroblastisches Lymphom auf dem Boden eines zentroblastisch-zentrozytischen Lymphoms. Zugrunde gelegt wurde die Kiel-Klassifikation [6].

17 Ersatz der dist. A. femoralis superficialis durch die V. femoralis superficialis nach En-bloc-Resektion

2 Kasuistik

Im Juni 1990 wird eine 65jährige Patientin wegen einer zunehmenden Schwellung des rechten Unterschenkels zur weiteren Diagnostik stationär aufgenommen. Die Schwellung wurde von der Patientin vor etwa 6 Wochen erstmals bemerkt. Anamnestisch bestand kein Anhalt für eine arterielle Verschlußerkrankung oder eine Thrombophilie. 1979 wurde die Patientin wegen eines Adenokarzinoms des Corpus uteri (FIGO IA) hysterektomiert und adnektomiert, anschließend erfolgte eine adjuvante Strahlentherapie des kleinen Beckens (Zielvolumendosis 40 Gy).

2.1 Befunde bei stationärer Aufnahme

Aufnahmestatus: ein normaler Pulsstatus mit einem Dopplerindex von 1,1 über den Aa. tibialis anterior und posterior rechts sowie links. Die Umfangsmessung ergab ein Plus von maximal 1,5 cm im Bereich der Wade rechts gegenüber links. Die Schwellung war nicht druckdolent, entzündliche Veränderungen im Unterschenkel- oder Fußbereich fanden sich nicht. Auffällig waren lediglich deutliche variköse Veränderungen im Bereich beider Unterschenkel mit postphlebitisch verhärteten Venensegmenten im Verlauf der V. saphena magna. Sowohl bei den Thorax-Röntgenaufnahmen als auch bei der Sonographie des Abdomens und des Beckens fanden sich keinerlei pathologische Auffälligkeiten.

2.2 Weitere diagnostische Maßnahmen

Die **aszendierende Phlebographie** (Abb. 17-1) zeigte einen fast vollständigen Verschluß der distalen V. femoralis superficialis im Übergang zur V. poplitea rechts ohne Nachweis einer tiefen Thrombose oder postthrombotischer Veränderungen. Proximal der Kompressionszone fand sich ein regelrechter Kontrastmittelabstrom in die V. cava inferior ohne Zeichen einer verstärkten Kollateralisation im kleinen Becken.
    Bei der **duplexsonographischen Untersuchung** der rechten Fossa poplitea konnte eine zirkuläre periarterielle, dichte Struktur dar-

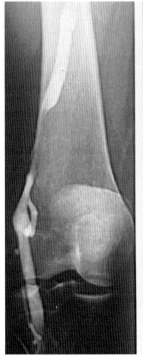
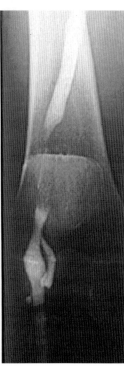

Abb. 17-1 Aszendierende Phlebographie; rechtes Bein.

gestellt werden, die an ein thrombosiertes Aneurysma erinnerte. Ein vermehrt turbulentes Strömungsprofil oder ein verstärkter periarterieller Kalksaum wurde nicht gefunden.
    Eine **intraarterielle DSA**-Untersuchung der abdominellen und peripheren Etage ergab den Hinweis auf leichte Wandveränderungen der A. poplitea rechts. Das Gefäß wurde von einem raumfordernden Prozeß umgeben, der Kontrastmittel anreicherte (Abb. 17-2).

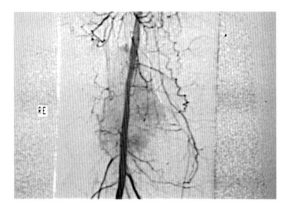

Abb. 17-2 Intraarterielle DSA; rechte Knieetage.

2 Kasuistik

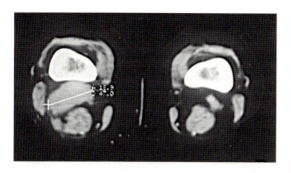

Abb. 17-3 Computertomographie; Knieetage beidseits.

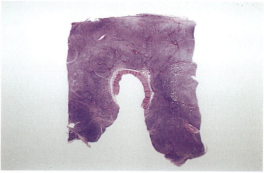

Abb. 17-4 Übersichtsschnitt nach histologischer Aufarbeitung des eingesendeten Tumorgewebes; zentral mit ummauerter Arterie.
(Für die histologische Aufarbeitung des Gewebes und für das Verfügbarmachen der Diapositive sei Herrn Prof. Dr. med. H. Breining, Institut für Pathologie der Bundesknappschaft in Essen, gedankt.)

Eine eindeutige Aussage über pathologische Gefäße in diesem Bereich war nicht möglich; der Verdacht auf ein Aneurysma konnte nicht aufgegeben werden, so daß ebenfalls eine **Computertomographie** der Oberschenkel- und Knieetage beidseits angestrebt wurde. Auch diese Untersuchung (Abb. 17-3) – es fand sich eine isolierte peripopliteal-zirkuläre Raumforderung – konnte den Verdacht auf ein Aneurysma der A. poplitea rechts nicht klar entkräften.

Zur weiteren Klärung wurden eine **Knochenszintigraphie** und eine **Thorax-Computertomographie** durchgeführt. Bei der Knochenszintigraphie fanden sich bis auf geringe inhomogene Nuklidanreicherungen im Oberkiefer- und Schultergelenksbereich beidseits nur altersentsprechende Speicherungen ohne Nachweis pathologischer Aktivitäten. Computertomographisch wurden unauffällige Thoraxorgane ohne Nachweis einer mediastinalen Raumforderung dargestellt.

2.3 Operatives Vorgehen

Ende Juni wurde dann die operative Freilegung unter dem dringenden Verdacht auf ein Aneurysma der A. poplitea rechts vorgenommen. Bei der Operation wurde ein kinderfaustgroßer isolierter Tumor im Bereich der rechten Fossa poplitea gefunden, der die A. poplitea völlig ummauert und die V. poplitea weitgehend komprimiert hatte. Makroskopisch wurde der Verdacht auf ein Weichteilsarkom geäußert. Nach Darstellung der nervalen Strukturen der Fossa poplitea erfolgte die En-bloc-Resektion eines 6 mal 8 cm messenden Tumors unter Mitnahme der A. und V. poplitea in diesem Segment.

Die histologische Aufarbeitung des Gewebes erbrachte die Diagnose eines hochmalignen zentroblastischen Non-Hodgkin-Lymphoms (Kiel-Klassifikation) auf dem Boden eines zentroblastisch-zentrozytischen Lymphoms (Abb. 17-4) im klinischen Stadium IA.

Da die V. saphena magna beider Extremitäten für die arterielle Rekonstruktion nicht geeignet war und synthetisches Gefäßersatzmaterial im Kniekehlenbereich bei Gelenküberschreitung keine ideale Alternative bietet, wurde die V. femoralis superficialis rechts von distal nach proximal in einer Ausdehnung von 15 cm freipräpariert und entnommen. Mit diesem Venensegment wurde dann ein Interponat zwischen der distalen A. femoralis superficialis und der A. poplitea im Übergang vom mittleren zum unteren Drittel angelegt (Abb. 17-5 und 17-6).

Der postoperative Verlauf gestaltete sich problemlos, die Wunden heilten primär, über den

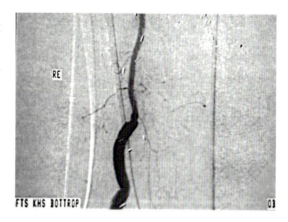

Abb. 17-5 Intravenöse DSA nach der Operation; proximale Anastomose.

17 Ersatz der dist. A. femoralis superficialis durch die V. femoralis superficialis nach En-bloc-Resektion

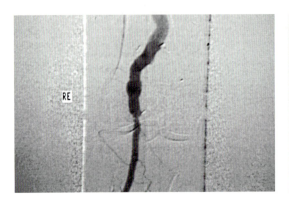

Abb. 17-6 Intravenöse DSA nach der Operation; distale Anastomose.

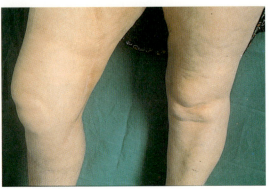

Abb. 17-7 Untere Extremitäten mit nur geringer Umfangsdifferenz; 9 Monate nach der Operation.

Aa. tibialis anterior und posterior rechts wurde ein Dopplerindex von 1,0 nachgewiesen.

2.4 Chemotherapie und Strahlentherapie

Vier Monate später begann die Polychemotherapie (4 Kurse nach dem CAP-BOP-Protokoll) und die adjuvante perkutane Strahlentherapie im Bereich der rechten Fossa poplitea und des rechten Oberschenkels (Zielvolumendosis 40 Gy). Bei den weiteren gefäßchirurgisch-ambulanten Kontrollen fand sich nach einem Zeitraum von 9 Monaten eine deutlich rückläufige Schwellung des rechten Beines mit einer deutlichen Minderung der Umfangsvermehrung von postoperativ plus 3 cm (Oberschenkel), 4 cm (Knie) und 3 cm (Unterschenkel) auf plus 1 cm (Oberschenkel) und je 1,5 cm (Knie und Unterschenkelbereich) rechts gegenüber links (Abb. 17-7). Der Dopplerindex lag nach gleichem Zeitintervall, nach durchgeführter Bestrahlung, bei 0,8 über den Aa. tibialis anterior und posterior rechts.

2.5 Verlauf

Ein embolieartiges Schmerzereignis im Bereich des rechten Unterschenkels im Dezember 1991, 18 Monate nach der Operation, führte zu einer erneuten intraarteriellen DSA, bei der eine Verengung kurz hinter dem Abgang der A. tibialis anterior gefunden wurde, die A. tibialis posterior rechts war im distalen Segment verschlossen. Der Dopplerindex über der A. tibialis anterior war 0,7. Ebenfalls konnte bei dieser Angiographie eine gute Durchgängigkeit des ehemals eingebrachten Interponats dargestellt werden. Trotz der lokalen Bestrahlung war das V.-femoralis-Interponat in seinem Kaliber nur mäßiggradig verändert, die proximale und die distale Anastomose waren ausreichend weit (Abb. 17-8).

Das Tragen von Kompressionsstrümpfen zur Verbesserung der venösen Zirkulation nach damaliger Operation mußte nach diesen Befunden aufgegeben werden. Bei anhaltendem Training in unserer Gehschule konnte in den folgenden Monaten eine Zunahme der maximalen Geh- und Schmerzstrecke erzielt werden, die letzte Messung des Dopplerindex über der A. tibialis anterior ergab 42 Monate nach der Operation einen Wert von 0,75, die Umfangsvermehrung war

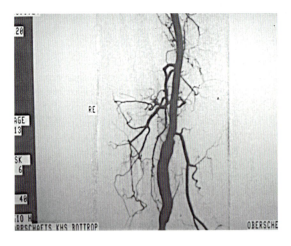

Abb. 17-8 Intraarterielle DSA; rechtes Bein 18 Monate nach der Operation mit dargestelltem V.-femoralis-Interponat.

auf plus 1 cm im Kniebereich rechts weiter zurückgegangen.

Bei der letzten Tumornachsorge fand sich 35 Monate nach der Operation weder klinisch noch radiologisch ein Anhalt für eine Krankheitsaktivität des behandelten Non-Hodgkin-Lymphoms.

3 Diskussion

Das zentroblastisch-zentrozytische Non-Hodgkin-Lymphom wird unabhängig von der zugrunde gelegten Klassifikation (Kiel, Rappaport, International Working Formulation) zu den Lymphomen mittleren Malignitätsgrades gezählt [4, 5, 6] und häufig als follikulär und großzelliges Lymphom nachgewiesen [5, 17]. In den meisten Fällen können bei den Non-Hodgkin-Lymphomen Chromosomenanomalien nachgewiesen werden, die zur Identifizierung herangezogen werden [5, 18]. Ätiologisch spielen die virale Genese, Immundefizite, ionisierende Strahlung und sogar auch onkologische Chemotherapeutika eine Rolle [4, 5, 6]. Das follikulär-großzellige zentroblastisch-zentrozytische Non-Hodgkin-Lymphom, das sich durch eine Translokation [t(14; 18)] des betroffenen Zellpools auszeichnet, hat die Tendenz, sich sekundär in die hochmaligne (Kiel-Klassifikation) zentroblastische, diffus-großzellige Form zu transformieren, wenn eine frühzeitige spezifische Therapie ausbleibt [4, 5]. Speziell diese diffus-großzellige zentroblastische Form neigt zu teilweise invasivem, in jedem Fall aber zu ausgedehntem und verdrängendem Wachstum, so daß je nach Lokalisation eine chirurgische, dekomprimierende Therapie notwendig werden kann [5, 16, 17].

Ist wegen der besonderen topographischen Gegebenheiten eine gefäßchirurgisch-rekonstruktive Intervention nötig, müssen die Strategie der Rekonstruktion und die Wahl des Gefäßersatzes besonders sorgfältig bedacht werden. Neben den grundsätzlichen Rekonstruktionsbedingungen muß bei einem onkologischen Patienten auch die sich anschließende Therapie berücksichtigt werden. Eine postoperative Ziel- oder Feldbestrahlung kann zu Veränderungen des Gefäßersatzmaterials führen, wobei die Anastomosenbereiche potentiell dem größten Einfluß unterliegen [8, 9].

Veränderungen von Venen oder Arterien im Rahmen eines Endotheluntergangs oder einer verstärkten Kollagenproliferation und auch die Veränderungen von synthetischem Material durch die Erwärmung bei der Bestrahlung wurden gefunden und werden vermutet [8, 9]. Da bei der kniegelenksüberschreitenden arteriellen Rekonstruktion auf synthetisches Material nach Möglichkeit verzichtet werden sollte [12, 14, 15], und die Infektionsgefährdung im Bereich der Tumorhöhle wegen einer möglichen schlechteren Wundheilung ein zusätzliches Risiko darstellt [2, 11, 19, 20], sollte auf autologes Material für die Rekonstruktion zurückgegriffen werden.

Bei unserer dargestellten Patientin waren beide Vv. saphenae nicht für eine Rekonstruktion geeignet, und die V. poplitea war bereits hochgradig eingeengt, so daß die Entnahme der V. femoralis superficialis oberhalb des Resektionsrands nach proximal eine günstige Möglichkeit bot, um autologes Gefäßersatzmaterial zu gewinnen.

Aufgrund unserer guten vorherigen Erfahrungen mit der V. femoralis superficialis als Gefäßersatz [14, 15] – schwere venöse Komplikationen wurden nie gesehen, und die arteriellen Rekonstruktionsergebnisse waren zufriedenstellend – stellt die V. femoralis für den arteriellen Gefäßersatz, auch bei schwierigen Rekonstruktionsbedingungen, eine moderate Erweiterung der gefäßchirurgischen Rekonstruktionsmöglichkeiten dar.

Literatur

1. Sparmann, M., U. Weber, L.C. Tung, R. Häring: Stellenwert der Gefäßchirurgie für die operative Orthopädie. Angio 15 (1993) 271–280.
2. Imparato, A.M., D.F. Roses, K.C. Francis, M.M. Lewis: Major vascular reconstructions for limb salvage in patients with soft tissue and skeletal sarcomas of the extremities. Surg. Gynec. Obstet. 147 (1978) 891–896.
3. Salzer, M., K. Knahr, R. Kotz, H. Kristen: Treatment of osteosarcomata of the distal femur by rotation-plasty. Arch. orthop. Unfall-Chir. 99 (1981) 131–136.
4. Kumar, V., R.S. Cotran, S.L. Robbins (eds.): Basic Pathology; pp. 333–384. Saunders, Philadelphia 1992.
5. Freedman, A.S., L.M. Nadler: Non-Hodgkin's Lymphomas. In: Holland, J.F., E. Frei, R.C. Bast, D.W. Kufe, D.L. Morton, R.R. Weichselbaum (eds.): Cancer Medicine; pp. 2028–2068. Lea & Febinger, Philadelphia 1993.
6. Senn, H.J., P. Drings, A. Glaus, W.F. Jungi, R. Sauer, P. Schlag (eds.): Checkliste Onkologie; S. 97–100. Thieme, Stuttgart 1992.

7. Kogel, H., J.F. Vollmar, M. Friese: Transmurale Gefäßinvasion eines Leiomyosarkoms in einen künstlichen Blutleiter. Angio 13 (1991) 183–188.
8. Rosenfeld, J.C., R.P. Savarese, D.A. de Laurentis: Management of extremity ischemia secondary to radiation therapy. J. cardiovasc. Surg. (Torino) 28 (1987) 266–269.
9. Fajardo, L.F., M. Berthrong: Radiation injury in surgical pathology; part I. Amer. J. surg. Path. 5 (1978) 159–199.
10. Lawson, J.A.: Surgical treatment of radiation-induced atherosclerotic disease of the iliac and femoral arteries. J. cardiovasc. Surg. (Torino) 26 (1985) 151–155.
11. Arbeit, J.M., B.S. Hilaris, M.F. Brennan: Wound complications in the multimodality treatment of extremity and superficial truncal sarcomas. J. clin. Oncol. 5 (1987) 480–488.
12. Budd, J.S., J. Brennan, J.D. Beard, H. Warren, P.R. Burton, P.R.F. Bell: Infrainguinal bypass surgery: factors determining late graft patency. Brit. J. Surg. 77 (1990) 1382–1387.
13. Londrey, G.L., D.E. Ramsey, K.J. Hodgson, L.D. Barkmeier, D.S. Sumner: Infrapopliteal bypass for severe ischemia: comparison of autogenous vein, composite, and prosthetic grafts. J. vasc. Surg. 13 (1991) 631–636.
14. Alemany, J., H. Montag: Die Verwendung der Vena femoralis bei femoro-cruralen Rekonstruktionen: Methodik, Indikation, Ergebnisse. In: Zehle, A. (Hrsg.): Der crurale Gefäßverschluß; S. 121–124. Zuckschwerdt, München 1990.
15. Wozniak, G., H. Montag, J. Alemany: The deep veins in arterial reconstruction for limb salvage in patients with multiple occlusions of the femoral and tibioperoneal vessels. Int. J. Angiology 3 (1994) 65–69.
16. Eeles, R.A., P. O'Brien, A. Horwich, M. Brada: Non-Hodgkin's lymphoma presenting with extradural spinal cord compression: functional outcome and survival. Brit. J. Cancer 63 (1991) 126–129.
17. Giardini, R., C. Piccolo, F. Rilke: Primary Non-Hodgkin's lymphomas of the female breast. Cancer 69 (1992) 725–735.
18. Le Beau, M.M.: Chromosomal abnormalities in Non-Hodgkin's lymphoma. Semin. Oncol. 17 (1990) 20–28.
19. Roon, A.J., J.M. Malone, W.S. Moore, B. Bean, G. Campagna: Bacteremic infectability: a function of vascular graft material and design. J. surg. Res. 22 (1977) 489–498.
20. Reilly, L.M., H. Altman, R.J. Lusby: Late results following surgical management of vascular graft infection. J. vasc. Surg. 1 (1984) 36–44.

18 Pulsierende Tumoren des Gesäßes

M. Wojtanowski, A. Dorobisz, D. Patrzalek, J. Garcarek und A. Rucinski

1 Einleitung

Ein pulsierender Tumor der Gesäßregion ist ein äußerst seltenes Vorkommen. Dies kann ein kongenitales Aneurysma oder eine traumatische arterio-venöse Fistel der hypogastrischen und glutealen Arterien oder auch eine pulsierende Metastase sein.

Über drei Patienten wird berichtet. Es handelt sich hierbei einmal um ein Aneurysma einer persistierenden A. ischiadica und zweimal um pulsierende Metastasen eines Klarzellkarzinoms der Niere.

2 Persistierende Arteria ischiadica

Eine persistierende A. ischiadica hat viele Synonyme: u.a. persistierende A. axialis, ischio-poplitealer Truncus – wie es erstmalig von Grenn 1831 berichtet wurde [3]. Die Persistenz des ischiadikalen Anteils der embryonalen dorsalen Axialarterie und die fehlende Entwicklung von Anastomosen mit dem ventralen femoralen Gefäßnetz führen zu dieser Anomalie.

Die A. ischiadica entspringt von der A. iliaca interna und verläßt das Becken durch den unteren Abschnitt des Foramen ischiadicum majus unterhalb des M. piriformis, erreicht die hintere Partie des Oberschenkels und setzt sich als A. poplitea fort.

In 35% der beschriebenen Fälle ist die Arterie aneurysmatisch verändert und imponiert als eine pulsierende Masse im Bereich der Gesäßhälfte. Klinisch kann diese Anomalität mit den Zeichen der Ruptur, der Thrombose mit distaler Embolisation oder als Kompression des Ischiasnervs auftreten [2].

Die Diagnose wird durch **Angiographie** bestätigt.

Das erforderliche therapeutische Vorgehen besteht in der Ausschaltung dieser Arterie und Sicherung der peripheren Durchblutung durch einen iliofemoralen/poplitealen Bypass [1, 4].

3 Pulsierende metastatische Tumoren

Pulsierende metastatische Tumoren sind sehr selten. Nur wenige Neoplasmen führen zu derartigen Metastasen:
– Klarzellkarzinom der Niere,
– Adenokarzinom der Schilddrüse.

Metastasen eines Karzinoms der Niere entwickeln sich lymphatisch oder hämatogen. Eine spontane Rückbildung der Metastasen nach Nephrektomie wurde berichtet, aber dies ist ein sehr seltenes Ereignis.

Bei extrem großen Tumoren kann eine präoperative Embolisation der Nierenarterie durchgeführt werden, um die Tumorgröße zu reduzieren. Isolierte Knochen- oder Weichteilmetastasen können auf lokale Embolisation und Bestrahlung ansprechen.

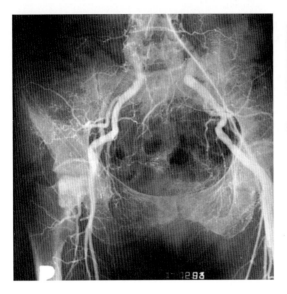

Abb. 18-1 Aneurysma einer persistierenden rechtsseitigen A. ischiadica.

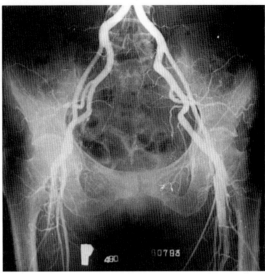

Abb. 18-2 Beidseitige persistierende Aa. ischiadicae.

4 Fallberichte

Patientengeschichte (1. Fall). Eine 63jährige Frau wurde wegen akuter Ischämie des rechten Beines zugewiesen. Ein pulsierender Tumor der rechten Gesäßhälfte bestand.

Die **Angiographie** zeigte Aneurysmen einer persistierenden A. ischiadica rechtsseitig und auf der Gegenseite eine typische A. ischiadica (Abb. 18-1 und 18-2). Aus dem aneurysmatischen Abschnitt war eine periphere Embolie erfolgt.

Die **operative Korrektur** bestand in der Ausschaltung und Exzision der Aneurysmen, Embolektomie der abführenden Arterien und Anlage eines iliako-poplitealen PTFE-Bypass. Die Extremität konnte erhalten werden.

Patientengeschichte (2. und 3. Fall). Zwei männliche Patienten wurden wegen ausgedehnter Tumoren der rechten Niere und pulsierenden Tumors der rechten Gesäßhälfte aufgenommen (42 Jahre und 58 Jahre alt) (Abb. 18-3).

Operatives Vorgehen. Als erster Schritt erfolgte die Embolisation der Nierenarterie sowie der die Metastasen der Gesäßhälfte versorgenden Gefäße mittels Gianturco-Wallace-Spirale. Nach Embolisation sistierte die Pulsation im Bereich der Gesäßhälfte. Unter der Embolisation war keine Schmerzsymptomatik aufgetreten.

Im zweiten therapeutischen Schritt erfolgte die Nephrektomie; die histologische Untersuchung ergab ein Klarzellkarzinom.

Nach sechs Monaten zeigte die **röntgenologische Kontrolle** eine Sklerosierung der metastatischen Tumoren im Bereich der Gesäßhälfte, es fand sich kein Hinweis auf weitere Metastasen (Abb. 18-4).

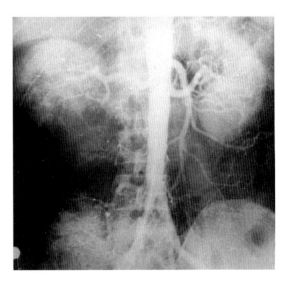

Abb. 18-3 Ausgedehnter rechtsseitiger Nierentumor mit metastatischen Tumoren im Bereich der rechten Gesäßhälfte.

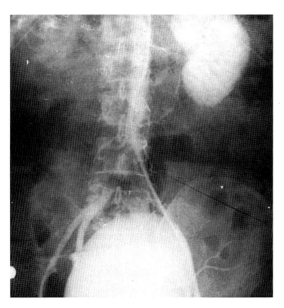

Abb. 18-4 Postoperative Angiographie zeigt eine komplette Embolisation der metastatischen Tumoren.

5 Schlußfolgerung

Die einzige Schlußfolgerung, die hieraus gezogen werden kann, ist die, daß in Fällen eines pulsierenden Tumors der Gesäßhälfte nicht nur echte oder falsche Aneurysmen einer persistierenden A. ischiadica ursächlich verantwortlich sein können, sondern auch pulsierende Metastasen, speziell ausgehend von einem Nierentumor.

Literatur

1. Bower, E.B., S.N. Simullens, W.W. Parke: Clinical aspects of persistent sciatic artery. Report of two cases and review of the literature. Surgery 81 (1877) 588–595.
2. Gasecki, A.P., G.C. Ebers, A.D. Vellet, A. Buckan: Sciatic neuropathy associated with persistent sciatic artery. Arch. Neurol. (Chic.) 49 (1992) 967–968.
3. Green, P.H.: On a variety of the femoral artery. Lancet I (1831) 730–731.
4. Natali, J., P. Jue-Denis, E. Kieffer, J.J. Merland: Trombing buttocks syndrome. J. Mal. Vasc. 14 (1989) 183–189.
5. Noblet, D., T. Gasnu, A. Mikati, A. Watel, H. Waremboure, G. Soots: Persistent sciatic aorty. Case of report anatomy and review of the literatur. Ann. vasc. Surg. 2 (1988) 390–396.

VI
Portsysteme

19 Zentralvenöse Portsysteme
U. Krause, M.K. Walz, H.J. Kock und M. Pietsch

1 Historische Entwicklung............................ 163
2 Heute verfügbare Portsysteme..................... 163
3 Ports für besondere Indikationen................. 165
   3.1 Pädiatrische Ports............................. 165
   3.2 Doppelkammer-Ports........................... 165
   3.3 Periphere Ports................................. 165
4 Implantationstechnik................................ 165
5 Maßnahmen zu Gebrauch und Pflege
   des Portsystems.................................... 167
6 Eigene Erfahrungen................................. 167
7 Diskussion.. 169
8 Therapie von Komplikationen..................... 170
   8.1 Infektionen..................................... 170
   8.2 Thrombosen.................................... 170
   8.3 Katheterbrüche................................. 170
9 Zusammenfassung.................................. 171
   Literatur.. 171

20 Der venöse Port in der Kinderonkologie
J. Jakschik, G. Aydemir und U. Kania

1 Portsysteme... 173
2 Indikationen.. 174
3 Zugangswege....................................... 174
4 Implantationstechnik................................ 175
   4.1 Seldinger-Methode............................. 175
   4.2 Chirurgische Freilegung........................ 175
5 Katheterpflege...................................... 176
6 Komplikationen..................................... 176
7 Eigene Erfahrungen und Ergebnisse................ 178
   Literatur.. 178

21 Wertigkeit der Angiographie vor Gastroduodenalis-Port-Implantation
A. Scholz, P. Schubeus, H. Keck, R. Langer und R. Felix

1	Einleitung	179
2	Angiographietechnik	179
3	Angiographisch nachweisbare Varianten der Leberversorgung	180
3.1	Normalverlauf	180
3.2	Abgang der A. hepatica communis aus der A. mesenterica superior	180
3.3	Abgang der A. hepatica dextra aus der A. mesenterica superior	180
3.4	Akzessorische Versorgung des rechten Leberlappens über die A. mesenterica superior	181
3.5	Versorgung des linken Leberlappens über die A. gastrica sinistra	181
3.6	Stenose des Truncus coeliacus	182
4	Rolle der Angiographie nach Port-Implantation	182
	Literatur	183

22 Palliative regionale Chemotherapie fortgeschrittener Kopf-Hals-Tumoren: Klinische Erfahrungen mit einem implantierbaren Portsystem
A. Eckardt, A. Kelber und H. Schierle

1	Einleitung	185
2	Spezifische Aspekte der intraarteriellen Chemotherapie	186
3	Material und Methode	187
4	Ergebnisse	189
5	Diskussion	190
	Literatur	191

19 Zentralvenöse Portsysteme

U. Krause, M. K. Walz, H. J. Kock und M. Pietsch

1 Historische Entwicklung

Patienten, die einer zytostatischen Chemotherapie bedürfen, benötigen einen dauerhaften, sicheren und komplikationsarmen Gefäßzugang. Viele hochwirksame Zytostatika können aufgrund der lokalen Toxizität, die zu Phlebitis und Sklerose führt, nicht über periphere Venen gegeben werden.

Deshalb wurden in den 70er Jahren zunächst von Broviac und dann von Hickman spezielle Kathetersysteme für die Langzeittherapie entwickelt [4, 9]. Das Kathetermaterial ist Silikon, da dieses elastisch, haltbar und intrakorporal sehr inert ist. Eine subkutan liegende Dacron-Manschette schützt vor bakterieller Infektion von außen. Der externe Teil des Katheters stellt jedoch trotz der schützenden Dacron-Muffe eine ständige Infektionsgefahr dar. Daneben beeinträchtigt der durch die Haut ausgeleitete Katheter den Patienten kosmetisch und behindert die normale körperliche Aktivität.

1982 wurden deshalb zuerst von E. Tucker in den USA voll implantierbare zentralvenöse Kathetersysteme entwickelt, die sich sehr schnell praktisch bewährt haben und infolgedessen aus der heutigen Chemotherapie bei Tumorpatienten nicht mehr wegzudenken sind [1, 3, 7, 8, 12, 17, 19, 20]. In den letzten Jahren wurde die Indikation auch auf AIDS-Kranke ausgeweitet [18].

Portsysteme bestehen aus einem zentralvenösen Katheter (am häufigsten aus Silikon) und aus einer subkutan zu plazierenden Injektionskammer (aus Titan oder Kunststoff). Der große Vorteil der Systeme gegenüber anderen zentralvenösen Kathetern besteht darin, daß der Patient bei Nichtgebrauch durch das System überhaupt nicht belästigt ist und in seiner körperlichen Aktivität nicht eingeschränkt wird.

2 Heute verfügbare Portsysteme

Der älteste und aufgrund dessen weltweit am meisten verbreitete Port ist der Port-a-Cath der Firma Pharmacia in Schweden [7, 8, 12]. Dieser Port wurde Vorbild für zahlreiche Nachbauten. Er besteht aus einer Metallkammer (früher Stahl, später Titan) mit eingepreßter Silikonmembran und Tastring an der Oberfläche, einer Bodenplatte mit Befestigungslöchern für die Fixierung sowie einem Stutzen zur Konnektion des Katheters (s. Abb. 19-2). Der Port wird verbunden mit einem Silikonkatheter mit 1 mm Innen- und 2,8 mm Außendurchmesser.

Charakteristika von Portkammern. Auf dem Markt befinden sich heute Kunststoff- und Metallports, letztere durchweg aus Titan. Die bei der Auswahl eines Portsystems wichtigen Eigenschaften sind in der Tabelle 19-1 zusammengefaßt.

Für **Titan-Ports** sprechen die in zahlreichen Studien dokumentierte langfristige Haltbarkeit [1, 3, 8, 12] sowie die sichere Punktierbarkeit durch den charakteristischen Widerstand der Metallbodenplatte bei Auftreffen der Huber-Nadel. Ein theoretischer Vorteil ist die größere Beständigkeit gegen Kratzspuren durch die Punktionsnadeln an der Bodenplatte, was sich in einer niedrigeren bakteriellen Infektionsrate niederschlagen soll. Dieser Vorteil ist aber durch klinische Studien nicht belegt.

Für **Kunststoffgehäuse** sprechen das niedrigere Gewicht und vor allem diagnostische Aspekte, da keine Artefakte bei der Computertomographie bzw. der Kernspintomographie zu befürchten sind.

Die Kosten sind bei den aktuellen Modellen recht unterschiedlich mit leichten Vorteilen für

Tab. 19-1 Anforderungsprofil an ein Portsystem für die Auswahl des Modells (essentielle Charakteristika).

Eigenschaft:	Bewertung:
• Material des Ports: Metall/Kunststoff	• Metall: Haltbarkeit, Sicherheit der Punktion; Kunststoff: Gewicht, fehlende Artefakte (CT).
• Kathetermaterial: Silikon/Polyurethan (PU)	• Silikon: Gewebeverträglichkeit, Elastizität; PU: geringere Wandstärke, höhere Steifigkeit.
• Katheterkonnektion an den Port	• Konnektierbare Katheter von den meisten Chirurgen bevorzugt; Mechanismus: einfach, und sicher.
• Portmembran: Durchmesser/Dicke/Fixierung	• 7–8 mm Dicke zur Fixierung der Nadel empfehlenswert; ein großes Septum ist leichter zu punktieren.

Kunststoff-Ports. Ein Preisvergleich kann sehr lohnend sein.

Beim Design der **Portkammer** ist auf einen möglichst großen Durchmesser der Membran zu achten sowie auf einen tastbaren Außenrand, der eine perkutane sichere Identifizierung der Portmembran erlaubt.

Bei der **Membran** ist auf eine möglichst große Dicke zu achten, die bei normalen Ports für Erwachsene 8 mm beträgt. Hierdurch werden eine sichere Fixierung der Nadel gewährleistet und seitliche Relativbewegungen vermindert. Dies schützt vor Hautnekrosen entlang dem Stichkanal und senkt das Infektionsrisiko. Die Dicke der Portmembran plus die Höhe der darunterliegenden Kammer erfordern eine minimale Bauhöhe der Portkammer, die bei den heute auf dem Markt befindlichen Modellen zwischen 11–14 mm liegt.

Bei den anfänglich angebotenen Kunststoff-Ports war die Fixation der Silikonmembran im Gehäuse unsicher, so daß es zu Membranluxationen kam. Diese Komplikation wird bei heutigen Kunststoff-Ports nicht mehr beobachtet [20].

Charakteristika der Katheter. Standard sind Silikonkatheter wegen ihrer günstigen Elastizitäts- und Oberflächeneigenschaften. Silikon wurde aus der Erfahrung mit Hickman- und Broviac-Kathetern übernommen, da langfristige gut dokumentierte Erfahrungen vorlagen [4, 9, 17]. Daß die Thrombose- und Infektrate bei Langzeitgebrauch niedriger ist als bei Polyurethan-Kathetern (PU) ist allerdings durch keine Studie nachgewiesen. Ein praktischer Nachteil des Silikons ist die für die gleiche Festigkeit wie bei PU erforderliche größere Wandstärke. Zur Zeit kommen deshalb verstärkt PU-Katheter als Alternative auf den Markt. Ein Vorteil liegt in der höheren Steifigkeit des Polyurethans, so daß es seltener zu sekundären Katheterdislokationen kommt. Ein Nachteil der PU-Katheter ist ihre höhere Neigung zu Knickbildungen im extravasalen subkutanen Verlauf. Im eigenen Krankengut haben wir deshalb PU-Katheter nach kurzer Zeit wieder verlassen.

Ein weniger wichtiger Punkt bei der Auswahl des Katheters sind von außen aufgebrachte Zentimeter-Markierungen, die dem Chirurgen die Implantation erleichtern. Diese sind bei PU-Kathetern Standard, während sie bei Silikonkathetern nur von einigen Herstellern angeboten werden.

Katheterkonnektion. Für die sichere Katheterkonnektion an den Port werden zahlreiche verschiedene Systeme angeboten. Feste Verbindungen an den Port werden praktisch nicht mehr benutzt, da die intravasale Katheterlänge vor der Katheterplazierung bestimmt werden muß und eine nachträgliche Korrektur nicht möglich ist. Zudem muß bei solchen Systemen die Katheterspitze intraoperativ abgeschnitten werden, wovon wegen der entstehenden Rauhigkeit der Oberfläche an der Schnittfläche abgeraten wird. Diese kann Ausgangspunkt für Thrombosen und bakterielle Besiedlung sein.

Gängige Systeme zur Konnektion bestehen aus Muffen, die mit dem Katheter über den Stutzen des Ports geschoben werden und hier entweder mit Halteringen oder mit Faden fixiert werden. Unterschiede bestehen hier hauptsächlich in der Einfachheit und Sicherheit der Handhabung für den implantierenden Chirurgen. Dekonnektionen vom Port sind eine Seltenheit (s. Abschnitt 6 und Tab. 19-2).

Tab. 19-2 Übersicht über das eigene Patientengut von 1985–1992.
967 Patienten wurden mit Ports versorgt (96% für eine zytostatische Chemotherapie).

Patientencharakteristika (n = 967):
- Frauen = 494
  51 Jahre
- Männer = 473
  47 Jahre   (mittl. Alter)

Indikation zur Port-Implantation:
- Chemotherapie   n = 928   (96,0 %)
    vor Port   n = 346
    nach Port   n = 582
- parenterale Ernährung   n = 19   (2,0 %)
- Transfusion   n =   4   (0,4 %)
- Schmerztherapie   n =   6   (0,6 %)

3 Ports für besondere Indikationen

3.1 Pädiatrische Ports

Bezüglich besonderer Anforderungen an Ports in der Kinderonkologie verweisen wir auf Kapitel 20 (Jakschik et al.). Wir selbst haben gute Erfahrungen mit Erwachsenen-Ports auch bei Kindern bis zu 18 Monaten gemacht [5].

3.2 Doppelkammer-Ports

Für die gleichzeitige Infusion von miteinander nicht kompatiblen Lösungen werden von einigen Herstellern Doppelkammer-Ports mit Doppellumen-Kathetern angeboten. Wir verwenden diese bei besonderen Indikationen, z.B. bei gleichzeitig notwendiger intravenöser Schmerztherapie über eine externe Pumpe und parenteraler Ernährung oder zytostatischer Chemotherapie.

3.3 Periphere Ports

Seit 1990 werden von der Firma Pharmacia Miniportsysteme für die Verwendung mit peripheren Kathetern angeboten. Diese bestehen aus einer miniaturisierten Portkammer plus einem PU-Katheter. Die Ports werden in der Fossa cubitalis implantiert, und die Kathetereinlage erfolgt durch Venotomie über die V. basilica. Die Miniports haben den Nachteil einer höheren Thromboserate aufgrund des langen intravasalen Katheterverlaufs in englumigen Venen [2, 16]. Wir implantieren diese Systeme nur ausnahmsweise, wenn die Thoraxwand für eine Implantation nicht zur Verfügung steht, z.B. bei ausgedehnter kutaner Metastasierung.

4 Implantationstechnik

Die meisten Chirurgen bevorzugen den Zugang über die V. cephalica in der Mohrenheimschen Grube wie bei der Schrittmacherimplantation (s. Abb. 19-1). Dieser Zugang war in unserem Patientengut in 86% möglich. Gegenüber der Punktionstechnik hat die Venotomie den Vorteil, daß Pneumothoraces und ein Kompressionssyndrom des Katheters zwischen erster Rippe und Clavicula so gut wie ausgeschlossen sind (s. Abschnitt 8).

Ein weiteres Argument für den chirurgischen Zugang sind die geringeren Kosten durch Einsparen des Einmalpunktionssystems. Ist bei einem Patienten die V. cephalica für die Kathetereinlage nicht geeignet, so punktieren wir die V. subclavia. Gelingt die Kathetereinlage auf diesem Weg nicht, kann alternativ auch die V. jugularis interna punktiert werden. Der letzte Ausweg sollte die operative Freilegung der V. jugularis interna sein.

Vorgehen. Die Katheterimplantation erfolgt in der Regel in Lokalanästhesie. Ausgenommen sind nur Kinder und voroperierte Patienten, bei denen von vornherein mit einem atypischen Zugang gerechnet werden muß. Die Lage der Katheterspitze in Projektion auf die V. cava superior wird intraoperativ mit Röntgendurchleuchtung kontrolliert.

19 Zentralvenöse Portsysteme

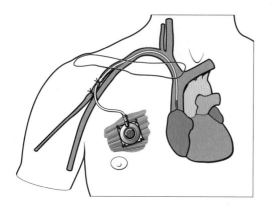

Abb. 19-1 Schema der gebräuchlichsten Implantationstechnik venöser Portsysteme über die V. cephalica.
Der Port wird subkutan auf der Thoraxwand fixiert – am besten über einer Rippe als Widerlager.

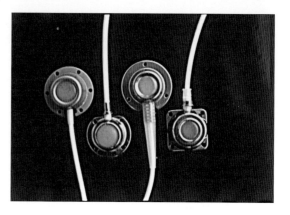

Abb. 19-2 Die im eigenen Patientengut verwendeten Portsysteme (v. links n. rechts): Strato®, Therex®, Innovent®, Pharmacia®. Alle Ports bestehen aus Titan, die Katheter aus Silikon.

Die Porttasche wird auf der Faszie des M. pectoralis in Höhe der 2. Rippe in der Medioklavikularlinie geschaffen. Die Positionierung über einer Rippe ist wesentlich, da letztere ein Widerlager bei der Punktion bietet. Die relativ mediale Position soll gewählt werden, da hier bei den meisten Patienten die subkutane Fettgewebsschicht wenig ausgeprägt ist und dadurch die Punktion erleichtert wird. Bei adipösen Patienten kann die Fettgewebsschicht operativ ausgedünnt werden. Katheter- und Port-Implantation können über separate Hautschnitte erfolgen, wir selbst bevorzugen aus kosmetischen Gründen **eine** Hautinzision (Abb. 19-1). Der Katheter wird an den Port konnektiert unter Bildung einer kleinen, subkutanen Schleife, so daß ein Zug auf den Konnektionsmechanismus, z.B. bei Elevation des Armes, nicht auftritt. Prinzipiell soll aber der subkutane Weg des Katheters so kurz wie möglich gehalten werden, um Abknickungen und Thrombosen vorzubeugen. Es wird empfohlen, die Portkammer an der Faszie des M. pectoralis mit zwei Nähten zu fixieren. Vor Abschluß der Implantation erfolgt die perkutane Punktion des Ports und die Überprüfung auf Rückläufigkeit. Danach werden Port und Kathetersystem mit Heparinlösung in einer Konzentration von 1000 I.E. Heparin auf 10 ml NaCl-Lösung gefüllt, um eine Katheterthrombose zu verhindern (sog. Heparin-Lock). Die verwendeten Portsysteme aus dem eigenen Krankengut sind in Abbildung 19-2 dargestellt.

Ob eine perioperative Antibiotikaprophylaxe notwendig ist, wird uneinheitlich beurteilt [6, 8,

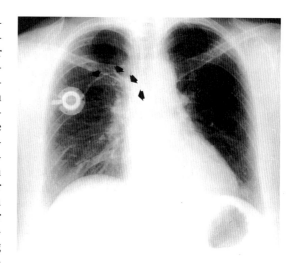

Abb. 19-3 Postoperative Thoraxübersichtsaufnahme.
Korrekte Port- und Katheterlage.

12]. Die primäre Wundinfektrate bei Port-Implantationen ist nach unserer Erfahrung so niedrig, daß wir auf eine generelle Prophylaxe verzichten.

Die erforderliche Operationszeit bei Venae-sectio-Technik liegt zwischen 30–40 Minuten. Natürlich ist die Operationszeit auch von der Erfahrung des Operateurs abhängig. Die Port-Implantation kann bei Nichtrisiko-Patienten (keine Gerinnungsstörung, keine Leukopenie, keine schweren Begleiterkrankungen) vorzugsweise ambulant durchgeführt werden.

Nach der Implantation wird die Anfertigung einer Thoraxübersichtsaufnahme zur Dokumentation der korrekten Katheterlage und zum Ausschluß eines Pneumothorax empfohlen (Abb. 19-3).

5 Maßnahmen zu Gebrauch und Pflege des Portsystems

Prinzipiell kann das Portsystem sofort nach Implantation benutzt werden. Bei elektiver Situation sollte die Wundheilung abgewartet werden.

Für die **perkutane Punktion der Ports** sind ausschließlich Spezialnadeln mit seitlichem Anschliff geeignet, sog. Huber-Nadeln. Diese sollen durch ihren fehlenden Stanzeffekt eine Verletzung der Portmembran verhindern und auf diese Weise die Dichtigkeit des Systems im Langzeitverlauf sicherstellen. Obwohl experimentell auch mit diesen Nadeln Stanzeffekte nachgewiesen wurden, scheinen diese in der Praxis keine Rolle zu spielen.

Von den meisten Herstellern werden mindestens 2000 Punktionen der Membranen garantiert. Diese Zahl wird in der Praxis kaum jemals erreicht. Die Huber-Nadeln stehen in verschiedenen Längen, in gerader sowie gewinkelter Ausführung zur Verfügung. Für Dauerinfusionen gibt es Nadeln mit fest konnektierten Infusionsleitungen sowie integriertem Dreiwegehahn und Befestigungsmechanismus für die Fixation an der Haut. Gängige Nadelgrößen sind 22 bzw. 20 G. Die meisten Huber-Nadeln sind entgegen der Herstellerempfehlung resterilisierbar und mehrmals verwendbar, solange an der Nadelspitze keine Abknickungen vorliegen.

Bei jeder Punktion des Ports ist eine sorgfältige Hautdesinfektion mit einer alkoholischen Desinfektionslösung mit 30 Sekunden Einwirkzeit notwendig. Die Punktion darf nur mit sterilen Handschuhen erfolgen.

Die Portmembran wird durch Palpation lokalisiert, wobei der bei den meisten Fabrikaten vorhandene Ring eine wertvolle Hilfe darstellt. Beim Durchstechen der Silikonmembran ist ein charakteristischer Widerstand tastbar; beim Auftreffen auf die Portbodenplatte trifft man bei Titanports auf einen metallischen Widerstand. Bei korrekter Nadellage sollten Blutaspiration und die widerstandsarme Injektion einer Spüllösung möglich sein.

Zur Vermeidung eines unphysiologisch hohen Drucks, der zu Katheterrupturen führen könnte, wird von den Herstellern die Verwendung von 10-ml-Spritzen (oder größer) empfohlen. Für Dauerinfusionen sollte die Einstichstelle mit einer antiseptischen Salbe bzw. mit einer entsprechend getränkten Kompresse geschützt und die Nadel mit einem geeigneten sterilen Verband auf der Haut fixiert werden. Für diesen Zweck haben sich die o.g. integrierten Infusionssysteme bewährt.

Die **Liegedauer der Nadeln** sollte so kurz wie möglich sein, um Infektionen zu verhindern. In vielen Kliniken werden aber für gängige Therapieschemata die Nadeln 5 Tage lang belassen, unter entsprechenden antiseptischen Kautelen. Nach jeder Benutzung soll das Portsystem wie bei der Implantation mit verdünnter Heparinlösung gefüllt werden.

Diese Forderung gilt insbesondere für **Blutabnahmen**. Da der wesentliche Vorteil eines zentralvenösen Portsystems für den Patienten darin besteht, daß die Suche und ggf. mehrfache Punktion von peripheren Venen entfällt, ist es üblich, daß Blutentnahmen ebenfalls über das Portsystem erfolgen. Dagegen ist nichts einzuwenden, solange die Spülvorgänge korrekt eingehalten werden. Nach Beendigung der Blutentnahme soll mit etwa 20 ml physiologischer Kochsalzlösung nachgespült und dann mit verdünnter Heparinlösung von mindestens 5 ml ein Heparin-„Lock" gesetzt werden.

Bei Nichtgebrauch des Systems wird eine routinemäßige Durchspülung mit Heparinlösung alle 4 Wochen empfohlen. Nach Beendigung einer zytostatischen Chemotherapie sollte auch bei unkompliziertem Verlauf das Portsystem entfernt werden, da in einer Frequenz um 2% periphere und zentrale Venenthrombosen auftreten können (s. Abschnitt 6 bzw. 7).

6 Eigene Erfahrungen

Von 1985 bis 1992 wurden an unserer Klinik 967 zentralvenöse Portsysteme bei Erwachsenen implantiert. Eine Übersicht über das Patientengut und die Indikation werden aus Tabelle 19-2 ersichtlich. In 96% der Fälle wurden die Ports für die wiederholte zytostatische Chemotherapie implantiert. In etwa 30% erfolgte die Port-Implantation nach Beginn der Chemotherapie, da keine peripheren Venen mehr zur Verfügung standen. Bei den übrigen Patienten wurde der Port primär implantiert, um periphere Venen zu schonen oder wegen der lokalen Toxizität der zu verabreichenden Substanzen.

Aufgrund sehr positiver Erfahrungen bei Patienten und bei den behandelnden Ärzten stieg die Implantationsfrequenz von etwa 50 im Jahr (1987) auf mehr als 250 pro Jahr (1992) an. Bis Ende 1990 verwendeten wir ausschließlich Port-a-Cath-Systeme (Pharmacia). Danach kamen verschiedene Systeme zum Einsatz (s. Abb. 19-2). Hierfür waren hauptsächlich Kostengründe maßgeblich. Von dem Prinzip – Verwendung eines Titan-Ports mit einem Silikonkatheter – sind wir bis auf wenige Ausnahmen nicht abgewichen. Seit Anfang 1992 verwenden wir den „Titacath" der Firma Innovent.

Die **Implantation** erfolgte in 86% über Venotomie der V. cephalica wie im Abschnitt 4 dargestellt. An der Implantation waren insgesamt 33 Operateure beteiligt. Durch die Operationsfrequenz (im Mittel eine Implantation pro Tag) war es im praktischen Klinikbetrieb nicht möglich, aber auch nicht notwendig, die Implantation auf wenige Operateure zu beschränken.

1993 führten wir eine **retrospektive Analyse** unseres gesamten Krankengutes durch, wobei zunächst chirurgische Komplikationen erfaßt wurden, die zur Revision führten. Die Komplikationsrate ist in Tabelle 19-3 und 19-4 aufgelistet. 841 Systeme von 967 blieben währen des Gesamtverlaufs ohne Komplikation (87%).

Die häufigste **Komplikation** war die Infektion entweder der Porttasche oder des Katheters in 39 Fällen (4%). Als zweithäufigstes Ereignis waren Thrombosen des Katheters oder des zuführenden Venensystems zu verzeichnen (n = 21 oder 2,2%).

Eine nicht seltene Störung im Verlauf war die **Katheterfehllage** in 23 Fällen (2,3%). Diese Komplikation erforderte immer die chirurgische Korrektur. Auf die Vermeidbarkeit durch Verwendung eines anderen Kathetermaterials wurde in Abschnitt 2 eingegangen. Alle anderen Komplikationen lagen in ihrer Häufigkeit unter 1%.

Schwerwiegendste Komplikation waren acht V.-subclavia- bzw. V.-axillaris-Thrombosen und je eine V.-jugularis-interna- und V.-cava-superior-Thrombose. Eine Lungenembolie haben wir in keinem Fall beobachtet.

Tab. 19-3 Beobachtete Komplikationen im eigenen Krankengut, die zur operativen Revision bzw. Explantation oder zu Systemwechsel gezwungen haben.

• ohne Komplikationen	n = 841	(87,0 %)
• Infektionen	n = 39	(4,0 %)
• Thrombosen	n = 21	(2,2 %)
- Katheter	n = 10	
- V. subclavia	n = 7	
- V. jugularis ext.	n = 1	
- V. jugularis int.	n = 1	
- V. cava sup.	n = 1	
- V. axillaris	n = 1	

Tab. 19-4 Seltene Komplikationen im eigenen Krankengut, die zur operativen Revision bzw. Explantation oder zu Systemwechsel gezwungen haben.

• Katheterfehllage	n = 23	(2,3 %)
• Funktionsstörungen	n = 5	(0,5 %)
• Nachblutung	n = 4	(0,4 %)
• Hautdrucknekrose	n = 4	(0,4 %)
• Katheterbruch	n = 2	(0,2 %)
• Katheterdekonnektion	n = 2	(0,2 %)
• Pneumothorax	n = 1	(0,1 %)

Tab. 19-5 Retrospektive Studien mit großen Patientenzahlen (Literaturübersicht und eigene Beobachtung).
Angegeben sind mittlere Funktionszeiten (Tage) und Komplikationen (Infekte und Thrombosen) als Ereignisse pro 100 Patiententage.

Autor:	Jahr:	Patientenzahl: (n)	Funktionszeit: (Tage)	Komplikationsrate: (n/100 Tage)
• Laffer	1989	205	430	0,04
• Harvey	1989	191	330	0,07
• Barrios	1992	218	271	0,03
• Torramade	1992	217	n.a.	0,08
• eigene Angaben	1993	417	298	0,05

Für die Untergruppe der bis einschließlich 1990 operierten Patienten (n= 417) haben wir anhand der Krankenakten den Verlauf bis Therapieende oder bis zum Tode des Patienten retrospektiv erfaßt. In diesem Patientengut ergab sich eine mittlere Funktionszeit der Ports von 298 Tagen (Bereich von 2 bis 1563).

Die Komplikationsrate lag mit insgesamt 11%, davon 4% Infektionen und 2% Thrombosen, nicht signifikant unterschiedlich zum Gesamtkrankengut. Für diese 417 komplett dokumentierten Patienten ergeben sich 124266 Patiententage und eine Komplikationsrate von 0,05 Ereignissen auf 100 Benutzungstage (s. Tab. 19-5). Bei der Analyse von Risikofaktoren fanden wir als wesentlichen Unterschied eine signifikant höhere Komplikationsrate bei den Patienten mit hämatologischen Systemerkrankungen gegenüber den Patienten mit soliden Tumoren (0,07 Ereignisse pro 100 Tage gegenüber 0,033 pro 100 Tage). Dieser Befund läßt darauf schließen, daß portassoziierte Spätkomplikationen durch die reduzierte Immunabwehr entweder aufgrund fortgeschrittener Grundkrankheit oder aufgrund aggressiverer Therapieschemata bedingt sind.

7 Diskussion

Die meisten klinischen Studien über Portsysteme beziehen sich aus historischen Gründen auf den ersten auf dem Markt befindlichen Port, den Port-a-Cath [1, 3, 6, 7, 8, 12, 14]. Aber auch mit Kunststoff-Ports wurden ähnlich gute Ergebnisse erzielt [20].

Funktionszeiten und Komplikationsraten aus größeren retrospektiven Studien der letzten 4 Jahre sind in Tabelle 19-5 zusammengefaßt. Bei allen Autoren gemeinsam finden sich Funktionszeiten zwischen 270 und 400 Tagen. Maximale Gebrauchszeiten von 1400 und mehr Tagen (entsprechend 4 Jahren) sind beschrieben [1, 19].

Die **Komplikationsrate** von Portsystemen liegt in der Literatur zwischen 10–15%, bezogen auf die Absolutzahlen der implantierten Systeme [1, 3, 6, 8, 12, 19]. Da die Funktionsdauer sehr unterschiedlich sein kann – insbesondere im Vergleich zu anderen zentralen Kathetersystemen –, werden in der Literatur im allgemeinen Komplikationen pro Benutzungstage angegeben. Bezogen auf jeweils 100 Benutzungstage (Patiententage) finden sich in größeren Studien Werte zwischen 0,03 und 0,08 (Tab. 19-5). Die von uns in der ersten Serie von 417 Patienten beobachtete Komplikationsrate liegt mit 0,05 im unteren Bereich. Die Komplikation entfallen je etwa zur Hälfte auf Thrombosen und zur anderen Hälfte auf Infektionen, mit geringer Schwankungsbreite [19].

Legt man die statistische Darstellung bezogen auf Patiententage zugrunde, so ergeben sich im Vergleich zu Hickman- und Broviac-Kathetern deutlich geringere Komplikationsraten. Diese liegen für Ports um den Faktor 5 bis 10 niedriger [6, 19]. Im Widerspruch dazu stehen zwei prospektiv randomisierte Studien, die die beiden verschiedenen Kathetersysteme verglichen haben. In diesen konnte ein Vorteil für die Portkatheter statistisch nicht gesichert werden [13, 14]. Allerdings handelt es sich bei einer Studie um Untersuchungen bei Kindern [13]; in der anderen Studie ist die Patientenzahl sehr klein mit insgesamt 100, so daß vorhandene Unterschiede möglicherweise statistisch nicht erfaßbar waren [14].

Für die klinische Anwendung ist die Diskussion über die geringere Komplikationsrate allerdings müßig, da beide möglichen Alternativen verschiedene Indikationen besitzen. Während Broviac- und Hickman-Katheter hauptsächlich für die Knochenmarktransplantation und für parenterale Dauerernährung verwendet werden, haben total implantierbare Portsysteme heute ihre unbestrittene Indikation bei der intermittierenden zytostatischen Chemotherapie [6, 17, 19].

8 Therapie von Komplikationen

8.1 Infektionen

Bei portassoziierten Infektionen muß zwischen Infektionen der Porttasche, des Kathetertunnels und der Katheterspitze unterschieden werden. Erstere sind klinisch durch lokale Entzündungszeichen mit oder ohne Allgemeinreaktion leicht zu diagnostizieren.

Die Katheterspitzeninfektion ist eine Ausschlußdiagnose, die nur bei entsprechender Klinik und Nachweis von Bakterien in der Blutkultur, die über den Portkatheter entnommen wurde, gestellt werden kann bzw. nach Explantation des Katheters durch den Nachweis einer Keimbesiedlung der Katheterspitze nachzuweisen ist. Klinisch ist der umgehende Fieberabfall nach Entfernung des Katheters beweisend.

In der Praxis führt die schwierige Differentialdiagnose bei katheterassoziierten Infekten dazu, daß in nicht geringer Zahl Katheter auf Verdacht entfernt werden müssen [7, 17].

Kathetertunnel- und Porttaschen-Infektionen können in Abhängigkeit von der Abwehrlage des Patienten konservativ behandelt werden, d.h. lokale antiseptische Behandlung und systemische Antibiotikatherapie (am besten gezielt nach Erregerbestimmung). Führt dies innerhalb weniger Tage nicht zur Besserung, dann bleibt nur die Port-Explantation mit nachfolgender offener Wundbehandlung. Ein neues Portsystem an anderer Stelle darf selbstverständlich erst nach Abklingen aller Entzündungszeichen sekundär implantiert werden.

Auch eine Katheterinfektion ohne Porttaschen-Infektion kann versuchsweise systemisch antibiotisch behandelt werden (am besten durch Infusion des Antibiotikums über das Portsystem). Voraussetzungen sind die Erregerisolierung und die Möglichkeit einer gezielten antibiotischen Therapie [17]. Ein zweiter oder dritter Erhaltungsversuch nach Wiederauftreten von Infektionszeichen ist u.E. nicht gerechtfertigt. Der Katheter sollte dann entfernt werden, da die Aussicht auf dauerhafte Infektionsbeherrschung gering ist [19].

8.2 Thrombosen

Katheterassoziierte Thrombosen werden nach ihrem Schweregrad klassifiziert: kleinere Katheterspitzenthrombosen („Sleeve-Thrombosis") und größere Thrombosen, die die zuführenden Gefäße betreffen, also V. subclavia, V. jugularis interna bis zur V. cava superior [10]. Die Inzidenz von kleinen Katheterspitzenthrombosen ist wahrscheinlich viel höher, als in klinischen Studien zu erfassen. Die Symptomatik besteht in der nicht mehr möglichen Aspiration von Blut aus dem Portsystem, während die Infusion noch problemlos möglich ist. Diagnostisch ist eine Katheterspitzenthrombose einfach durch Kontrastmittelgabe über das Portsystem nachweisbar.

Therapeutisch kann die lokale Lyse mit Urokinase versucht werden. Ein Fortschreiten der Thrombose und insbesondere embolische Ereignisse sind nach unseren Erfahrungen nicht zu befürchten. Auch erscheint uns eine systemische Heparintherapie nicht gerechtfertigt.

Subklavia- und Jugularvenenthrombosen fallen klinisch durch entsprechende Schwellung des rechten Armes bzw. der Halsseite und durch Ausprägung eines Kollateralkreislaufs auf. Die Diagnostik erfolgt am besten durch Kontrastmittelgabe über den Portkatheter, der in den meisten Fällen noch durchgängig ist. In der Literatur wird therapeutisch die Heparin-Infusion über den Port empfohlen [15]. Die Prognose für Subklavia- und Axillarvenenthrombosen ist gut, da es entweder zur Rekanalisierung oder zur Ausbildung eines suffizienten Kollateralkreislaufs kommt. Das Portsystem braucht auch nach eigener Erfahrung nicht entfernt werden. Lungenembolien, ausgehend von solchen Thrombosen, sind eine Rarität [17].

8.3 Katheterbrüche

Obwohl Silikonkatheter sehr druckbeständig und haltbar sind, kommt es gelegentlich zum Ermüdungsbruch. Die Prädilektionsstelle liegt zwischen Clavicula und 1. Rippe. Hier kann es durch Bewegungen im Schultergürtel (insbesondere bei starker körperlicher Aktivität) zu Wechseldruckbelastung kommen, der das Silikonma-

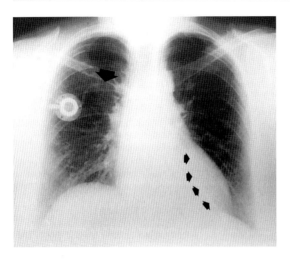

Abb. 19-4 Gleicher Patient wie in Abbildung 19-3. Katheterbruch in Projektion auf die Clavicula (Pfeil) mit Embolisation des peripheren Fragments in die linke A. pulmonalis (Pfeile).

terial auf Dauer nicht gewachsen ist (Abb. 19-4). Katheterkonfigurationen, die zu dieser Komplikation prädisponieren, sind im Röntgenbild leicht zu erkennen und werden in der englischsprachigen Literatur als „Pinch-off-sign" bezeichnet [11]. Darunter versteht man eine in der Thoraxübersichtsaufnahme sichtbare Abknickung des Katheters in Projektion auf die 1. Rippe.

Intravasal fragmentierte Katheterenden embolisieren in aller Regel in die Lungenstrombahn (s. Abb. 19-4). Auch bei Symptomlosigkeit sollen diese Katheterenden entfernt werden; dies ist transfemoral in Lokalanästhesie mit speziellen Extraktionskathetern möglich [11].

9 Zusammenfassung

Vollimplantierbare zentralvenöse Portkathetersysteme haben sich in der Onkologie seit über 10 Jahren aufgrund der einfachen, sicheren und ambulant durchzuführenden Implantationstechnik, der günstigen Langzeitergebnisse und der großen Patientenakzeptanz bewährt. Für einen erfolgreichen Umgang und eine niedrige Komplikationsrate sind wesentlich: die richtige Auswahl des Portsystems, eine standardisierte Implantationstechnik und insbesondere der korrekte Umgang und die Pflege des Portsystems im Langzeitverlauf.

Auch wenn der wissenschaftliche Beweis durch prospektive Studien aussteht, dürfen Portsysteme als komplikationsärmer gelten als die älteren perkutan ausgeleiteten zentralen Venenkathetersysteme.

Literatur

1. Barrios, Ch., J.E. Zuke, B. Blaes, J.D. Hirsch, A.P. Lyss: Evaluation of an implantable venous access system in a general oncology population. Oncology 49 (1992) 474–478.
2. Berdel, W.E., K. Ridwelski, A. Korfel, M. Matthias, B.M. Harnoss, J. Boese-Landgraf, E. May, E. Thiel: A venous access mini-port implanted on the proximal forearm, on the distal upper arm or on the chest wall. Onkologie 16 (1993) 454–460.
3. Brothers, T.E., L. von Moll, J. Niederhuber, J. Roberts, S. Walker, W.D. Ensminger: Experience with subcutaneous infusion ports in threehundred patients. Surg. Gynec. Obstet. 166 (1988) 295–298.
4. Broviac, J., J. Cole, B. Scribner: A silicone rubber atrial catheter for prolonged parenteral alimentation. Surg. Gynec. Obstet. 136 (1973) 602–606.
5. Erhard, J., R. Lange, P. Kremens, U. Krause, F.W. Eigler: Modifizierte Implantationstechnik von Port-a-Cath-Systemen. Med. Klin. 86 (1991) 512–514.
6. Guenier, C., J. Ferreira, J.C. Pector: Prolonged venous access in cancer patients. Europ. J. Surg. Oncol. 15 (1989) 553–555.
7. Gyves, J., W. Ensminger, J. Niederhuber, M. Liepman, E. Cozzi, K. Doan, S. Dakhil, R. Wheeler: Totally implanted systems for intravenous chemotherapy in patients with cancer. Amer. J. Med. 73 (1983) 841–845.
8. Harvey, W.H., T.E. Pick, K. Reed, R. Solenberger: A prospective evaluation of the Port a-Cath implantable venous access system in chronically ill adults and children. Surg. Gynec. Obstet. 169 (1989) 495–500.
9. Hickman, R.O., C.D. Buckner, R.A. Clift, P. Stewart, J.E. Sanders, E.D. Thomas: A modified right atrial catheter for access to the venous system in marrow transplant recipients. Surg. Gynec. Obstet. 148 (1979) 871–875.
10. Hickman, R.O.: Complications of long-term parenteral nutrition. In: Tordoir, J.H.M., P.J.E.H.M. Kitslaar, G. Koortstra (eds.): Progress in Access Surgery; p. 226–231. Datawyse, Maastricht 1990.
11. Krause, U., N. Doetsch, P. Meusers, H.J. Kock: Katheterbruch eines implantierbaren zentralvenösen Infusionssystems mit Embolisation in die A. pulmonalis. Dtsch. med. Wschr. 114 (1989) 1882–1884.
12. Laffer, U., M. Durig, H.R. Bloch, M. Zuber, H.R. Stoll: Implantierbare Kathetersysteme – Erfahrungen bei 205 Patienten. Dtsch. med. Wschr. 114 (1989) 655–658.
13. Mirro, J.Jr., B.N. Rao, D.C. Stokes: A prospective study of Hickman/Broviac catheters and implantable ports in pediatric oncology patients. J. Clin. Oncol. 7 (1989) 214–222.

14. Mueller, B.U., J. Skelton, D.P. Callender, D. Marshall, J. Gress, D. Longo, J. Norton, M. Rubin, D. Venzon, P.A. Pizzo: A prospective randomized trial comparing the infectious and noninfectious complications of an externalized catheter versus a subcutaneously implanted device in cancer patients. J. clin. Oncol. 10 (1992) 1943–1948.
15. Moore, C., I. Hefferman, S. Shaldon: Diagnosis and management of subclavian vein thrombosis. J. Infusional Chemotherapy 2 (1992) 151–152.
16. Pearl, J.M., L. Goldstein, K.F. Ciresi: Improved methods in long-term venous access using the P.A.S. Port. Surg. Gynec. Obstet. 173 (1991) 313–315.
17. Raaf, J.M., D. Heil, D.L. Rollins: Vascular access, pumps, and infusion. In: Mc Kenna, R.J., G.P. Murphy (eds.): Cancer Surgery. Lippincott, Philadelphia 1994.
18. Rack, T., M.K. Walz, N.H. Brockmeyer, U. Krause, F.W. Eigler: Zur Operationsindikation bei AIDS-Kranken am Beispiel vollimplantierbarer Portsysteme. Langenbecks Arch. Chir. Suppl. 1993, 542–543.
19. Schmoll, E.: Das Portsystem in der systemischen i.v. Chemotherapie. In: Haindl, H., M. Müller, E. Schmoll (Hrsg.): Portkathetersysteme; S. 17–21. Springer, Berlin–Heidelberg–Tokyo 1993.
20. Torramade, J., J.L. Hernandez, J.A. Cienfuegos, M. Albiach, F. Pardo, C. Benito, J. Gonzales, J. Voltas: Implantable devices for central venous access in cancer patients. Med. clin. (Barcelona) 98 (1992) 731–733.

20
Der venöse Port in der Kinderonkologie

J. Jakschik, G. Aydemir und U. Kania

1 Portsysteme

Onkologische Patienten in der Pädiatrie müssen oft über einen längeren Zeitraum mit venösen Zugängen versorgt werden. Je größer dieser Zeitraum ist, desto schwieriger wird es, noch geeignete Venen zu finden. Daneben bedeutet jede weitere Manipulation eine Zunahme der psychischen Belastung der Kinder. Gerade hier ist die Verwendung von Portsystemen eine deutliche Verbesserung der Methode.

Vollständig implantierbare Portsysteme haben die Therapie erheblich erleichtert und die Lebensqualität der Patienten deutlich verbessert. Bei der Auswahl sollte das Alter sowie die voraussichtliche Art und Dauer der Behandlung berücksichtigt werden. Ältere Kinder sind durch Ports in ihrer Aktivität wesentlich weniger eingeschränkt. Auch für eine intermittierende Therapie mit größeren Pausen ist das Portsystem gut geeignet.

Bei den zur Zeit verfügbaren zentralvenösen Verweilkathetern sind generell die offenen Systeme, dazu gehören die Broviac- und Hickman-Katheter [2, 4], von den geschlossenen Portsystemen zu unterscheiden (Abb. 20-1). In der Herstellung finden inerte Kunststoffe, Silikon-Polyurethan und Titan/Edelstahl, mit guter Biokompatibilität Verwendung.

Die Systeme sind mittlerweile ausgereift und ihre Unterscheidungsmerkmale nur gering. Jedoch sollen folgende technische Eigenschaften erfüllt sein:
1. eine dicke Silikonmembran (gewährleistet sicheren Halt der Nadeln);
2. ungeteilte Reservoirkapseln (verhindert ein Bersten des Depots bei hohem Druck);
3. sichere Konnektion zwischen Reservoir und dem Katheter;
4. knickfreie Kopplung;
5. stabile Hinterwand (sichere Punktion);
6. keine Außenkanten (sichere Punktion).

Daneben spielt die spezielle Punktionskanüle eine Rolle. Arbeiten von Haindel und Müller [7] konnten zeigen, daß die Verformung der allgemein gebräuchlichen Huber-Nadel zu Stanzdefekten in der Membran führen kann. Dies ist auf ein Verbiegen der Nadelspitze beim Auftreffen auf die Porthinterwand zurückzuführen. Beim Entfernen der Nadel kommt es dann zu Abschereffekten. Die neuentwickelte Kanüle Surecan (Fa. Braun Melsungen) weist hier durch eine andere Schlifftechnik wesentliche Vorteile auf.

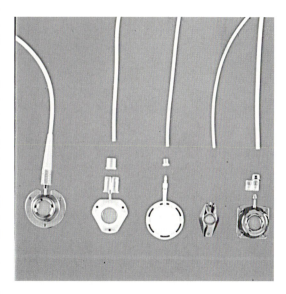

Abb. 20-1 Gebräuchliche Portmodelle.

2 Indikationen

Langzeitverweilkatheter eignen sich sehr gut als unterstützende Maßnahme in der Kinderonkologie. Sie gewährleisten einen sicheren dauerhaften Venenzugang. Die Hauptindikation für die Implantation besteht in der Zytostasetherapie maligner Erkrankungen und Knochenmarktransplantation sowie in der langzeit-parenteralen Ernährung, mitunter auch zu Blutentnahmen, die jedoch nicht unproblematisch sein können, weil durch Blutrückstände der Katheter-Okklusion Vorschub geleistet wird.

Als Indikationen finden sich sowohl in der Literatur als auch im eigenen Patientenkollektiv folgende Erkrankungen in abnehmender Häufigkeit [3, 4, 6, 11]:
- Leukämie, ALL vor AML;
- Lymphome,
- Neuroblastome,
- Weichteiltumoren,
- Wilms-Tumoren,
- osteogene Sarkome,
- Hirntumoren
- und sonstige Tumoren.

Bei der Notwendigkeit einer parenteralen Ernährung handelt es sich meist um das Kurzdarm-Syndrom (z.B. nach nekrotisierender Enterokolitis bzw. Gastroschisis), sowie um verschiedene Malabsorptionssyndrome.

Bei der Auswahl eines geschlossenen Systems bzw. offenen Systems stehen sich hygienische Aspekte und die bessere Akzeptanz des offenen Systems durch schmerzfreie Kopplung, insbesondere bei kleinen Patienten, gegenüber. In Fällen, wo doppellumige Katheter benötigt werden, muß auf das Broviac-System zurückgegriffen werden, da sonst zwei Portsysteme erforderlich wären.

3 Zugangswege

Generell sollte der Katheter mit dem größtmöglichen Kaliber gewählt werden. Auch bei Kleinkindern ist meist ein Katheter mit 2,0 mm Durchmesser möglich. Generell kommen alle Venen mit ausreichendem Querschnitt für ein Kathetersystem in Betracht. Die gebräuchlichsten Venen sind die V. cephalica, V. subclavia und die V. jugularis externa sowie V. jugularis interna. Durch die Anwendung von Introducer-Sets nach Seldinger-Technik kann zum einen die Implantationszeit wesentlich verkürzt werden, zum anderen ist das OP-Trauma und damit die lokale Infektionsgefahr geringer (Abb. 20-2

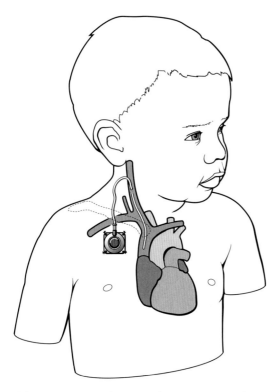

Abb. 20-2 Lage des zentralvenösen Verweilkatheters (Schema).

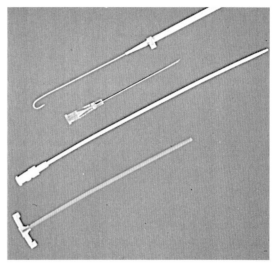

Abb. 20-3 Introducer-Set.

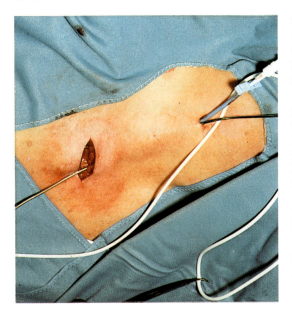

Abb. 20-4 Implantationstechnik: Anwendung der Seldinger-Methode.

fraclaviculär im Sulcus deltoideopectoralis auf dem M. pectoralis major – und dann das subkutane Hindurchführen des Katheters mit der Stahlnadel von der Punktionsstelle aus zur Porttasche.

Die Systemteile müssen mit Heparin-Lösung gefüllt werden. Es folgen Konnektion von Katheter und Depot, Fixation des Depots auf der Pektoralisfaszie und Wundverschluß ohne Drainage (s. Abb. 20-4). Nach unseren Erfahrungen hat sich unmittelbar postoperativ die Dauerperfusion mit einem Heparin-Kochsalz-Gemisch (100 E. Heparin/1 ml NaCl) bewährt. Alternativ kann das System mit einem Heparinbolus geblockt werden.

Bei Broviac-Kathetern soll die Dacron-Manschette ca. 1 cm von der Austrittsstelle entfernt zu liegen kommen [2].

bis 20-4) [10]. Jedoch kommen hierbei nur die Vv. jugularis interna und externa in Betracht.

Sogenannte elektronische Cathfinder (Fa. Pharmacia) haben sich unseres Erachtens nicht bewährt, da hierdurch eine exakte Plazierung der Katheterspitze nicht möglich ist [5].

Bei größeren und verständigen Patienten ist die Einlage ohne weiteres auch in Lokalanästhesie durchzuführen. Es handelt sich um eine ambulant durchführbare Operation.

Generell stellt sich bei den Portsystemen das Problem, daß bis auf den PAS-Port (Fa. Pharmacia) die Reservoirgröße für die kleinen Patienten oft zu groß ist, so daß die subkutane Plazierung Probleme aufwerfen kann.

4 Implantationstechnik

4.1 Seldinger-Methode

Nach der Punktion der ausgewählten Vene mittels Seldinger-Methode wird der meist kontrastgebende Katheter unter Bildwandlerkontrolle in der V. cava superior am Übergang zum Vorhof plaziert. Anschließend erfolgt die Bildung einer subkutanen Tasche für das Reservoir – meist in-

4.2 Chirurgische Freilegung

Ist eine Venenpunktion aufgrund vorangegangener Punktionen nicht möglich, muß das Gefäß chirurgisch freigelegt werden:

– V. jugularis externa: Längsschnitt über der Vene und periphere Ligatur. Nach dem Eröffnen wird der Katheter vorgeschoben. Nicht seltene Probleme beim Vorschieben können meist durch Drehen des Kopfes bzw. Ab-/Adduktion des ipsilateralen Armes sowie durch Drehen des Katheters überwunden werden.

– V. jugularis interna: Durch Spreizen des M. sternocleidomastoideus in Faserrichtung wird die Vene freigelegt und mit Tourniquets proximal und distal angeschlungen; nach Vorlegen einer Tabakbeutelnaht mit 6/0 bzw. 7/0 Prolene eröffnet und der Katheter plaziert. Beim Vorschieben gibt es hier keine Probleme.

– V. cephalica: 2–4 cm langer Hautschnitt unterhalb der Clavicula, im Sulcus deltoideopectoralis Aufsuchen der Vene und Ligatur distal, Anschlingen proximal, Eröffnen der Vene. Nach dem Plazieren wird der Katheter mit dem vorgelegten Haltefaden in der Vene ohne zusätzliches Umschlingen eingebunden.

Bei allen Techniken ist ein direktes Fixieren des Katheters an der Vene zu vermeiden.

Bei Einhalten der o.g. Implantationstechnik kann dann der Katheter später ohne erneute venae sectio von der subkutanen Porttasche aus gezogen werden.

5 Katheterpflege

Der Umgang mit venösen Dauerzugängen erfordert größte Asepsis. Bei offenen Systemen ist eine sorgfältige Verbandstechnik unabdingbar. Die Portpunktion muß unter absolut sterilen Kautelen erfolgen. Die Neupunktion des Reservoirs ist den Verweilkanülen vorzuziehen. Nach jeder Applikation muß das System mit Heparin gespült werden. Für eine langfristige Funktionstüchtigkeit ist eine strikte Einhaltung gewisser Richtlinien unabdingbar [3]:
1. Vor jeder Punktion des Systems muß eine gewissenhafte Desinfektion erfolgen.
2. Die Punktion darf nur mit Spezialnadeln (Huber/Surecan) erfolgen.
3. Nach Gebrauch muß eine Heparinspülung erfolgen.
4. Bei Unterbrechung der Therapie soll 14tägig mit Heparin gespült werden.
5. Möglichst keine Blutentnahmen.
6. Genaue Information des behandelnden Personals.

Sollte es zu einer Katheter-Okklusion kommen, so kann vor einem Systemwechsel eine Desobliteration mit kleiner Spritze und dadurch hohem Druck mit Heparin versucht werden. Auch mit Vitamin C gelingt mitunter das Freispülen. Als ultima ratio kann eine Lyse mit Streptokinase versucht werden, wobei bei Tumorleiden Vorsicht geboten ist.

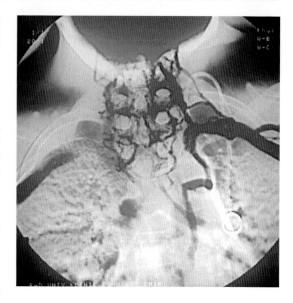

Abb. 20-5 Thrombose der V. subclavia rechts (Typische Komplikation).

6 Komplikationen

Eine wiederholte Punktion zentraler Venen stellt eine erhebliche Belastung für das Kind dar und führt nicht selten zur Gefäßvernarbung. Mit der Zahl der Punktionen steigt das Risiko ernster Komplikationen. Lokale und systemische Infektionen sowie Thrombosen zählen zu den häufigsten und schwerwiegendsten [2, 3, 4, 6, 9, 11]. Daneben liegt das Risiko für einen Pneumathorax bzw. Infusionsthorax bei 3%.

Die **Gesamtkomplikationsrate** perkutaner zentralvenöser Katheter schwankt nach Literaturangaben zwischen 6–70%. Auch bei sorgfältiger Pflege des perkutanen Systems bleibt das erhöhte Infektionsrisiko erhalten. Die ambulante Betreuung der onkologischen Patienten bleibt daher aus hygienischen Gründen und anderen Gefahren wie Blutung, Luftembolie und Dislokation äußerst problematisch. Die geschlossenen Portsysteme sind hier eine bedeutende Verbesserung.

Geschlossene Portsysteme. Jedoch treten auch hierbei Komplikationen wie Katheterverschluß bzw. Venenthrombosen, lokale Infektionen bzw. Kathetersepsis und Systemdefekte wie Dislokation, Katheter-/Depotdefekt und Leckage sowie die Dekonnektion auf (Abb. 20-5 bis 20-7). In den meisten Fällen macht ein Auftreten der o.g. Komplikationen die Entfernung des Systems erforderlich [11].

Nachblutung, Infektion des Wundgebietes sowie extra- und intravasale Dislokation sind in erster Linie auf die Implantationstechnik zurückzuführen.

Eine **bakterielle Kontamination** der Katheter-Innenwand ist irreversibel, und die Bakterien, meist Staph. aureus, sind infolge eines sog. Biofilms für Antibiotika nicht erreichbar.

Klinisch ist es oft schwer, eine katheterinduzierte Sepsis zu diagnostizieren, da die Grundkrankheit im Zusammenhang mit der aggressiven Therapie eine genaue Differenzierung verhindert.

Fieber. Die Erfahrung zeigt, daß bei Fieber häufig eine vorzeitige rasche Entfernung des Sy-

6 Komplikationen

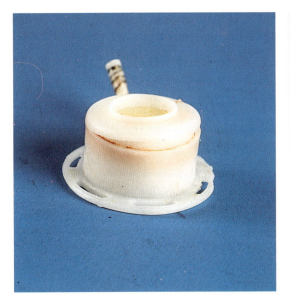

Abb. 20-6 Depotdefekt (Typische Komplikation).

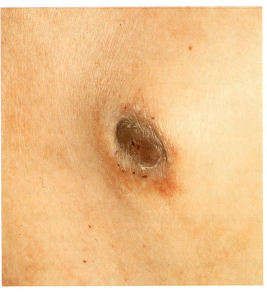

Abb. 20-7 Hautdefekt nach Daueranwendung (Typische Komplikation).

stems zu keiner Besserung der Symptomatik führt; auf der anderen Seite bedeutet eine verschleppte Kathetersepsis ein extremes Risiko für die immungeschwächten Patienten. Wade konnte zeigen, daß in vielen Fällen die Erreger aus den Blutkulturen und aus dem Biofilm der Katheter nicht übereinstimmten, und schließt daraus, daß der Katheter häufig zu Unrecht als Grund für die Sepsis angeschuldigt wird [13]. Im Einzelfall hat dies jedoch in der Praxis keine Relevanz. Im Zweifel muß immer das System entfernt werden.

Literaturvergleich. In der Literatur [2, 3, 4, 6] schwanken die Angaben über die Komplikationsrate zwischen 0–53%. Im Mittel lag sie bei 20%. Die Thrombose bzw. Okklussionsrate liegt bei 7,2%.

Die Häufigkeit der Infektion wird mit 14,9% angegeben.

Insgesamt führt das zu einer Katheterentfernung und Neuimplantation in 12,6%. Die mittlere Funktionsdauer liegt bei 242 Tagen, wobei jedoch bei fehlenden Angaben zur durchschnittlichen Punktionshäufigkeit keine Aussage gemacht werden kann (Tab. 20-1).

Tab. 20-1 Komplikationen und Verweildauer (Literaturvergleich).

Autor	Jahr	n	Broviac	Port	Komplikationsrate (%)	Verschluß (%)	Infektion (%)	Verweildauer in Monaten
Haupt [8]	1990	37		37	13,5	8,1	5,4	2–13
Wenke [14]	1990	82		82	8,5	7,5	2,4	7,2
Pettengell [12]	1991	71		71	25,35	1,4	11,0	9,3
Mirro [10]	1990	359	266	93	20,9	4,2	8,3	13,9
Erhard [5]	1990	60		60	9	5	8,3	5,6
Michael [9]	1992	271	229	42			49/21	6,4/14,2
Becton [1]	1988	66		66	23	0	12,1	6,6
Eigene Angaben	1994	216	98	118	21	3,7	14,0	13,6

7 Eigene Erfahrungen und Erlebnisse

In der Zeit von 1989 bis 1993 wurden bei uns 216 Kinder mit zentral-venösen Infusionssystemen versorgt. Nach fünf Jahren konnten hinsichtlich der Komplikationen 173 Patientenverläufe ausgewertet werden (Tab. 20-2). Das Durchschnittsalter betrug 4,5 Jahre.

Zur Anwendung kamen bei 98 Kindern ein Hickman-/Broviac-Katheter und bei 118 Kindern ein Portsystem.

Zugang. Bei 152 Kindern erfolgte der Zugang über die V. jugularis interna, bei 48 Kindern über die V. jugularis externa und bei 16 Kindern über die V. cephalica. In der letzten Zeit implantieren wir die Katheter überwiegend über ein Punktionssystem nach Seldinger-Technik ohne venae sectio.

Perioperativ erhielten alle Patienten eine One-Shot-Antibiotikaprophylaxe mit einem staphylokokkenwirksamen Cephalosporin der zweiten Generation.

Komplikationen. Hinsichtlich der Komplikationen war das offene Broviac-System mit einer höheren Infektproblematik behaftet. So betrug die Infektionsrate bei den Broviac-Kathetern nahezu 17% (17 von 98), dagegen bei den Portsystemen nur 11% (13 von 118).

Die Komplikationsrate insgesamt lag bei 21%. Infektionen traten bei 14% auf, eine Venenthrombose in 1,9%. Einen Katheterverschluß fanden wir in 3,7% der Fälle. Materialdefekte traten in 3,2% auf. Zu Fehlimplantationen bzw. Dislokationen kam es bei 0,9% der Patienten und in 0,9% zu einer Katheterleckage.

Schlußbemerkung. Mit dem Portsystem steht eine ausgereifte Methode zur Verfügung, um Langzeitzugänge zu gewährleisten. Die Funktionsdauer hängt dabei in erster Linie von der exakten Implantationstechnik und von der sorgfältigen Pflege ab.

Literatur

1. Becton, D-L., M. Kletzel: An experience with an implanted port system in 66 children with cancer. Cancer 61 (1988) 376–378.
2. Broviac, J.W.: A silicone rubber atrial catheter for prolonged parenteral alimentation. Surg. Gynec. Obstet. 136 (1973) 602–606.
3. Dawn Camp Sorrell: Implantable ports – everything you always wanted to know. J. Intravenous Nursing 15 (1987) 262–273.
4. Hickman, R.O.: A modified right atrial catheter for access to the venous system in marrow transplant recipients. Surg. Gynec. Obstet. 148 (1979) 871–875.
5. Erhard, J.: Erfahrungen mit einer modifizierten Implantationstechnik von Port-a-cath-Systemen als venösem Dauerzugang bei Säuglingen und Kindern. Med. Klin. 86 (1991) 512–514.
6. Finney, R., M.H. Albrink: A cost effective peripheral venous port system placed at the bedside. J. surg. Res. 53 (1992) 17–19.
7. Haindel, H., H. Müller: Untersuchungen an Spezialkanülen für die Punktion von implantierbaren Portsystemen. Biomed. Technik 34 (1989) 79–84.
8. Haupt, W.: Venöse Langzeitverweilkatheter und Portsysteme bei Kindern. Fortschr. Med. 108 (1990) 334–337.
9. Michael, P., A. La Quaglia: A prospective analysis of vascular access device related infections in children. J. pediat. Surg. 27 (1992) 840–842.
10. Mirro, J.: A comparison of placement techniques and complications of externalized catheters and implantable port use in children with cancer. J. pediat. Surg. 25 (1990) 120–124.
11. Mueller, B., J. Skelton: A prospective randomized trial comparing the infectious and noninfectious complications of an externalized catheter versus a subcutaneously implanted device in cancer patients. J. Clin. Oncol. 101 (1992) 1943–1948.
12. Pettengell, R., A.J. Davies: Experience with an implantable venous access system for chemotherapy. N. Z. med. J. 10 (1991) 284–287.
13. Wade, J.C., K.A. Newman, S.C. Schimpff: Two methods of improved venous access in acute leukaemia patients. J. Amer. med. Ass. 246 (1981) 140–144.
14. Wenke, K., A. Markewitz: Vollständig implantierbare Kathetersysteme. Fortschr. Med. 108 (1990) 276–279.

Tab. 20-2 Erkrankungen im eigenen Patientenkollektiv bei Implantation eines zentralvenösen Infusionssystems.
Die mittlere Funktionsdauer betrug im Durchschnitt für alle Patienten 410 Tage.

n = Anzahl der Kinder	Diagnose
138	Leukämie
25	Morbus Hodgkin
2	Wilms-Tumor
13	Osteosarkom
2	Retinoblastom
1	Kolonkarzinom
8	neurogener Tumor
5	HIV-positiv
8	Hämophilie A
14	Portimplantation zur parenteralen Ernährung

21 Wertigkeit der Angiographie vor Gastroduodenalis-Port-Implantation

A. Scholz, P. Schubeus, H. Keck, R. Langer und R. Felix

1 Einleitung

Die Implantation von Portsystemen in die A. gastroduodenalis hat die intraarterielle lokoregionäre Chemotherapie der Leber zum Ziel. Indikationen zu einem derartigen therapeutischen Vorgehen stellen in erster Linie sekundäre Malignome der Leber dar, wie Metastasen von kolorektalen Tumoren oder Mammakarzinomen.

Um die therapeutische Erfolgsquote lokaler, intraarterieller Chemotherapien zu optimieren, muß vor Beginn einer Infusionstherapie die Gewißheit bestehen, daß möglichst die gesamte Leber über das Portsystem perfundiert wird [1]. Aus diesem Grund postulieren eine Reihe von Autoren [1, 3, 4, 9] die Durchführung einer Angiographie vor Port-Implantation. Nur durch die genaue anatomische Kenntnis der Varianten der arteriellen Leberversorgung ist eine optimierte intraarterielle Chemotherapie mit einem implantierbaren Portsystem möglich [1].

Im Rahmen von Evaluationsuntersuchungen zur Vorbereitung einer Lebertransplantation, vor Leberteilresektionen und Implantationen von Portsystemen wurden im Zeitraum von 5 Jahren durch die eigene Arbeitsgruppe 800 Angiographien der Mesenterialgefäße durchgeführt. Dabei konnte eine Reihe von Abgangsvarianten der A. hepatica diagnostiziert werden, die durchaus für eine Operationsplanung von Bedeutung waren bzw. Kontraindikationen für die Implantation von Portsystemen in die A. gastroduodenalis darstellten [5].

Als Alternative zur Port-Implantation wird zuweilen [4] die wiederholte, ambulant durchführbare, intraarterielle Katheterchemotherapie über den transbrachialen Zugang bevorzugt. Die Sondierung der A. hepatica mittels derartiger Kathetermethoden gelingt in circa 97% [4]. Die Technik der Applikation von Chemotherapeutika beinhaltet eine Komplikationsrate von 28%. Dabei werden vornehmlich Katheterdislokationen (15%) beobachtet. Verschlüsse oder Teilthrombosen der A. hepatica treten in 4 bzw. 8% auf. Thrombosen der A. brachialis mit notwendiger chirurgischer Intervention sind selten (1,7%) [4].

2 Angiographietechnik

Die Angiographien, die heute als transfemorale oder transbrachiale digitale Subtraktionsangiographien (DSA) durchgeführt werden, umfassen die Darstellung der infradiaphragmalen Aorta abdominalis mittels kleinlumiger Pigtailkatheter (4–5 French) sowie die selektive Darstellung der A. mesenterica superior und des Truncus coeliacus mittels Cobra- oder Sidewinder-Kathetern. Komplettiert wird die Evaluierung durch die, mit der Angiographie der A. mesenterica superior verknüpfbare, indirekte Mesenterikoportographie.

DSA-Einheiten der dritten Generation (Polytron 1000, Fa. Siemens; Integris 3000, Fa. Philips), die heute üblicherweise als Angiographieanlagen zur Verfügung stehen, arbeiten mit gepulster

Strahlung und ermöglichen auch bei einer hochauflösenden Bildmatrix (1024^2) ausreichende Bildfrequenzen für die abdominelle Angiographie; wobei für die indirekte Mesenterikoportographie eine Frequenz von 1/Sekunde ausreichend ist. Die übrigen Aufnahmeserien werden mit Frequenzen von 2–3/s durchgeführt. Die Länge der Bildserien beträgt für die Aufnahmesequenzen 10–20 Sekunden.

Als Kontrastmittel zur intraarteriellen Injektion stehen heutzutage fast ausschließlich nicht-ionische Kontrastmittel zu Verfügung, die sich durch ihre gute Verträglichkeit, geringe allergoide Reaktionen, hohen Kontrast und geringe Toxizität von den in früheren Jahren applizierten Substanzen abheben [4]. Für die Übersichtsdarstellung der einzelnen Gefäßabschnitte werden pro Aufnahmesequenz etwa 15–30 ml bei einer Jodkonzentration von 300–370 mg/ml benötigt [7].

3 Angiographisch nachweisbare Varianten der Leberversorgung

In eigenen Untersuchungen zur präoperativen Diagnostik vor Leberteilresektionen, Port-Implantationen, Chemoembolisationen [6] oder zur Evaluation vor Lebertransplantationen [5] konnten unterschiedliche Abgangsvarianten der A. hepatica dargestellt und bezüglich ihrer Eignung zur Port-Implantation überprüft werden. Die angegebenen Verhältniszahlen entsprechen in der Größenordnung den von Baum [8] beschriebenen Varianten.

3.1 Normalverlauf

Die Angiogramme der von uns untersuchten Patienten wiesen in der Mehrzahl (71%) einen Abgang der A. hepatica communis aus dem Truncus coeliacus nach. Eine akzessorische Versorgung konnte bei diesen Patienten nicht nachgewiesen werden. Die A. gastroduodenalis entspringt in derartigen Fällen der A. hepatica communis, die distal des Abgangs dann zur A. hepatica propria wird.

3.2 Abgang der A. hepatica communis aus der A. mesenterica superior

Eine arterielle Versorgungsvariante ohne besondere Bedeutung für die Chemotherapie mit Portkathetern stellt der Abgang der A. hepatica communis aus der A. mesenterica superior dar (4%). Der Ursprung der A. gastroduodenalis gestaltet sich dann analog zum Normalfall und stellt deshalb keine besonderen Anforderungen an den Operateur (Abb. 21-1).

3.3 Abgang der A. hepatica dextra aus der A. mesenterica superior

Dabei entpringt die A. gastroduodenalis in der Regel der A. hepatica sinistra, die aus dem Truncus coeliacus hervorgeht (9%). Hierbei handelt es sich um eine sehr bedeutungsvolle Versorgungsvariante der Leber, da eine Port-Implantation in die A. gastroduodenalis eine alleinige Chemotherapie des linken Leberlappens zur

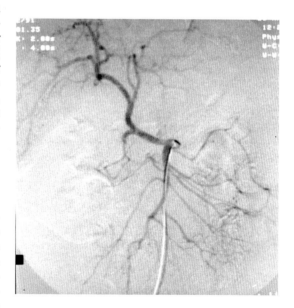

Abb. 21-1 Intraarterielle DSA der A. mesenterica superior.
Abgang der A. hepatica communis aus der A. mesenterica superior.
Abgang der A. gastroduodenalis wie im Normalfall aus der A. hepatica communis.

Folge hätte. Eine Operation zur Port-Implantation ist also in diesem Fall ohne vorherige Intervention (chirurgisch oder angiographisch) wenig sinnvoll (Abb. 21-2).

3.4 Akzessorische Versorgung des rechten Leberlappens über die A. mesenterica superior

Wie beim Abgang der A. hepatica dextra aus der A. mesenterica superior wird ein nicht unerheblicher Teil der Leber über diese akzessorische Arterie versorgt (6%). Durch Ligatur dieses Astes oder Embolisation im Rahmen der Angiographie kann eine Port-Implantation durchaus erfolgversprechend sein.

3.5 Versorgung des linken Leberlappens über die A. gastrica sinistra

Bedeutsam für eine eventuelle lokoregionäre Chemotherapie ist auch der Abgang der A. hepatica sinistra aus der A. gastrica sinistra (10%). Bei einer derartigen Versorgungsvariante wird im Fall der Plazierung des Portsystems in die A. gastroduodenalis nur der rechte Leberlappen perfundiert (Abb. 21-3).

Eine Chemotherapie, die das gesamte Leberparenchym erreichen soll, setzt deshalb eine abgangsnahe Embolisation der A. hepatica sinistra mittels okkludierender Spiralen (Gianturco-Coils) voraus. Nur so gelingt präoperativ die Umverteilung des arteriellen Blutflusses über intrahepatische Anastomosen zwischen dem Stromgebiet der A. hepatica dextra und sinistra. Außerdem wird durch die Embolisation die toxi-

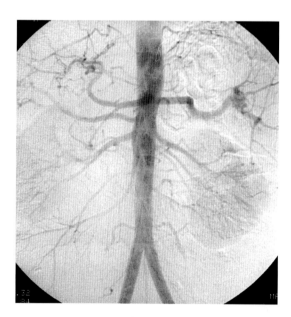

Abb. 21-2 Übersichtsdarstellung der abdominellen Aorta in DSA–Technik.
Deutlich erkennbarer Abgang der A. hepatica dextra aus der A. mesenterica superior, während die A. hepatica sinistra aus dem Truncus coeliacus hervorgeht. Eine Port-Implantation in die A. gastroduodenalis erscheint bei dieser anatomischen Variante wenig sinnvoll.

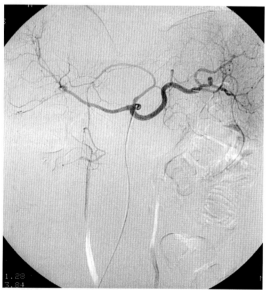

Abb. 21-3 Angiographie des Truncus coeliacus. Abgang der A. hepatica sinistra aus der A. gastrica sinistra. Bei Port-Implantation in die A. gastroduodenalis kommt es nur zur Chemoperfusion des rechten Leberlappens. Zur Umverteilung des Flusses auch in den linken Leberlappen ist eine Embolisation der A. hepatica sinistra im Abgang notwendig. Dieses Vorgehen verhindert außerdem einen Übertritt des Chemotherapeutikums in die A. gastrica sinistra und damit toxische Schädigungen der Magenschleimhaut.

sche Schädigung der Magenschleimhaut – durch Übertritt des Chemotherapeutikums in die A. gastrica sinistra – verhindert.

3.6 Stenose des Truncus coeliacus

Eine höhergradige Stenose des Truncus coeliacus, bedingt durch arteriosklerotische Veränderungen der Gefäßstrombahn oder ein den Truncus einengendes Lig. arcuatum medianum der Zwerchfellansätze, führt bei Port-Implantation in die A. gastroduodenalis zu einer Perfusion der A. lienalis, der A. gastrica sinistra und von Pankreasästen. Die Stenose läßt sich durch ein laterales Aortogramm ausschließen oder bestätigen (Abb. 21-4).

Eine kaliberstarke A. mesenterica inferior oder augeprägte Pankreasarkaden, verbunden mit einer verspäteten Kontrastierung der A. lienalis, können bereits im Übersichtsaortogramm im postero-anterioren Strahlengang hinweisend für eine Stenose des Truncus coeliacus sein.

In unserer Untersuchungsreihe wurden bei 7% der Patienten derartige Stenosen entdeckt.

4 Rolle der Angiographie nach Port-Implantation

Auf die Notwendigkeit der angiographischen Darstellung der Portsysteme nach deren Implantation in die A. gastroduodenalis wurde in den letzten Jahren vielfach hingewiesen [4, 9]. Trotzdem finden die dadurch zu erzielenden Informationen selten Beachtung im klinischen Alltag des onkologisch tätigen Arztes.

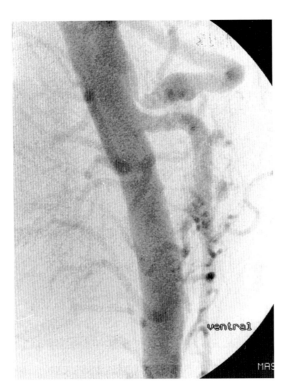

Abb. 21-4 Laterales Aortogramm in DSA–Technik.
Die Angiographie zeigt eine filiforme Einengung des Truncus coeliacus im abgangsnahen Abschnitt. Die caudal davon dargestellte A. mesenterica superior zeigt einen normalen Verlauf.
Ursache für die dargestellte Stenose ist ein sogenanntes Lig. arcuatum medianum der Zwerchfellansätze.

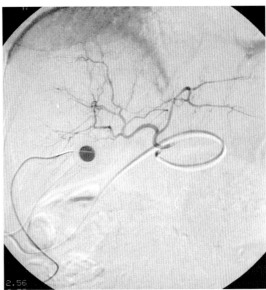

Abb. 21-5 Darstellung des Portsystems zur Lagekontrolle der Katheterspitze.
Korrekte Plazierung der Punktionsnadel im Portreservoir. Das gesamte Schlauchsystem stellt sich ohne Leckage dar. Die Katheterspitze liegt regelrecht in der A. gastroduodenalis.

Obwohl die Sicherheit des Umgangs mit derartigen Portsystemen in der hohen Anzahl unauffälliger angiographischer Untersuchungen zum Ausdruck kommt, berichten eine Reihe von Autoren [1, 9] über Komplikationen während der Funktionszeit implantierter Portsysteme. Dabei werden Fehlfunktionen in bis zu 19% der Fälle, die angiographisch kontrolliert werden, beobachtet. Der Wert der Angiographie in der Funktionskontrolle von Portsystemen wird allerdings durch die geringen injizierbaren Kontrastmittelmengen mit limitierten Flußraten gemindert (Abb. 21-5).

Zwar sind auf diese Weise Diskonnektionen der Systeme, Paravasate, thrombotische Verschlüsse der Leberarterien oder katheterbedingte Intimadissektionen diagnostizierbar; die exakte Verteilung der regionalen Perfusion kann jedoch wegen der inhomogenen Flußbedingungen des Kontrastmittels nicht dargestellt werden. Aus diesem Grund bevorzugen einige Autoren die Perfusionsszintigraphie der Leber als Kontrolluntersuchung. Durch Applikation von radioaktiven Tracern (z.B.: ^{99m}Tc-MAA) über das Portsystem gelingt so die exakte Darstellung der im Idealfall homogenen Verteilung des Radiotracer im gesamten Leberparenchym [1, 2, 10].

Zusammenfassung. Die Angiographie vor Port-Implantation stellt somit eine für den Chirurgen unverzichtbare Untersuchung zur Evaluierung der arteriellen Leberversorgung dar. Trotz zuverlässiger Funktion der Portsysteme treten postoperativ in bis zu 20% der Fälle Funktionsstörungen im System auf, die eine regelmäßige angiographische oder in besonderen Fällen auch szintigraphische Kontrolle vor Beginn der Chemotherapien notwendig machen.

Literatur

1. Andrews, J.C., D.M. Williams, K.J. Cho, J.A. Knol, R.L. Wahl, W.D. Ensminger: Unsatisfactory hepatic perfusion after placement of an implanted pump and catheter system: Angiographic correlation. Radiology 173 (1989) 779–781.
2. Baum, S.: Hepatic arteriography. In: Abrams, H.L. (ed.): Angiography, vol. 2. 1971.
3. Brecht-Krauss, D., J. Vogel, G. Hepp: Portdarstellung vor intraperitonealer Chemotherapie: Szintigraphie oder Angiographie? Fortschr. Röntgenstr. 154 (1991) 638–642.
4. Cho, K.J., J.C. Andrews, D.M. Williams, F. Doenz, G.E. Guy: Hepatic arterial chemotherapie: Role of angiography. Radiology 173 (1989) 783–791.
5. Katayama, H., K. Yamagushi, T. Kozuka, T. Takashima, K. Matsuura: Adverse reactions to contrast media. A report from the Japanese committee on safety of contrast media. Radiology 175 (1990) 621–628.
6. Langer, R., M. Langer, P. Neuhaus, A. Scholz, R. Felix: Angiographie bei Lebertransplantationen; Teil I: Evaluation vor Lebertransplantation. Digit. Bilddiagn. 10 (1990) 62–66.
7. Scholz, A., R. Langer, M. Langer, R. Felix, P. Neuhaus: Intraarterielle Chemoembolisation nicht resektabler hepatozellulärer Karzinome. Fortschr. Röntgenstr. 154 (1991) 587–592.
8. Scholz, A., W. Zendel, M. Langer, P. Schubeus, R. Felix: Qualitätskriterien der DSA des Körperstamms. Aktuelle Radiologie 4 (1994) im Druck.
9. Tomczak, R., H. Zeitler, N. Rilinger, T. Pfeifer, H.J. Häberle, U. Leibing, J.M. Friedrich: Stellenwert der Portangiographie bei der Verlaufskontrolle der lokoregionären Chemotherapie. Fortschr. Röntgenstr. 157 (1992) 552–554.
10. Ziessmann, H.A., J.H. Thrall, P.J. Yang: Hepatic arterial perfusion szintigraphy with Tc–99m–MAA: Use of a totally implanted drug delivery system. Radiology 152 (1984) 167–172.

22

Palliative regionale Chemotherapie fortgeschrittener Kopf-Hals-Tumoren: Klinische Erfahrungen mit einem implantierbaren Portsystem

A. Eckardt, A. Kelber und H. Schierle

1 Einleitung

Bei der Therapie maligner Tumoren der Kopf-Hals-Region besitzt die operative Behandlung seit Jahrzehnten Priorität. Der klinische Einsatz von Zytostatika bei den zumeist plattenepithelialen Malignomen wird nach wie vor kontrovers diskutiert, obwohl diese Substanzen bereits vor mehr als 30 Jahren zur palliativen Behandlung von Kopf-Hals-Karzinomen eingesetzt wurden [9].
- Zum einen ermöglichen Zytostatika offensichtlich weder eine Heilung noch eine gesicherte Lebenszeitverlängerung; somit fehlen dem Kliniker zwei wesentliche Maßstäbe in der Beurteilung eines Behandlungserfolgs.
- Zum anderen erschwert die verwirrende Vielfalt der zahlreichen Studienprotokolle die Bildung eines eigenen Urteils über den tatsächlichen Stellenwert einer Zytostatikatherapie.

Die publizierten Behandlungsresultate belegen, daß Patienten mit fortgeschrittenen Kopf-Hals-Karzinomen durch Zytostatika allein ebensowenig geheilt werden können, wie sich ihre tumorfreie Überlebenszeit signifikant verlängern läßt. Im Hinblick auf die bekannten und zum Teil nicht unbeträchtlichen Nebenwirkungen einer Zytostatikatherapie ist daher die Frage berechtigt, ob die Anwendung von Zytostatika dann überhaupt zweckmäßig ist. Für den Bereich palliativer Behandlungskonzepte bei fortgeschrittenen Kopf-Hals-Karzinomen läßt sich diese Frage bejahen; die palliative Chemotherapie ist somit unbestreitbar ein fester Bestandteil im Rahmen des Gesamtbehandlungskonzeptes fortgeschrittener Kopf-Hals-Karzinome.

In Abkehr von den Remissionsraten als alleinige wissenschaftlich begründete Kriterien eines Therapieerfolgs ist heute die Lebensqualität zum maßgeblichen Bewertungskriterium medizinischer Maßnahmen im Rahmen palliativer Behandlungskonzepte geworden. Das Erreichen einer Symptomfreiheit und eine Verkleinerung der Tumormassen sind schon aus psychologischen Gründen bei palliativen Interventionen ein wichtiges Behandlungsziel. Unter Berücksichtigung der so bedeutenden Verbesserung der Lebensqualität bedarf gerade im Rahmen palliativer Behandlungen die palliative Chemotherapie der sorgfältigen Indikation.

Historische Entwicklung. Die Methodik der intraarteriellen Perfusion von Zytostatika gewann – nach den ersten klinischen Erfahrungen mit intraarterieller Therapie durch Klopp et al. [13] vor mehr als 40 Jahren – für die Behandlung von Karzinomen der Kopf-Hals-Region unter der Vorstellung besondere Bedeutung, auf diese

Weise die Wirkstoffkonzentration im Primärtumorareal erhöhen zu können [19, 20].

Sullivan et al. [20] berichteten erstmals über den klinischen Einsatz einer intraarteriellen Methotrexattherapie bei Kopf-Hals-Karzinomen. Im deutschen Sprachraum ist die Etablierung und der klinische Einsatz einer intraarteriellen Methotrexattherapie maßgeblich auf Scheunemann [19] zurückzuführen.

Mit dem Ziel, die lokale Konzentration zytotoxischer Substanzen in der Tumorregion zu erhöhen bei simultaner Reduktion systemischer Nebenwirkungen, wurden zahlreiche klinische, zumeist monozentrische Studien zur Anwendung intraarterieller Chemotherapie bei Kopf-Hals-Karzinomen durchgeführt [3, 5, 12, 14, 15, 16, 17]. Die methodischen Ansätze und demzufolge auch die klinischen Ergebnisse dieser intraarteriellen Therapie waren recht unterschiedlich. Trotz vorhandener kontroverser Diskussion – die Meinungen reichen von klarer Befürwortung bis zu grundlegender Ablehnung – kann an den prinzipiellen Vorteilen einer intraarteriellen Therapie, der am Tumorort wirkenden erhöhten Zytostatikakonzentration, der reduzierten systemischen Toxizität und der kontinuierlichen Tumorzellexposition durch das Zytostatikum, nicht mehr gezweifelt werden [2].

Tierexperimentell konnten Harker und Stephens [11] an einem Schafmodell mit spontan auftretenden Plattenepithelkarzinomen deutlich höhere lokale Zytostatikaspiegel nach intraarterieller Infusion, verbunden mit deutlich besseren Tumorremissionen, nachweisen.

Blickt man auf die letzten zwei Jahrzehnte zurück, so muß man feststellen, daß die intraarterielle Chemotherapie eigentlich keine weite Verbreitung gefunden hat. Im wesentlichen sind zwei Gründe dafür verantwortlich:
1. Es gibt bis heute keine überzeugende Statistik, die die langfristige Überlegenheit dieser Therapie, verglichen mit der intravenösen Chemotherapie, belegt.
2. Es herrschen vielerorts Vorbehalte gegenüber den bekannten Kathetermethoden mit ihrer nicht unerheblichen Komplikationsrate.

2 Spezifische Aspekte der intraarteriellen Chemotherapie

Voraussetzung für den Erfolg und die sichere Durchführung einer intraarteriellen Chemotherapie ist ein sicherer und dauerhafter arterieller Gefäßzugang im Tumorareal. Die bisherigen Kathetertechniken mit perkutaner retrograder Katheterisierung der A. temporalis superficialis oder der A. carotis externa beinhalten ein nicht unerhebliches Infektions- und Thromboserisiko [8, 10, 14]. Ein dauerhafter Erhalt eines arteriellen Zugangs auf diese Weise erscheint daher zweifelhaft.

Mit der 1981 durch von Scheel [18] beschriebenen Methode ließ sich das Infektionsrisiko deutlich reduzieren. Das Wesen dieser Methode besteht darin, durch gefäßchirurgische Maßnahmen eine Vene zwischen A. carotis communis und A. carotis externa Seit-zu-End zu transplantieren und damit ein direkt subkutan gelegenes, arteriell durchströmtes Gefäß am Hals zu schaffen, das sich leicht punktieren läßt. Durch Unterbindung aller von der A. carotis externa abgehenden Äste, die nicht den Tumor versorgen, ist eine Selektivität gewährleistet. Dennoch ist auch diese Methode mit Nachteilen behaftet: Der operative Aufwand – besonders bei Patienten mit großer Tumorausdehnung und reduziertem Allgemeinzustand – ist nicht unerheblich. Außerdem neigt das Venentransplantat zur Thrombose und ist damit oft nur relativ kurzzeitig offenzuhalten.

Baker, Wheeler und Medvec [2] beschrieben 1982 eine Methode, die den Selektivitätskriterien nach von Scheel [18] entspricht, allerdings mit geringerem operativem und damit zeitlichem Aufwand verbunden ist: Durch eine implantierte Pumpe konnte über einen subkutan liegenden Katheter, der in die A. thyreoidea superior eingenäht war, ein Zytostatikum kontinuierlich infundiert werden.

Die Einführung vollständig implantierbarer, subkutan liegender Kathetersysteme ermöglichte in den verschiedenen Disziplinen der Medizin, besonders im Rahmen der onkologischen Therapie, einen sicheren und permanenten Zugang zum venösen oder auch arteriellen Gefäßsystem. Diese Systeme haben im Vergleich zu den perkutanen Kathetern eine deutlich geringere Komplikationsrate. Mit der Verfügbarkeit dieser Kathetersysteme bietet sich aus unserer Sicht gerade im Rahmen palliativer Interventionen bei fortgeschrittenen Kopf-Hals-Karzinomen für die intraarterielle Chemotherapie eine neue Perspektive an und läßt die seit langem bekannte intraarterielle Chemotherapie fortgeschrittener Tumoren erneut als aussichtsreichere palliative Therapiemodalität erscheinen. Über unsere bisherigen klinischen Erfahrungen mit einem derartigen implantierbaren Kathetersystem soll berichtet werden.

3 Material und Methode

Seit 1992 haben wir ein implantierbares Kathetersystem, „Jet-Port-Plus allround" (Fa. pfm GmbH, Köln) im Rahmen palliativer Therapiekonzepte bei 12 Patienten mit fortgeschrittenen Karzinomen und mit Rezidivtumoren der Kopf-Hals-Region eingesetzt (Abb. 22-1 und Tab. 22-1).

Angesichts der schlechten Prognose bei Auftreten des Rezidivs eines Kopf-Hals-Karzinoms ist eine Ausweitung chirurgischer Radikalitätsgrenzen äußerst fragwürdig, denn im Rahmen palliativer Therapiemaßnahmen muß heute mehr und mehr dem Aspekt und dem Erhalt der Lebensqualität Bedeutung beigemessen werden. Es handelte sich bei den betroffenen Patienten um 3 Frauen und 9 Männer im Alter von 38–84 Jahren (Median: 52 Jahre). Vier Patienten

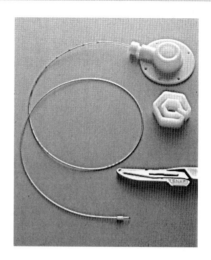

Abb. 22-1 Implantierbares Kathetersystem, „Jet-Port-Plus allround".

litten an einem fortgeschrittenen, unvorbehandelten Primärtumor, 8 Patienten hatten ausgedehnte Rezidivtumoren der Kopf-Hals-Region.

Aufgrund der fortgeschrittenen Tumorerkrankung waren sämtliche Therapiemaßnahmen palliativ intendiert. Im Vordergrund der Überlegungen im Hinblick auf die Therapiewahl sollte heutzutage als Hauptkriterium eines Therapieerfolgs eine Überlebenszeitverlängerung unter Erhalt bzw. Verbesserung der Lebensqualität stehen. Die geringe Anzahl der Patienten unter-

Tab. 22-1 Patientendaten.
Der Status bezieht sich auf den Zeitpunkt des „Staging".
CBDCA = Carboplatin; 5-FU = Fluorouracil; PR = partielle Remission; NC = no change; PD = progressive disease.

Pat.	Geschlecht	Alter	Tumor	Therapie	Port-Lage	Chemotherapie	Status
1	m	47 J.	T4N3Mo	–	A.c.e. li.	CBDCA/5–FU	† 8 Mo
2	w	59 J.	inop. Rez.	OP	A.c.e. li.	CBDCA/5–FU	† 1 Mo
3	m	52 J.	inop. Rez.	OP	A.c.e. li	CBDCA/5–FU	†14 Mo
4	w	84 J.	T4N3MO	–	A.c.e. li	CBDCA/5–FU	† 4 Mo
5	m	56 J.	inop. Rez.	OP	A.c.e. li	CBDCA/5–FU	†1 Mo
6	w	52 J.	inop. Rez.	–	A.c.e. li	CBDCA/5–FU	PR 3 Mo
7	m	38 J.	T4N3MO	–	A.c.e. li	CBDCA/5–FU	PD 3 Mo
8	m	42 J.	inop. Rez.	OP	A.c.e. li	CBDCA/5–FU	PD 1 Mo
9	m	52 J.	T4N3MO	–	A.c.e. re+li	CBDCA/5–FU	NC 1 Mo
10	m	51 J.	inop. Rez.	OP	A.c.e. li	CBDCA/5–FU	† 12 Mo
11	m	54 J.	inop. Rez.	OP	A.c.e. li	CBDCA/5–FU	† 8 Mo
12	m	62 J.	inop. Rez.	OP	A.c.e. re	CBDCA/5–FU	† 7 Mo

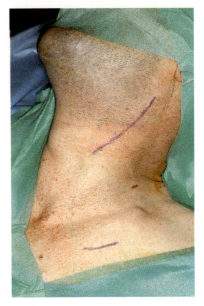
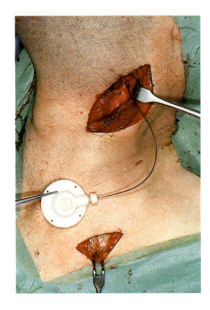
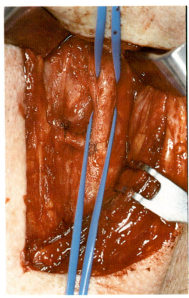
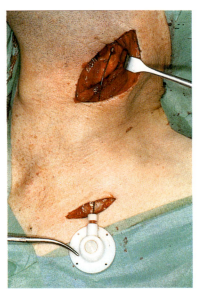

Abb. 22-2 a bis d   Katheterimplantation im Bereich der A. carotis externa.
a Zugang: Schnittführung am Vorderrand des M. sternocleidomastoideus sowie infraclavikulär;
b anschließende Präparation und Darstellung der Karotisbifurkation mit Identifikation der ersten beiden Äste der A. carotis externa.
c Der Katheter wird im Bereich der A. carotis externa implantiert;
d nach entsprechender Katheterkürzung Konnektion mit der Portkammer, die infraclavikulär plaziert wird.

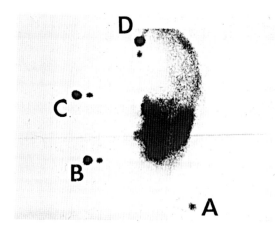

$$S = \frac{\frac{A_{i.v.}}{I_{i.v.}} \times I_{i.a.}}{A_{i.a.}} \times 100$$

S = relatives Shunt-Volumen; A = applizierte Aktivität;
I = Impulse; i.v. = intravenös; i.a. = intraarteriell.

Abb. 22-4 Shunt-Algorithmus.

Abb. 22-3 Analogbild nach Perfusionsszintigraphie mit ^{99m}Tc-MAA.
Eindeutige Darstellung der Tumorregion auf der linken Seite, keine Perfusion im Bereich der rechten Kopfhälfte (A = Portkammer; B = Höhe des Kinns; C = Höhe des lateralen Augenwinkels; D = frontal, Stirnmitte).

streicht eine strenge Indikationsstellung im Hinblick auf die Auswahl für eine intraarterielle Chemotherapie. Umfangreich voroperierte Patienten mit ausgedehnten Resektionen gerade auch im Bereich der Halsgefäße kommen in der Regel nicht für eine Port-Implantation in Frage.

Das Kathetersystem wurde jeweils im Bereich der A. carotis externa implantiert, die Port-Kammer wurde infraclaviculär plaziert (Abb. 22-2 a bis d). Prätherapeutisch sind zur Erfassung der infundierten Tumorregion zahlreiche Methoden, wie Methylenblau-Injektionen oder angiographische Techniken beschrieben worden. Alleinige Methylenblau-Injektionen haben den Nachteil, daß lediglich Informationen hinsichtlich der infundierten Haut- bzw. Schleimhautareale gewonnen werden können. Szintigraphisch hingegen läßt sich die regionale Perfusion durch die Port-Injektion von Perfusionsmarkern wie z.B. ^{99m}Tc-Mikroalbuminaggregaten (MAA) qualitativ darstellen, wobei die Markierung anatomischer Strukturen eine Korrelation mit anderen morphologisch-bildgebenden Verfahren erleichtert (Abb. 22-3). Die Perfusionsszintigraphie mit ^{99m}Tc-MAA ermöglicht darüber hinaus aber auch die Erkennung möglicher Portkatheterkomplikationen, wie z.B. Diskonnektion oder Dislokation des Katheters, so daß prätherapeutisch entsprechend weiterführend diagnostisch oder chirurgisch interveniert werden kann (Port-Angiographie, Port-Revision).

Zusätzlich zu diesen qualitativen Informationen können durch eine von Wheeler et al. [22] beschriebene einfache Modifikation der konventionellen Port-Szintigraphie auch die in der Kopf-Hals-Region z.T. erheblichen regio-systemischen Shuntvolumina relativ einfach quantiziert werden. Dazu wird ergänzend eine kleine bekannte Aktivitätsmenge desselben Perfusionsmarkers in einen peripheren Zugang intravenös appliziert und die – unter physiologischen Kreislaufbedingungen – hierzu direkt proportionalen, auf Zeit normierten Impulse über den Lungen relativ zu den analog normierten pulmonalen Impulsen nach der Port-Applikation in Beziehung gesetzt. Entsprechend des nachstehenden Algorithmus lassen sich so beliebige Shuntvolumina in Prozent bestimmen (Abb. 22-4).

Mit der intraarteriellen Kombinationschemotherapie Carboplatin (350 mg/m²) und 5-Fluorouracil (1000 mg/m²/d) wurde nach komplikationsloser Wundheilung ab dem 8. postoperativen Tag begonnen. Auf eine Marcumarisierung oder Heparinisierung kann verzichtet werden; stattdessen nehmen die Patienten Acetylsalicylsäure als Thrombozytenaggregationshemmer in einer Dosierung von 100 mg/d ein.

4 Ergebnisse

Die Katheterimplantation verlief in allen Fällen komplikationslos. Infektionen oder Katheterthrombosierungen wurden nicht beobachtet. Bei den bisher untersuchten 12 Patienten konnten 1–6 Zyklen (Mittelwert: 3 Zyklen) intraarterieller Chemotherapie verabreicht werden. Die Verträglichkeit dieser Therapiemodalität gerade in der palliativen Situation kann als gut und ne-

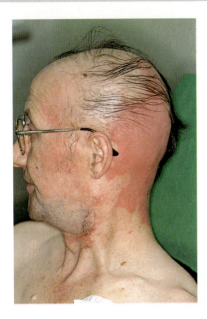

Abb. 22-5 Lokale Toxizität nach intraarterieller Chemotherapie.
Hemialopezie und Hauterythem nach 5-Fluorouracil-Infusion.

benwirkungsarm bezeichnet werden. Charakteristisch bei dieser Therapieform war eine regionale Toxizität in Form einer Hemialopezie sowie als Haut- und Schleimhautreaktionen (WHO: Grad 1–2) (Abb. 22-5).

Klinisch war bei 10 der 12 Patienten zumindest eine partielle Tumorremission zu verifizieren. Computertomographisch zeigte sich häufig bereits nach dem ersten Zyklus ein Ansprechen auf die Therapie (Abb. 22-6 aund b). Klinisch wurde seitens der Patienten, die durch das progrediente Tumorwachstum erheblich in ihrem Wohlbefinden beeinträchtigt waren, eine deutliche Beschwerdebesserung bis hin zur völligen Schmerzfreiheit angegeben. Die Überlebenszeit betrug durchschnittlich 6,5 Monate (2–14 Monate).

5 Diskussion

Trotz mehr als 40 Jahren Erfahrung mit der intraarteriellen Chemotherapie bei Kopf-Hals-Karzinomen ist diese Therapiemodalität nicht allgemein anerkannt und wird ihre Effektivität unterschiedlich beurteilt. Klinisch hatten sich über viele Jahre insbesondere drei Kathetertechniken etabliert:
1. Die direkte Katheterisierung der A. carotis externa.
2. Die Katheterisierung eines der unteren Äste, bevorzugt der A. thyreoidea superior.
3. Die retrograde Katheterisierung der A. temporalis superficialis.

Allen erwähnten Kathetermethoden sind Grenzen gesetzt, da bei längerer Verweildauer des Katheters Infektionen, Thrombosen oder eine Kathetersepsis auftreten können.

Auch die 1981 durch von Scheel [18] angegebene Methode mit Interposition eines Ve-

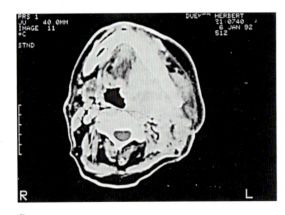

a

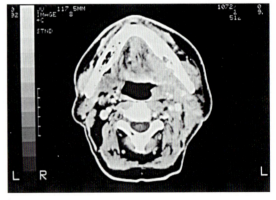

b

Abb. 22-6 a und b Computertomographie.
a Prätherapeutisch: ausgedehnte tumoröse Raumforderung im Bereich des linken Oropharynx.

b Demgegenüber zeigt sich 4 Wochen nach Therapiebeginn auf der Kontroll-Computertomographie nach einem Zyklus eine deutliche Tumorremission.

Tab. 22-2 Klinische Studien zur intraarteriellen Chemotherapie von Kopf-Hals-Karzinomen. Erläuterungen: BLM = Bleomycin; MTX = Methotrexat; DDP = Cisplatin; CBDCA = Carboplatin; FUDR = Fluorouracil; CR = complete remission

Autoren	Schema	Patienten	Objektive Remission % (CR %)
Galmarini (1985) [7]	BLM 20 mg/m^2/d, Tag 1–2 DDP 100 mg/m^2/3 h, Tag 3	38	87 (29)
Mortimer (1988) [17]	DDP 100 mg/m^2 in 30–60 min alle 7–14 Tage 3×	25	50 (32)
Forastiere (1987) [4]	DDP 50–100 mg/m^2, Tag 1 FUDR 0,02–0,045 mg/kg/d für 14 Tage × 1	15	47 (6,6)
Cheung (1988) [3]	MTX 50 mg/m^2 i.v. DDP 90 mg/m^2 (1 mg/h) × 1	17	94 (35,3)
Frustaci (1991) [6]	DDP 20 mg/4 h BLM 15 mg/20 h für 8–10 Tage × 1	50	90 (26)
Vieitez (1991) [21]	CBDCA 55 mg/m^2/4 h, Tag 1–5 5-FU 900 mg/m^2/20 h, Tag 1–5	13	84 (23)

nentransplantats zwischen A. carotis communis und A. carotis externa, obwohl sie zu einer erheblichen Verminderung des Infektionsrisikos beigetragen hat, ist mit einem nicht unerheblichen operativen Aufwand behaftet. Dies gewinnt insbesondere bei Patienten mit weit fortgeschrittenen Tumoren und entsprechend schlechtem Allgemeinzustand an Bedeutung.

Die Einführung verbesserter Kathetersysteme läßt die seit langem bekannte intraarterielle Chemotherapie fortgeschrittener Kopf-Hals-Karzinome wieder als aussichtsreiche palliative Therapiemodalität erscheinen und somit auch eine Neubewertung dieser Therapieform erwarten. Experimentell konnten im Vergleich zur intravenösen Chemotherapie intraarteriell deutlich höhere Zytostatikaspiegel erreicht werden [11]. In den vergangenen Jahren wurden wiederholt klinische, monozentrische Studien zur intraarteriellen Chemotherapie von Kopf-Hals-Karzinomen publiziert (Tab. 22-2).

Zusammenfassung. Unsere noch begrenzten klinischen Erfahrungen mit der Technik der Port-Implantation lassen doch bereits jetzt erkennen, daß sich mit dieser Therapiemöglichkeit eine Erweiterung und sinnvolle Ergänzung des Spektrums palliativer Behandlungsmaßnahmen ergibt. Die Indikationsstellung zur Katheterimplantation sollte entsprechend streng gehandhabt werden und unter Berücksichtigung der Tumorlokalisation und -größe sowie des Allgemeinzustandes des Patienten erfolgen. Vorausgegangene operative Eingriffe mit Unterbindung der A. carotis externa, zervikale Metastasen mit Einbrüchen in arterielle Gefäße sowie Fernmetastasen sind aus unserer Sicht Kontraindikationen.

Literatur

1. Baker, S.R., R.H. Wheeler, B. Medvec: Innovative regional therapy for head and neck cancer. Arch. Otolaryng. 108 (1982) 703.
2. Baker, S.R., R.H. Wheeler: Intraarterial chemotherapy for head and neck cancer: Part I. Theoretical considerations and drug delivery systems. Head Neck Surg. 6 (1983) 664.
3. Cheung, D.K., J. Regan, M. Savin, V. Gibbermann, W. Woessner: A pilot study of intraarterial chemotherapy with cisplatin in locally advanced head and neck cancers. Cancer 61 (1988) 903.
4. Forastiere, A.A., S.R. Baker, R.H. Wheeler, B.R.

Medvec: Intra-arterial cisplatin and 5-FUDR in advanced malignancies confined to the head and neck. J. clin. Oncol. 5 (1987) 1601.
5. Freckmann, H.A.: Results in 169 patients with cancer of the head and neck treated by intraarterial infusion therapy. Amer. J. Surg. 124 (1972) 501.
6. Frustaci, S., L. Barzan, G. Caruso, R. Ghirardo, S. Foladore, A. Carbone, Comoretto, I. Serafini, S. Monfardini: Induction intra-arterial cisplatin and bleomycin in head and neck cancer. Head Neck Surg.13 (1991) 291.
7. Galmarini, F.C., J. Yoel, J. Nakasone: Intra-arterial association of cisplatin and bleomycin in head and neck cancer. Auris Nasus Larynx 12 (1985) 234.
8. Ganz, H.: Grundsätzliches zur intraarteriellen Infusionsbehandlung maligner Tumoren mit Cytostatica über die A. carotis externa. H.N.O. (Berl.) 16 (1968) 65.
9. Ganzer, U., H. Bier, C. Bachert: Kritische Anmerkungen zur Chemotherapie bösartiger Kopf-Hals-Geschwülste. Laryng. Rhinol. Otol. 66 (1987) 200.
10. Günther, R., W. Müller: Technik und Problematik der Langzeitperfusion bei der intraarteriellen Chemotherapie von Plattenepithelkarzinomen der Mundhöhle. Zahn-, Mund- u. Kieferheilkd. 69 (1981) 31.
11. Harker, G.J.S., F.O. Stephens: The use of the sheep epidermal squamous cell carcinoma to evaluate intra-arterial bleomycin infusion chemotherapy. Reg. Cancer Treat. 4 (1991) 121.
12. Kastenbauer, E.R., J. von Scheel: Gibt es in der Behandlung des Plattenepithelkarzinoms des Oropharynx Fortschritte? Laryng. Rhinol. Otol. 62 (1983) 542.
13. Klopp, C.T., T.C. Alford, J. Bateman, G.N. Berry, P. Wipship: Fractionated intraarterial cancerchemotherapy with methyldiamine hydrochloride. Ann. Surg. 132 (1950) 811.
14. Koch, U., C. Herberhold: Intraarterielle Chemotherapie von Karzinomen im Kopf-Halsbereich. Arch. Oto. Rhino. Laryngol. 207 (1974) 565.
15. Milazzo, J., M.A. Mohit-Tabatabai, G.J. Hill, S. Raina, A. Swaminnathan, N.K. Cheung, K. Dasmahapatra, B.F. Rush: Preoperative intraarterial infusion chemotherapy for advanced squamous cell carcinoma of the mouth and oropharynx. Cancer 56 (1988) 1014.
16. Molinari, R.: Present role of intra-arterial regional chemotherapy in head and neck cancer. Drugs Exptl. Clin. Res. 9 (1983) 491.
17. Mortimer, J.E., M.E. Taylor, S. Schulman, C. Cummings, E. Weymuller, G. Laramore: Feasibility and efficacy of weekly intraarterial cisplatin in locally advanced (stage III and IV) head and neck cancer. J. clin. Oncol. 6 (1988) 969.
18. Scheel, J. von: Zur Methodik der intraarteriellen Chemotherapie maligner Tumoren im Kopf-Hals-Bereich. Laryng. Rhinol. 60 (1981) 275.
19. Scheunemann, H.: Experimentelle und klinische Untersuchungen zur intraarteriellen Chemotherapie inoperabler Tumoren im Kiefer-Gesichtsbereich. Hanser, München 1966.
20. Sullivan, R.D., J.F. Daly: The treatment of head and neck cancer with the continuous arterial infusion of methotrexate and the intermittent intramuscular administration of citrovorum factor. Ann. Otol. Rhinol. Laryngol. 70 (1961) 428.
21. Vieitez, J.M., J.I. Bilbao, O.F. Hidalgo, S. Martin, R.G. Manzano, E. Tangco: Intraarterial chemotherapy with carboplatin and 5-fluorouracil in epidermoid cancer of the oropharynx and oral cavity. Reg. Cancer Treat. 4 (1991) 152.
22. Wheeler, R.H., H.A. Ziessmann, B.R. Medvec, J.E. Juni, J.H. Thrall, J.W. Keyes, S.R. Pitt, S.R. Baker: Tumor blood flow and systemic shunting in patients receiving intraarterial chemotherapy for head and neck cancer. Cancer Res. 46 (1986) 4200.

Sachverzeichnis

A

A. Adamkiewicz,
  Aortographie 45
A. carotis
- Apoplex 123
- Chemotherapie,
  intraarterielle 186, 189
- Gefäßersatz 123
- Glomustumor 5
- HNO-Tumor 26
- Ligatur 127
- OP-Indikation 12
- PTFE-Prothese 124, 126
- Resektion 123
- Rezidivtumor 123
- Ruptur 127
- Wandinfiltration 124
A. gastrica sinistra,
  Angiographie 181
A. gastroduodenalis
- Angiographie 181
- Pankreaskarzinom 90
- Portsystem 179
A. hepatica
- Angiographie 180–181
- Chemotherapie,
  lokoregionäre 180
- Embolisation 181
- Katheter 34
- Pankreaskarzinom 90
A. ischiadica
- Embolie 158
- Tumor 157
A. mammaria,
  Tumorinvasion 133
A. mesenterica superior,
  Angiographie 180
A. pancreaticoduodenalis
  93
A. poplitea, Non-Hodgkin-
  Lymphom 153
A. pulmonalis 130
- Patch-Plastik 131
A. renalis, Embolisation 158
A. subclavia,
  Tumorinvasion 133
A. temporalis,
  Chemotherapie,
  intraarterielle 186
A. vertebralis,
  Tumorinvasion 133
Abdominaltumor,
  Nierenzellkarzinom 104
Abszeß, intraabdominaler 94

Adhäsion
- tumoröse, A. carotis 124
- – V. cava inferior 109
Adventitiadegeneration,
  mukoid-zystische 5
AIDS-Patient, Portsystem 163
Aneurysma, A. ischiadica 158
Angiographie 33, 42
- A. carotis 124
- Blattfilm- 33
- Chemoembolisation 180
- intraarterielle 152
- Katheter, Diskonnektion
  183
- Knochentumor 143,
  147–148
- Leber 180
- Leiomyosarkom 77
- Nierenzellkarzinom 105
- Non-Hodgkin-Lymphom
  154
- portalvenöse 99
- road-map-Verfahren 42
- selektive 41
- Subtraktions-, digitale 42
- – Glomustumor 65
- – intraarterielle 124
- – selektive arterielle
- Tumor, pulsierender 158
- vascular-tracing-Verfahren
  42
Angiom, Tumorblutung 41
Angioplastik
- Broncho- 135
- Differentialtherapie 19
- Thorax 134
Angiosarkom 51
- Gefäßprothese 80
- Gefäßtumor 26
Antibiotikaprophylaxe,
  Portsystem 166, 178
Antikoagulation 14, 37
- Chemotherapie,
  intraarterielle 189
- Frühthrombosierung 132
- Portsystem 166
- Thrombembolie-Prophylaxe
  133
Aorta
- Aneurysma,
  OP-Indikation 12
- – Operation, simultane 18
- Gefäßprothese 80
- Retroperitoneum 32
- Tumorinvasion 131

Aorta
- Wandsegment-Resektion
  132
Aortographie 45
Apoplex
- A.-carotis-Resektion 123
- Glomustumor 68

B

Biopsie
- Knochentumor 143
- Pankreastumor 89
- Weichteiltumor 141
Blasenkarzinom 118
Blockierungstechnik,
  endoskopische 8
blow-out-Phänomen 28
Blutabnahme, Portsystem 167
Blutung
- akute arterielle 28
- Kontrolle 32
- Nach-,
  Extremitätenperfusion 38
Bronchialkarzinom 137
- Bronchoskopie,
  Kontrolle 134
- Bronchusnaht,
  Infektion 136
Broviac-Katheter 169
Broviac-System 174
Bypass
- alloplastischer 35
- Arterienersatz 35
- atrio-femoraler 132
- Axilla 27
- Blutung, arterielle 28
- Crossover- 116
- extraanatomischer 27, 35
- iliako-kavaler 115
- ilio-femoraler 116
- kardiopulmonaler 107
- Obturator- 36
- Rekonstruktion,
  Knochentumor 143
- Reversed-Position 125
- — Non-reversed- 119
- Technik 10

C

Carotisstenose 12
Cava-Schirm 8

Cavazapfen 107
- Appositionsthrombus 105
- Cavotomie 111
- Entfernung 108
Cavographie 104–105, 130
Cavotomie 111
Cervix uteri, Tumorblutung 41
Charcot-Weiss-Baker-
 Syndrom 64
Chemodektom,
 Chemorezeptor 62
Chemoembolisation 180
Chemotherapie
- intraarterielle 31, 33, 186
- Kopf-Hals-Bereich 185
- lokoregionäre 38, 179
- palliative 185
- Poly-, Non-Hodgkin-
 Lymphom 154
- Portsystem 168
- Toxizität 190
- Tumorinduktion 82
- Zytostatikum 38, 185
-- TNF 31
Chondrosarkom 142
Chromosomenanomalie 155
Compliance, Portsystem 171
Computertomographie
- Glomustumor 65
- Halsgefäße 125
- Knochentumor 143
- Leiomyosarkom 75
- Nierenzellkarzinom 104
- Non-Hodgkin-Lymphom
 153
Corpus uteri,
 Tumorblutung 41
Couinaud-Verfahren 57
Crawford, Zugang nach 32
Crossover
- -Bypass 14, 36, 111
-- autologer 116
- Beckenvene 115
Cyanoacrylat 42

D

Debulking 136
Defektrekonstruktion,
 endoprothetische 144
Dickdarm
- Kombinationseingriff 20
- Kontamination 20
- Protheseninfektion 20
- Tumor,
 Gefäßbeteiligung 54
Dilatation, Vene 115
Diskonnektion,
 Angiographie 183

Dislokation, Katheter 178
Dissektion,
 Extremitätenperfusion 38
Dünndarm
- Kombinationseingriff 19
- Kontamination 20
- Risikoerhöhung 20
- Tumor,
 Gefäßbeteiligung 54
Duodenopankreatektomie 91
Duplexsonographie
- Glomustumor 65
- Non-Hodgkin-Lymphom
 152

E

Echokardiographie,
 transösophageale 104
Embolektomie
- indirekte 5
- Komplikation,
 postoperative 28
Embolie
- A. ischiadica 158
- Komplikation,
 postoperative 27
Embolisation
- A. hepatica 181
- A. renalis 158
- Cyanoacrylat 42
- Fehl- 42
- Infektion 43
- Material 42
- Nekrose 45
- Nervenläsion 45
- Niere 43
- Polyvinylalkohol (PVA) 42
- Schmerzen 42
- Technik 41
- Zeitpunkt 43
En-bloc-Resektion,
 Non-Hodgkin-Lymphom
 153
Endothelschädigung 38
Enzephalopathie, Shunt,
 porto-systemischer 97
Ewing-Tumor 141
Extraktionskatheter,
 Portsystem 171
Extremität 57
- Erhaltung 151
- Ischämie 27, 38
- Leiomyom 57
- Leiomyosarkom 77
- Perfusion, Katheterimplan-
 tation 38
— Komplikation 38
- Tumor, extravasaler 57

F

Fehlembolisation 42
Fibrom,
 nichtossifizierendes 143
Fibromatose, abdominale 142
Fibrosarkom 142
- Gefäßprothese 80
Fontaine und Kocher,
 Zeichen nach 65
Fremdkörpersarkom 79

G

Gangrän, venöse 114–115, 119
Gefäßchirurgie
- aseptischer Eingriff 8
- bedingt aseptischer
 Eingriff 10
- extrapulmonale 131
- Indikationsgebiet 26
- intrapulmonale 129
- septischer Eingriff 10
- zweizeitiges Vorgehen 12
Gefäßersatz
- alloplastischer 8, 17, 111
-- Tumorinduktion 79
-- Weichteildeckung 35
- autologer 8, 155
- Defizit, neurologisches
 126
- Kollagenproliferation 155
- Prothese
-- Aorta 80
-- Implantation 79–80
-- Malignomentstehung 79
- Tumorrisiko 83
Gefäßrekonstruktion 17
- Dickdarmtumor 20
- einzeitiges Vorgehen 18
- Extremität 14
- Niere 22
- Radiotherapie 28
Gefäßruptur
- A. carotis interna 127
- Radiotherapie 28
Gefäßstenose,
 Radiotherapie 28
Gefäßtoxizität 38
Gefäßtumor
- benigner 5, 52
— OP-Indikation 15
- maligner 52
— OP-Indikation 52
- primärer 25
- V. cava inferior 57
Gehirndurchblutung 126
Gemmangiom 51
Gesäßregion, Tumor 157

Sachverzeichnis

Gianturco-Anderson-Wallace-
  Spirale 42
Glomus caroticum
- Gefäßversorgung 61
- Tumor 5, 26, 33, 52
-- Diagnostik 64–65
-- Differentialdiagnose 65
-- Epidemiologie 63
-- Fernmetastase 63
-- Hirnnervenläsion 67
-- Histologie 62
-- Katheterembolisation 67
-- Klinik 64
-- Letalität 68
-- Malignität 63
-- OP-Taktik 66
-- Spontanverlauf 68
-- Strahlentherapie 67
GOTT-Shunt 132
Grazilisplastik,
  Weichteildeckung 35
Guèdon-Verfahren 57

H

Hämangiom, Embolisation
  46
Hämangioperizytom 54, 57
Hämangiosarkom,
  Embolisation 46
Hämorrhagie,
  Thoraxchirurgie 134
Hautnekrose 36
Heiserkeit, Glomustumor
  64
Heparin-Lock 166
Herz, Tumorinvasion 131
Hickman-Katheter 169
Hirnnervenläsion,
  Glomustumor 68
Histiozytom,
  Gefäßprothese 80
HNO-Tumor
- Chemotherapie 185
- Gefäßinfiltration 125
- Kathetersystem 187
- Lebensqualität 187
- Neck-Dissection 123
Horner-Syndrom 64
Huber-Nadel 167
Hypernephrom 33
Hypopharynxkarzinom 123

I

Implantationstechnik
- Portsystem 175
- V. cephalica 165

Infektion
- Dünndarm 20
- Extremität 27
- Gefäßprothese 23
- Katheterspitze 170
- Naht-, Thorax 136
- Portsystem 168
- Porttasche 170
Infusionsthorax 176
Intensivbehandlung,
  postoperative 133
Interponat
- A. carotis 124
- Durchgängigkeit 154
- Gefäßrekonstruktion 27
- Glomustumor,
  V. saphena 67
- Halsgefäße 126
- Kollateralisation 37
- Non-Hodgkin-Lymphom
  153
- Pankreaskarzinom 93
- V. cava 115
Intestinaltumor,
  Gefäßbeteiligung 54
Ischämie,
  Extremitätenperfusion 38

K

Kaposi-Sarkom 52, 142
Kapsel
- fibröse, Leiomyosarkom 77
-- Tumorinduktion 79
- Weichteilsarkom 142
Karzinom
- Blase 118
- Kopf-Hals-Bereich,
  Chemotherapie 185, 191
-- Kathetersystem 187
- Larynx 123
- Niere 103
- Pankreas 87
- Prostata 118
- Therapie, palliative 191
Katheter
- A. hepatica 34
- Broviac- 169
- Bruch 170
- Chemotherapie, intra-
  arterielle 186–187, 190–191
- Embolisation 67–68
- Extraktion 171
- Fehllage 168
- Heparin-Lock 166
- Hickman- 169
- Indikation 174
- Introducer-Set 174
- Konnektion 164

Katheter
- Okklusion 174, 177
- Schleuse 41
- Sepsis 177
- Sleeve-Thrombosis 170
- Systemdefekt 176
- Thrombose 166
- V. cephalica 165, 175
- Verweil-, zentralvenöser
  173
Kiel-Klassifikation 151
Klarzellkarzinom,
  Metastase 157
Knochen
- Gewebetransfer,
  mikrovaskulärer 146
- Heilung,
  Knochentumor 148
- Osteosarkom 141
- Szintigraphie,
  Sequenz- 147
-- Non-Hodgkin-Lymphom
  153
- Transplantat, gefäßgestieltes
  146
- Tumor 142
-- Resektion 144
-- Weichteilrefixation 144
Kollagenproliferation,
  Gefäßersatz 155
Kollateralkreislauf
- Halsgefäß 126
- Kompensation 31
- Nierenzellkarzinom 104
- Pfortader 91
- Portsystem 170
Kolonkarzinom,
  Aortenaneurysma,
  Therapieentscheidung 21
Kombinationseingriff,
  Malignom 23
Kompartmentresektion 33

L

Laparoskopie 89
Larynxkarzinom 123
Leber
- Angiographie 180
- Chemotherapie,
  lokoregionäre 181
- Metastase 34, 89
- Organversagen, Shunt,
  porto-systemischer 97
Leiomyom, Extremität 57
Leiomyosarkom 33, 52
- Ätiologie 73
- Diagnostik 74, 77
- Extremität 77

195

Sachverzeichnis

Leiomyosarkom
- Gefäßstenose 77
- Gefäßtumor 26
- Lokalisation 75
- OP-Taktik 76
- Pseudokapsel 74
- Retroperitoneum 75
- Symptomatologie 75
- Therapie 76–77
- Vene 73
- Wachstum 73

Lig. arcuatum medianum, Port-Implantation 182
Lokalrezidiv 82
Lunge
- Manschettenresektion 129
– – Intensivbehandlung 134
- Pancoast-Tumor 131
- Tumor 131
- Tumorresektion, Letalität 136–137

Lymphadenektomie 105, 108
Lymphknoten
- Ausräumung 31
- Metastase 82
- Radikalität 31
- Rezidivtumor 123
- Tumor 126

M

Magen, Kombinationseingriff 19
Magnetresonanztomographie
- Glomustumor 65
- Leiomyosarkom 75
Makrohämaturie, Nierenzellkarzinom 104
Malignom, Gefäßprothese 79
- Kombinationseingriff 23
Mammakarzinom 131
Manschettenresektion
- bronchovaskuläre 129
– – Intensivbehandlung 134
Mediastinum
- Gefäßersatz 34
- Tumor 137
Metastase
- Chemotherapie 179
- Gefäßprothese 81
- Klarzellkarzinom 157
- Knochentumor 142
- Leber 89
– – Laparoskopie 89
- Lymphknoten
– – Hals 127
– – Pankreaskarzinom 89
- Nierenzellkarzinom 105
- ossäre, Embolisation 45

Metastase
- pulsierende 157
- Skip- 143
- Technik, parenchymsparende 129
- Thorax 131
Mikrochirurgie 32
Mikrokatheter 42
Milzvenentransposition 98–99

N

Nebennierenmalignom 112
Neck-Dissection 123
Nekrose, Embolisation 45
Nephrektomie
- Kombinationseingriff 22
- Nierentumor 22
- Nierenzellkarzinom 105
- radikale 108
Nervenläsion
- Embolisation 45
- Leiomyosarkom 77
Niere
- Arterienrekonstruktion 34
- Embolisation 43
- Klarzellkarzinom, Metastase 157
- Kombinationseingriff 22
- Malignom 112
– – Gefäßbeteiligung 55
- Tumor 106
Nierenzellkarzinom 41, 103
Non-Hodgkin-Lymphom 151
- Schwellung 152

O

Oberbauchlaparotomie, V. cava 106
Obturator-Bypass 36
Ösophagus
- Karzinom, OP-Indikation 17
– – Operation, simultane 18
Onkologie, pädiatrische 173
Operation
- Kombinationseingriff 23
- Palma- 111, 116
- simultane, Aortenaneurysma 18, 21
– – Kolonkarzinom 21
– – Ösophagustumor 18
- Venae-sectio-Technik 166
- zweizeitige, Kolonkarzinom 21
Osteosarkom 141

P

Palma-Operation 111, 116
Pancoast-Tumor 131
Pankreas
- Biopsie 89
- Karzinom 87, 93
– – Pneumonie 94
Pankreatoduodenektomie 99
Paragangliom, nichtchromaffines 61
Patchplastik
- Gefäßverletzung 27
- intrapulmonale 129
- Pankreaskarzinom 93
Perikard-Patch 131
Perizytom 51
Pfortader
- Pankreaskarzinom 87
- Rekonstruktion 34
Phlebographie
- aszendierende 152
- Leiomyosarkom 77
Phlebothrombose 109
Phlegmasia coerulea dolens 115
Pinch-off-sign, Portsystem 171
Plasmozytom 142
Plikatur, V. cava inferior 109
Pneumonie 94
Pneumothorax 176
Polyvinylalkohol (PVA) 42
Port-Implantation
- Angiographie 179
- Chemotherapie, intraarterielle 189
- Therapie, palliative 191
Portsystem
- A. gastroduodenalis 179
- Anforderungsprofil 164
- Blutabnahme 167
- Compliance 171
- Doppelkammer 165
- Funktionszeit 169
- Gefäßzugang 163
- Heparin-Lock 166
- Huber-Nadel 167
- Indikation 174
- Infektion 170
- Katheterbruch 170
- Komplikation 168, 176, 178
- Kontamination, bakterielle 176
- Kunststoff 163
- Liegedauer 169
- Material 163–164
- Membran 164
- Nadel, Liegedauer 167
- Okklusion 174
- Pädiatrie 173

Sachverzeichnis

Portsystem
- peripheres 165
- Pinch-off-sign 171
- Thrombose 167, 170

potato-tumor 61
Pressorezeptor, vaskulärer 62
Prostatakarzinom 118
Prothese
- Antikoagulation 37
- endoluminale 111
- Infektion 20, 37
- Kombinationseingriff 22
- PTFE-, A. carotis 124
- - A. pulmonalis 132
- - Halsgefäß 126
- - iliako-kavale 115
- - V. cava inferior 109, 115

Pseudokapsel
- Leiomyosarkom 74
- Weichteilsarkom 142

Pulsstatus, Beinschwellung 152
Pyelographie 104

R

Radiotherapie
- Gefäßrekonstruktion 28
- Gefäßveränderung 28
- Non-Hodgkin-Lymphom 154
- Tumorinduktion 82

Rappaport, Non-Hodgkin-Lymphom 155
Rekonstruktion
- A. carotis 53
- Aorta, thorakale 54
- arterielle 31
- orthotope 22
- plastische 34
- V. cava superior 53
- venöse 31

Restlebensqualität, Therapie, multimodale 25
Retroperitoneum
- Gefäßkontrolle 32
- Leiomyosarkom 75
- Tumor, Gefäßbeteiligung 54
- V. cava 119

Reversed-Position 125
- Non-reversed- 119

Rezidivstenose, Halsgefäße 126
Rezidivtumor, Non-Hodgkin-Lymphom 151
Rhabdomyosarkom 142
Riesenzelltumor 142
Risberg, Zugang nach 32

Rohrprothese, Kombinationseingriff 22
Rotationsplastik 145

S

Sarkom
- Fremdkörper- 79
- Weichteil- 153

Sartoriusplastik, Weichteildeckung 35
Schilddrüse, Tumor, pulsierender 157
Schluckstörungen, Glomustumor 64
Segmentresektion, Pankreaskarzinom 87
Seldinger-Methode 175
Shunt, porto-systemischer 97
Sinus caroticus 62
Sinusreflex 62
Skip-Metastase 143
- Rotationsplastik 146

Sonographie
- Glomustumor 65
- Nierenzellkarzinom 104
- Rezidivtumor, Halsbereich 124

Spirale, Gianturco-Anderson-Wallace- 42
Spongiosaplastik, autologe 146
Stent
- Beckenvene 111, 115
- Pankreaskarzinom 89
- Phlegmasia coerulea dolens 119

Strahlenulkus 151
Stuart-Bauer-Verfahren 57
Subkutangewebe, Wundverschluß 36
Sympathikolyse, Pankreaskarzinom 89
Szintigraphie
- Knochen-, Non-Hodgkin-Lymphom 153
- Knochensequenz- 147
- Knochentumor 143
- Perfusions-, Chemotherapie, intraarterielle 189
- - Port-Implantation 183

T

Therapie
- adjuvante 76
- multimodale 25

Thorax
- Chirurgie, onkologische 137
- Lungentumor 131
- - Komplikation, postoperative 27
- Mediastinum, Gefäßersatz 34
- - Tumor 137
- OP-Ausdehnung 129
- OP-Letalität 136
- Operabilität 129
- Pancoast-Tumor 131
- Solitärmetastase 131
- Tumorinvasion 129, 131
- Tumorresektion, 30-Tage-Letalität 137
- Wandtumor 131

Thoraxchirurgie
- Intensivbehandlung 133
- onkologische 137

Thrombektomie
- Komplikation, postoperative 28
- Tumorzapfen 109

Thrombose
- -Rate, Gefäßrekonstruktion 27
- Appositions- 104
- Beckenvene 104
- Beinvene 77
- Extremitätenperfusion 38
- Komplikation, postoperative 27
- Portsystem 167–168
- Sleeve-Thrombosis 170
- Tumorzapfen 109
- V. axilla 170
- V. subclavia 170

Toxizität, Chemotherapie, intraarterielle 190
Truncus
- coeliacus, Pankreaskarzinom 90
- Stenose, Port-Implantation 182
- pulmonalis, Tangentialresektion 132
- - Tumorinvasion 131

Tumor
- Adhäsion, A. carotis 124
- - V. cava 109
- Angiographie 33
- Behandlung, palliative 191
- Blutung 5, 28, 41, 45
- Embolie 5
- - Gefäßprothese 81
- extravasaler 57
- Gefäßbeteiligung 5
- - Einteilung 3
- - OP-Indikation 15

Sachverzeichnis

Tumor
- Marker 89
- Patient, Gefäßchirurgie 3
- – Gefäßerkrankung 12
- – operatives Vorgehen 15
- pulsierender 157
- Remission, Kopf-Hals-Bereich 186
- Resektion, einzeitige 17–18
- Therapie, multimodale 25
- Vaskularisation 33

Tumorzapfen 113
- Appositionsthrombus 105
- Cavotomie 111
- Entfernung 108
- V. cava 103, 107

U

Umgehungsrekonstruktion 27
Umleitungsoperation, extraanatomische 10
Umleitungsverfahren
- Differentialtherapie 19
- Therapieentscheidung 23

V

V. axilla, Thrombose 170
V. cava
- inferior, Adhäsion, tumoröse 109
- – Cavaersatz 111
- – Couinaud-Verfahren 57
- – Gefäßersatz 115
- – Gefäßtumor 57
- – Guèdon-Verfahren 57
- – Interponat 115
- – Leiomyosarkom 33, 73, 76
- – Nierenzellkarzinom 103, 106
- – Oberbauchlaparotomie 106
- – Plikatur 109
- – Rekonstruktion 114, 119
- – Stuart-Bauer-Verfahren 57
- – Tumorzapfen 105, 107

V. cava
- superior, Perikard-Patch 133
- — Resektion 33
- — Tumorchirurgie 26
- — Tumorimpression 130
- — Tumorinfiltration 33
- – Tumorinvasion 131
- – Wanddefekt 107

V. cephalica
- Katheterimplantation 175
- Portsystem 165

V. femoralis superficialis
- Crossover-Bypass 116, 118
- Gefäßersatz 97, 115
- Non-Hodgkin-Lymphom 153

V. hepatica, Tumorzapfen 107

V. iliaca
- Crossover-Bypass 111
- Gefäßersatz 97
- Palma-Operation 111

V. jugularis
- interna, Gefäßersatz 97
- Portsystem 165
- Katheterimplantation 175

V. lienalis
- Gefäßersatz 97
- Pankreaskarzinom 92
- Transposition 98–99

V. mesenterica superior
- Choledochustumor 97
- Gefäßersatz 97, 100
- Pankreastumor 90, 97
- Resektion 99

V. poplitea, Non-Hodgkin-Lymphom 153

V. portae
- Choledochustumor 97
- Gefäßersatz 97
- Pankreastumor 87, 97
- Stenose 92

V. renalis
- Nierenzellkarzinom 103
- Rekonstruktion 112
- Tumorzapfen 107

V. saphena magna
- Crossover-Technik 118

V. saphena magna
- Gefäßersatz 123, 125
- A. pulmonalis 132
- Leiomyosarkom 77

V. subclavia
- Portsystem 165
- Thrombose 170

V. umbilicalis, Gefäßersatz 97
Varikozele, Nierenzellkarzinom 104
Venae-sectio-Technik 166
Vene
- Dilatation 115
- Ersatz, alloplastischer 111
- – Offenheitsrate 35

Verschlußkrankheit
- arterielle, venöse 15, 23
- – Rekonstruktion, orthotope 22

Verweilkatheter, zentralvenöser 173
Vorhofwand, Tumorinvasion 131

W

Weichteildeckung 36
Weichteilsarkom 142
- Non-Hodgkin-Lymphom 153
Weichteiltumor 141
Whipple-Operation 88
Wundheilung, Hautnekrose 36
Wundverschluß 36

Z

ZNS
- Hirnnervenläsion 68
- Perfusion 126

Zugang
- Aorta, nach Crawford 32
- — nach Risberg 32

Zytostatikum
  s. Chemotherapie